肺《はい》

肺胞《はいほう》をすべて広《ひろ》げると、バドミントンコートとほぼ同《おな》じ面積《めんせき》！

肺《はい》はなるべくたくさんの空気《くうき》にふれて酸素《さんそ》をとりこむために、広《ひろ》い膜《まく》を小《ちい》さくたたみこんで、表面積《ひょうめんせき》をふやしている。表面積《ひょうめんせき》は約《やく》70m²もあり、これはバドミントンコートとほぼ同《おな》じだ。

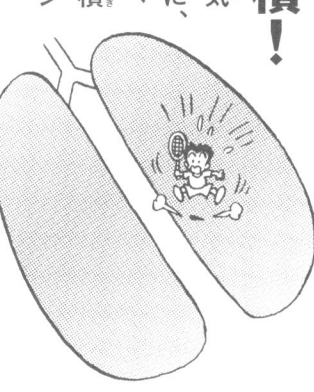

足《あし》

足《あし》にいるヒラメ！

足《あし》のうしろのふくらはぎには、ヒラメ筋《きん》という筋肉《きんにく》がある。かかとを上《あ》げる働《はたら》きをしている。

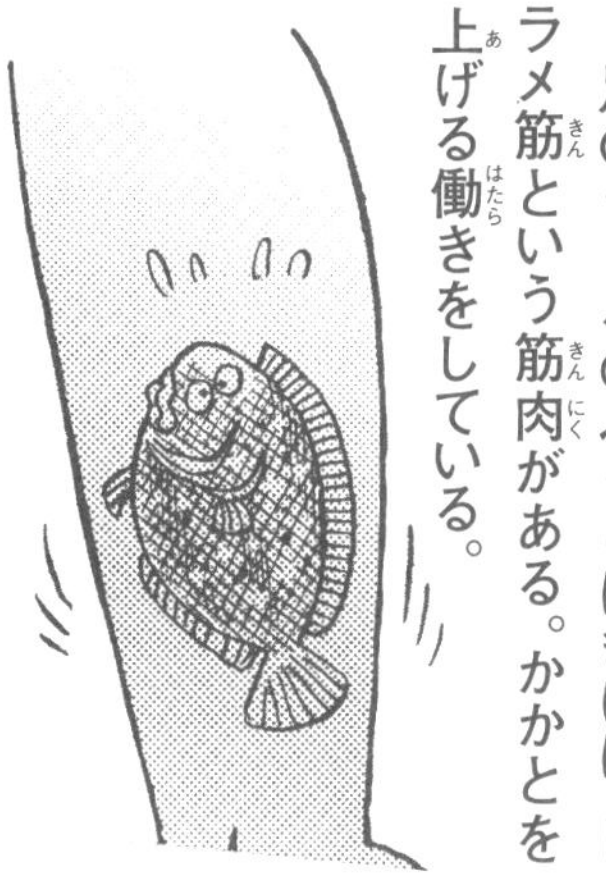

D1741402

胆《たん》のう

からだの中《なか》にできる石《いし》！

胆《たん》のうや胆汁《たんじゅう》の通《とお》り道《みち》の胆管《たんかん》の中《なか》には、石《いし》ができることがあり、ときにはにぎりこぶしと同《おな》じくらいの大《おお》きさになる。ほかには、おしっこの出《で》る尿管《にょうかん》にも石《いし》ができることがある。

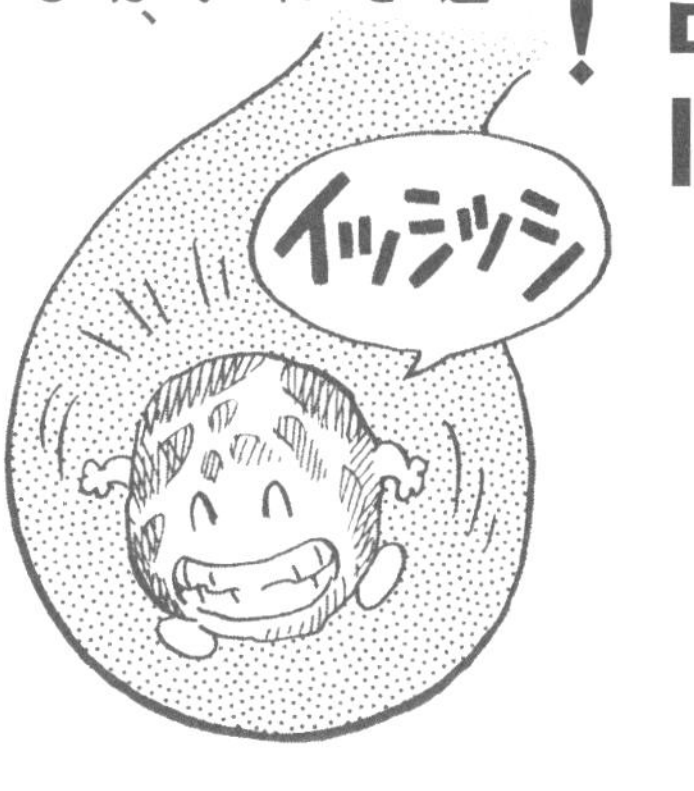

心臓《しんぞう》

人《ひと》の心臓《しんぞう》が送《おく》り出《だ》す血液《けつえき》の重《おも》さは、1か月《げつ》で奈良《なら》の大仏《だいぶつ》と同《おな》じ！

心臓《しんぞう》が1日《にち》に送《おく》出《だ》す血液《けつえき》の量《りょう》は約8トン。1か月《げつ》で240トン。これは奈良《なら》の大仏《だいぶつ》とほぼ同《おな》じだ。

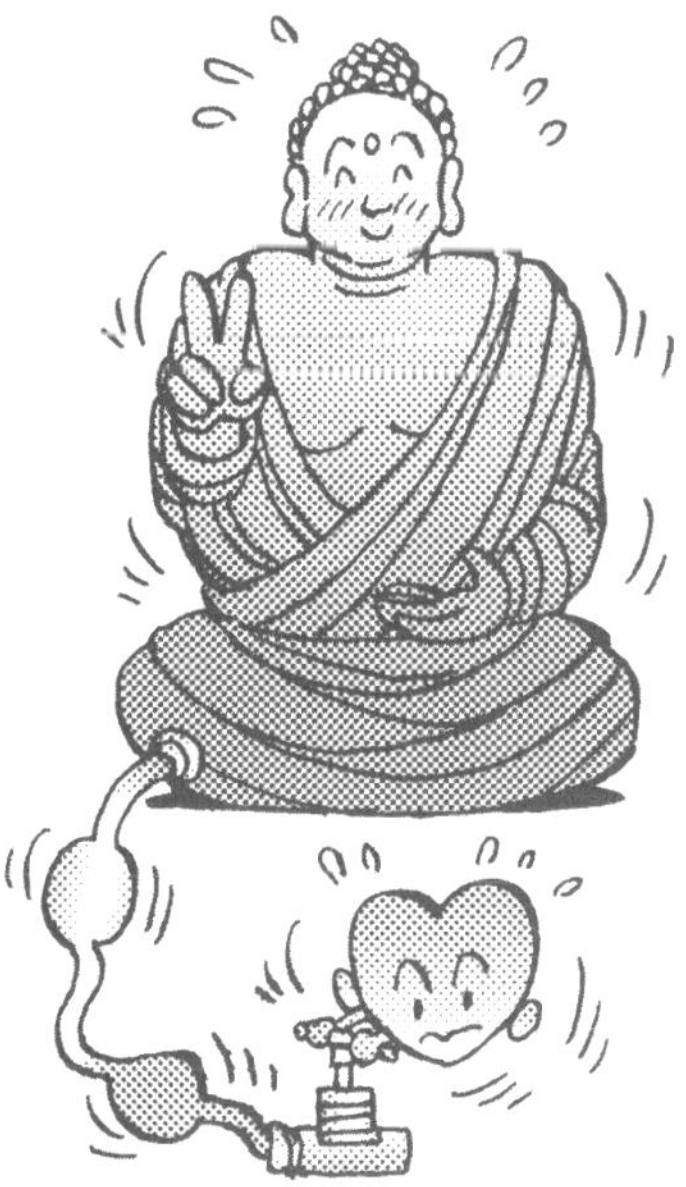

読者《どくしゃ》のみなさんへ

学研《がっけん》まんが「新《しん》ひみつシリーズ」は、あなたが疑問《ぎもん》に思《おも》っていること、知《し》りたいと思《おも》っていることを、まんがでわかりやすく解説《かいせつ》した本《ほん》です。

▼巻頭《かんとう》には、人体《じんたい》のカラー写真資料《しゃしんしりょう》が入《はい》っています。

▼まんがの間《あいだ》に、からだの図《ず》が入《はい》っていて、図鑑《ずかん》のように見《み》ることもできます。

▼各《かく》ページに、からだに関係《かんけい》した「よく使《つか》う表現《ひょうげん》」や「まめちしき」が入《はい》っています。

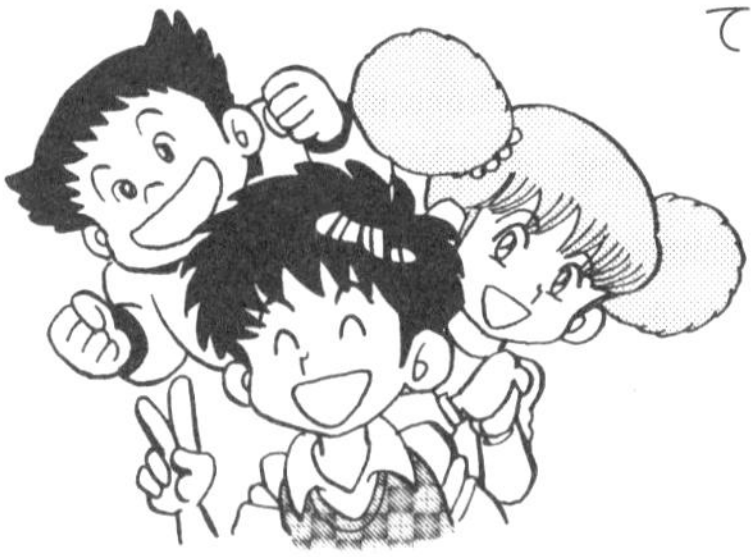

からだをのぞいてみたよ!!

顕《けん》微《び》鏡《きょう》で見《み》てみたら

からだのさまざまな組《そ》織《しき》を拡《かく》大《だい》したら、あっとビックリ! こんなふうになっているんだ。

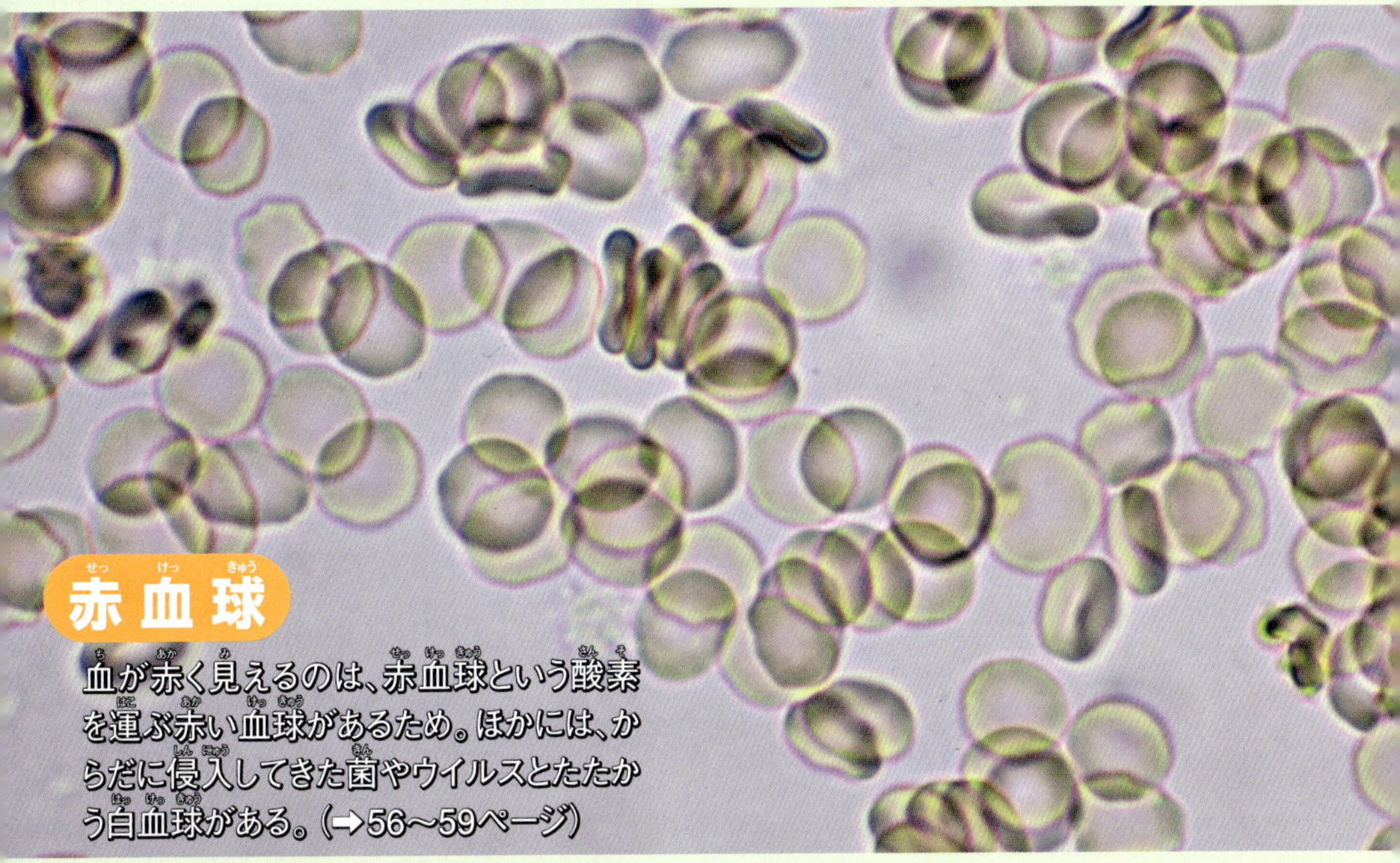

赤《せっ》血《けっ》球《きゅう》

血《ち》が赤《あか》く見《み》えるのは、赤《せっ》血《けっ》球《きゅう》という酸《さん》素《そ》を運《はこ》ぶ赤《あか》い血《けっ》球《きゅう》があるため。ほかには、からだに侵《しん》入《にゅう》してきた菌《きん》やウイルスとたたかう白《はっ》血《けっ》球《きゅう》がある。(➡56～59ページ)

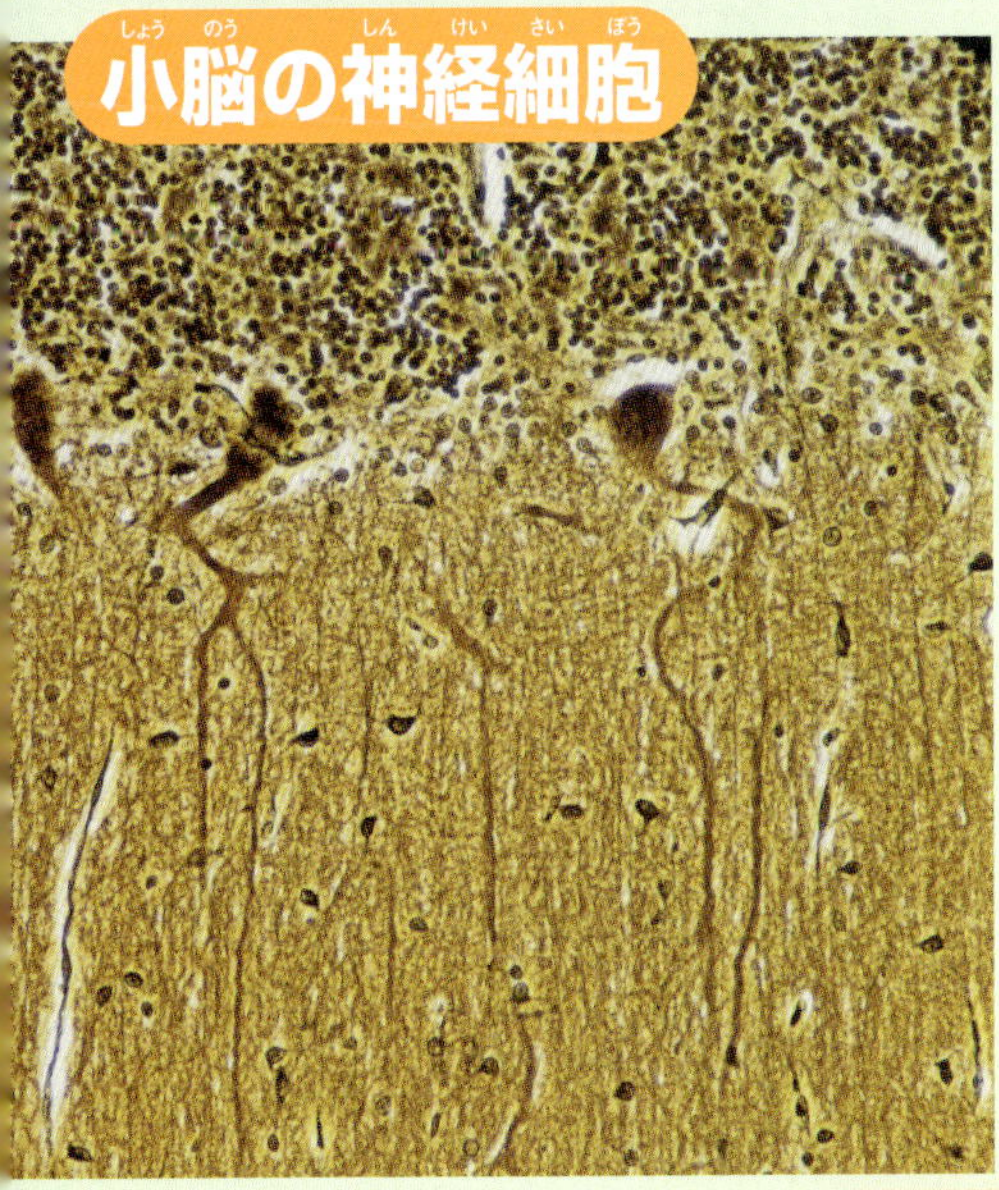

小《しょう》脳《のう》の神《しん》経《けい》細《さい》胞《ぼう》

◀小《しょう》脳《のう》はしせいやからだのバランスをたもったり、複《ふく》雑《ざつ》で速《はや》い動《うご》きができるよう、筋《きん》肉《にく》を調《ちょう》節《せつ》している。自《じ》転《てん》車《しゃ》に乗《の》ることができるのは、小《しょう》脳《のう》の働《はたら》きによる。(➡75ページ)

▼小《しょう》腸《ちょう》の中《なか》でも、胃《い》にもっとも近《ちか》い部《ぶ》分《ぶん》を十《じゅう》二《に》指《し》腸《ちょう》という。胃《い》で胃《い》液《えき》によって消《しょう》化《か》された食《た》べ物《もの》は、十《じゅう》二《に》指《し》腸《ちょう》で胆《たん》汁《じゅう》とすい液《えき》と混《ま》ぜ合《あ》わされて、さらに消《しょう》化《か》される。(➡14～15ページ)

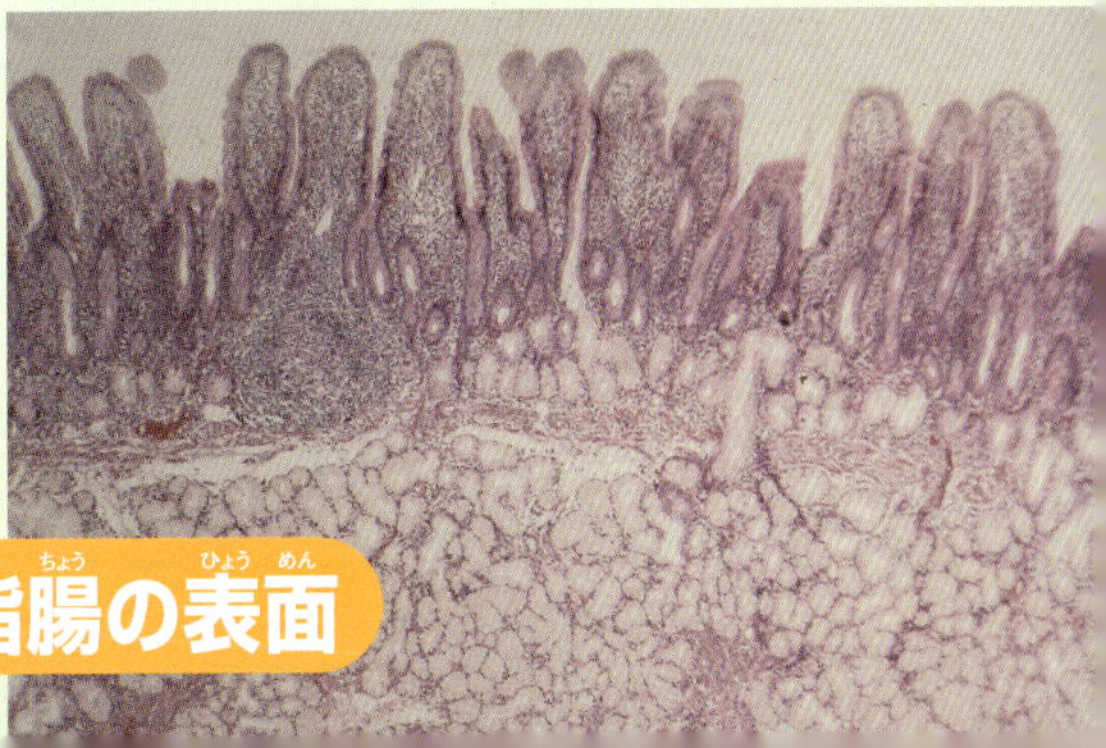

十《じゅう》二《に》指《し》腸《ちょう》の表《ひょう》面《めん》

舌《した》の表《ひょう》面《めん》

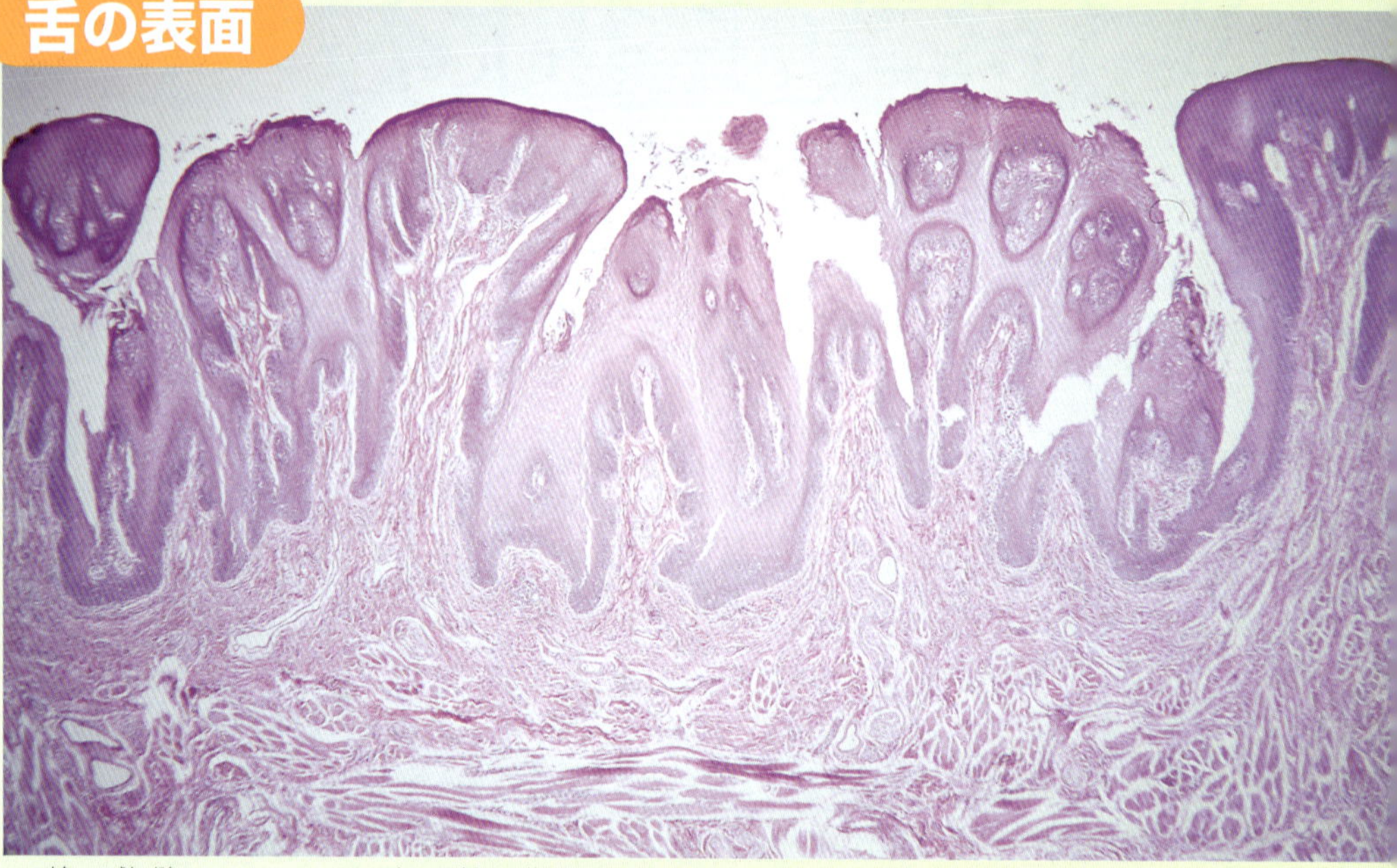

▲舌《した》は筋《きん》肉《にく》のかたまりで、食《た》べ物《もの》を口《くち》の中《なか》であちこち動《うご》かしたり、のどの方《ほう》へ送《おく》りこむ働《はたら》きを受《う》け持《も》っている。表《ひょう》面《めん》はざらざらしていて、食《た》べ物《もの》がすべらないようになっている。また、味《あじ》を感《かん》じる感《かん》覚《かく》器《き》もある。(➡22〜23ページ)

気《き》管《かん》の細《さい》胞《ぼう》

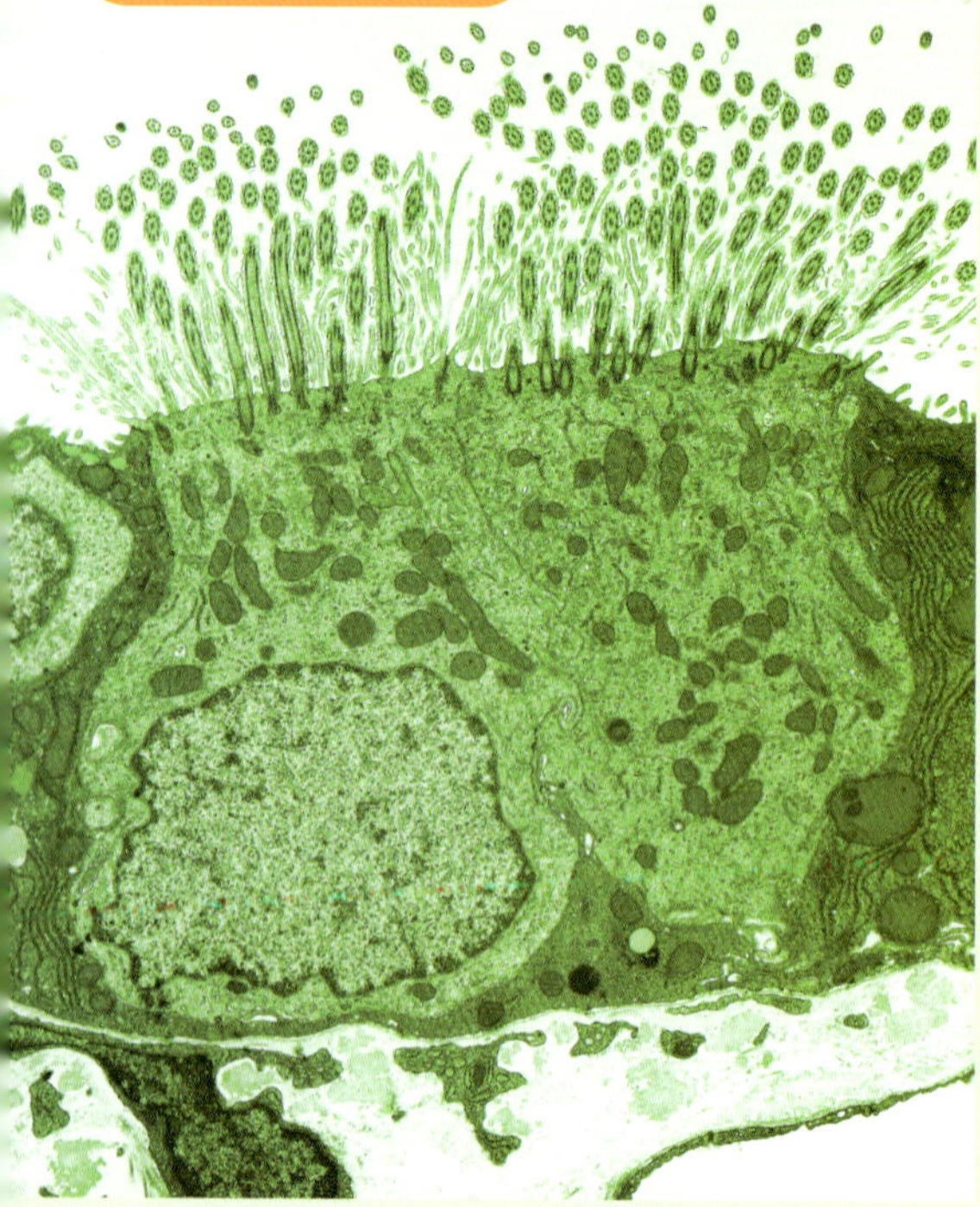

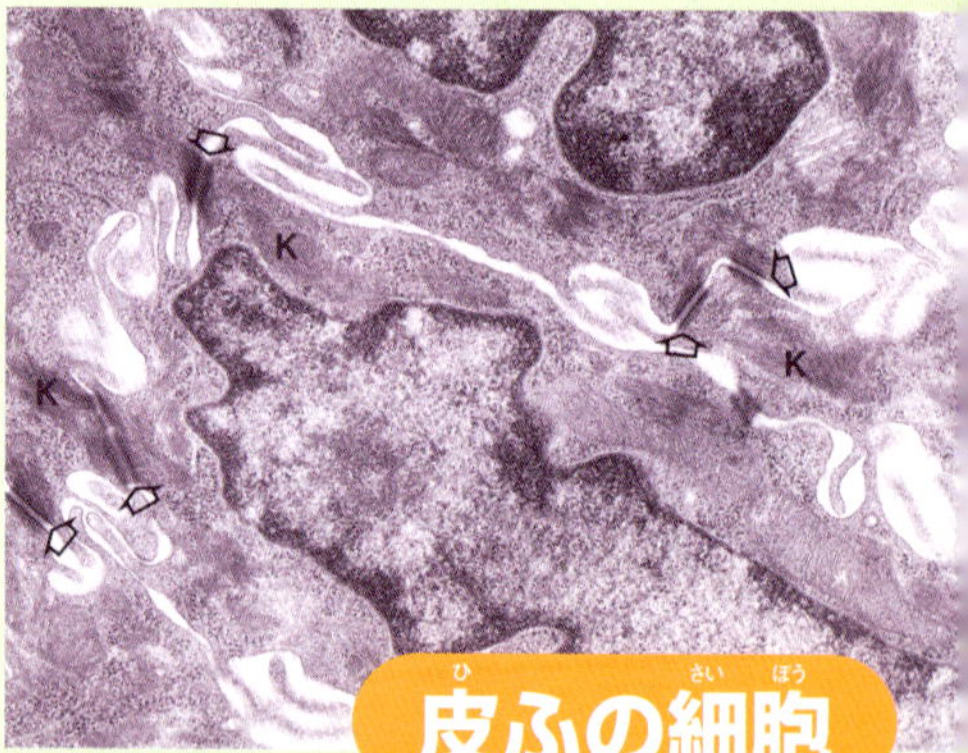

皮《ひ》ふの細《さい》胞《ぼう》

▲白《しろ》い部《ぶ》分《ぶん》が細《さい》胞《ぼう》の境《さかい》目《め》、矢《や》印《じるし》の部《ぶ》分《ぶん》はデスモソームといって、細《さい》胞《ぼう》と細《さい》胞《ぼう》をつなげる働《はたら》きをしている。

◀気《き》管《かん》とは、のどと肺《はい》を結《むす》ぶくだのこと。表《ひょう》面《めん》には細《こま》かい毛《け》のようなせん毛《もう》があり、入《はい》ってきたごみをたんなどにして外《そと》へ送《おく》り出《だ》す。

写真提供:横浜市立大学医学部電子顕微鏡室

内《ない》視《し》鏡《きょう》が大《だい》かつやく

内視鏡《ないしきょう》とはチューブの先《さき》にレンズがある器具《きぐ》で、先《さき》にいろいろな道具《どうぐ》がついている。これを使《つか》えば、からだを大《おお》きく切《き》らなくても、手術《しゅじゅつ》ができるんだ。

胃《い》の中《なか》

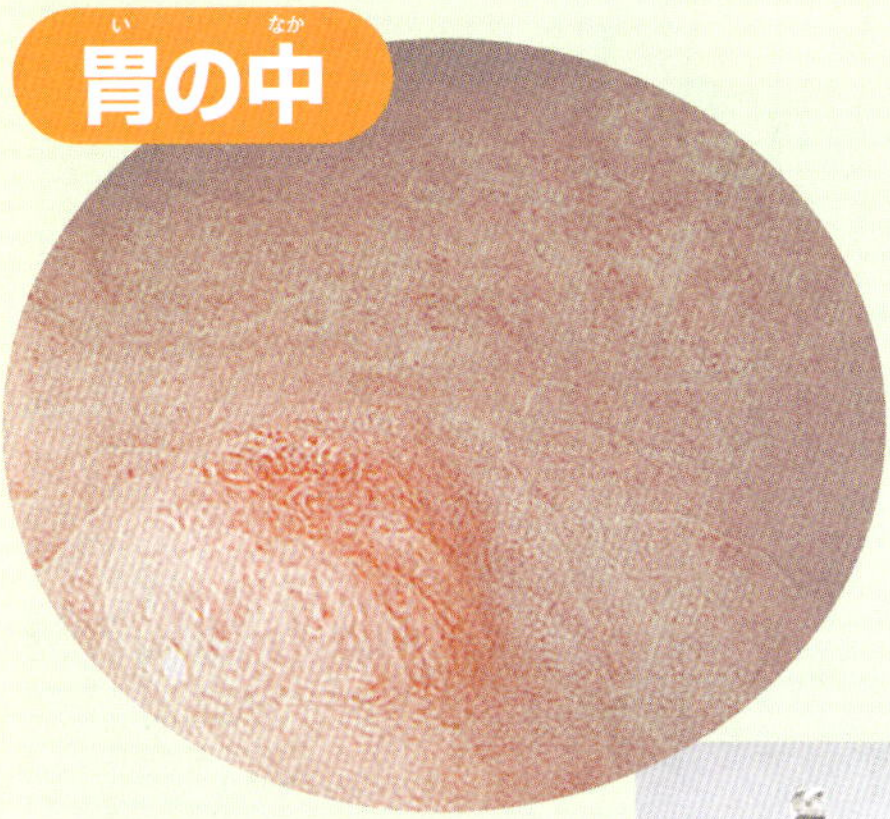

▲少《すこ》しふくらんでいるのが、病気《びょうき》の部分《ぶぶん》。ここを内視鏡《ないしきょう》で見《み》ながら、手術《しゅじゅつ》をする。

写真提供:オリンパス株式会社

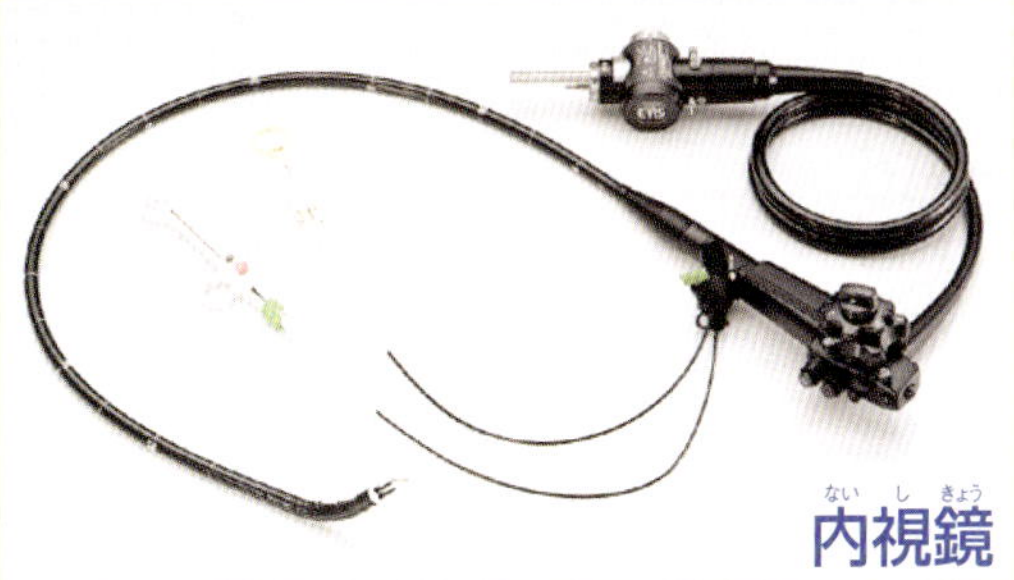

さまざまな内視鏡《ないしきょう》の先《さき》

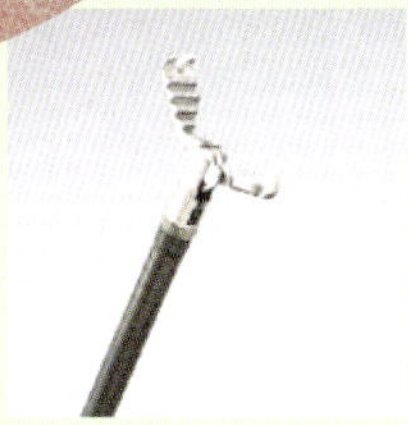

▲ものをつまむ。

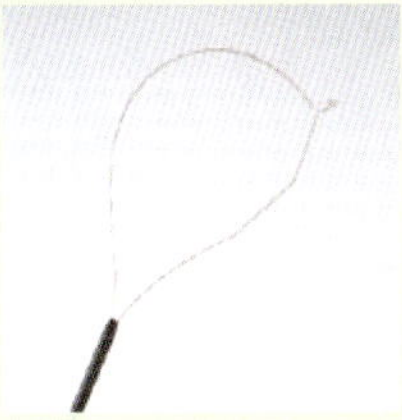

▲輪《わ》で病気《びょうき》の部分《ぶぶん》を囲《かこ》んで切《き》り取《と》る。

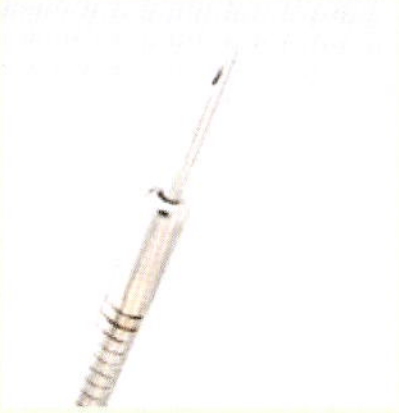

▲注射《ちゅうしゃ》をする。

大脳《だいのう》の水平《すいへい》スライス

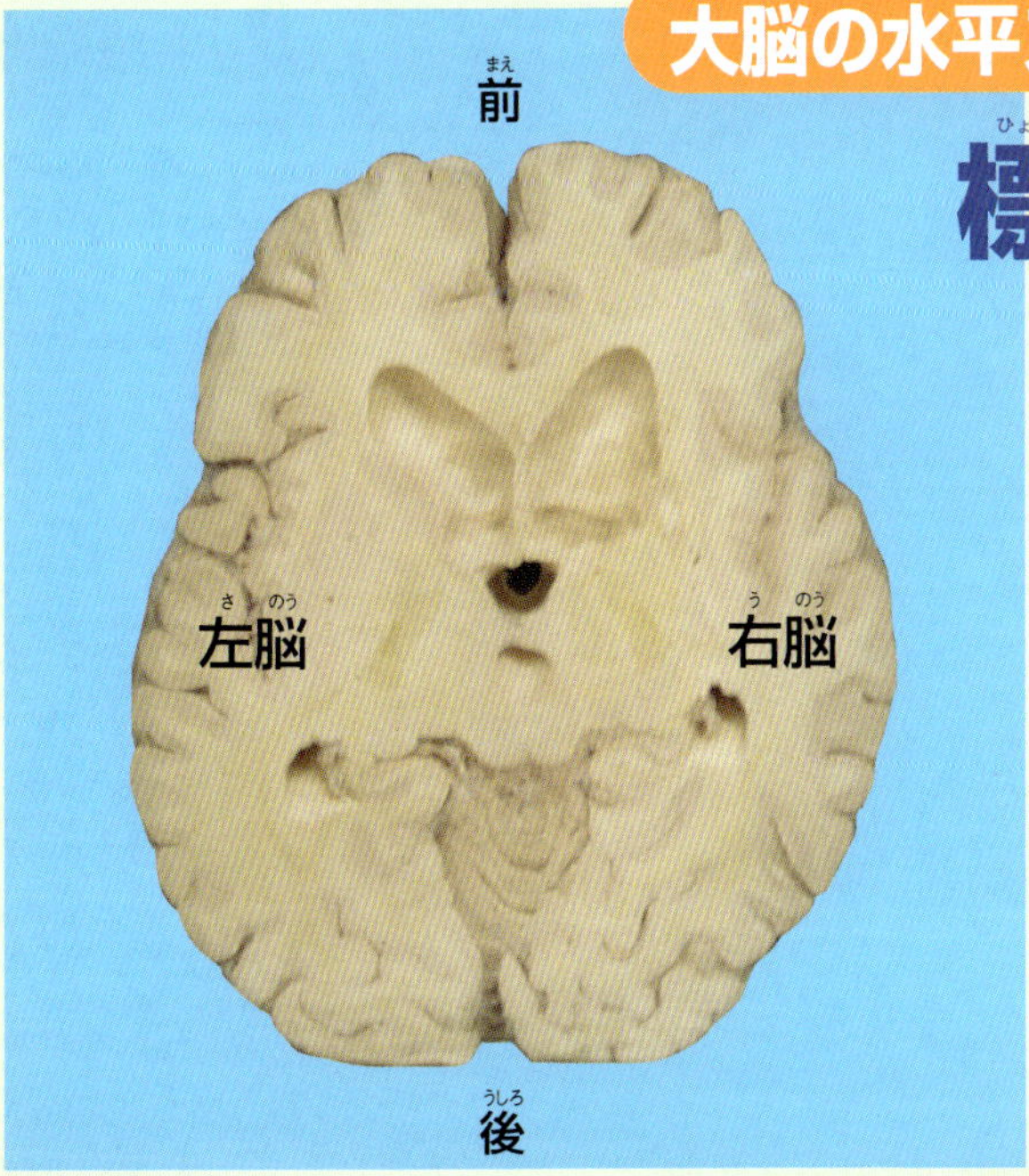

標本《ひょうほん》で見《み》る脳《のう》

大脳《だいのう》はものを考《かんが》える器官《きかん》だ。右側《みぎがわ》はおもに形《かたち》や色《いろ》、音《おと》などのイメージをつかさどり、左側《ひだりがわ》はおもに言語《げんご》や計算《けいさん》をつかさどっている。また、部分《ぶぶん》によって、さまざまな働《はたら》きを持《も》っている。
(➡75ページ)

写真提供:横浜市立大学医学部解剖学標本室

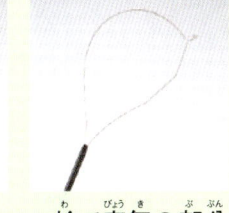

C《シー》T《ティー》スキャンで、からだを見《み》たら

CT《シーティー》スキャンはX線《エックスせん》を利用《りよう》してからだの内部《ないぶ》を見《み》る装置《そうち》だ。さまざまな方向《ほうこう》から、からだの中《なか》を見《み》ることができるよ。

骨《ほね》と腎臓《じんぞう》

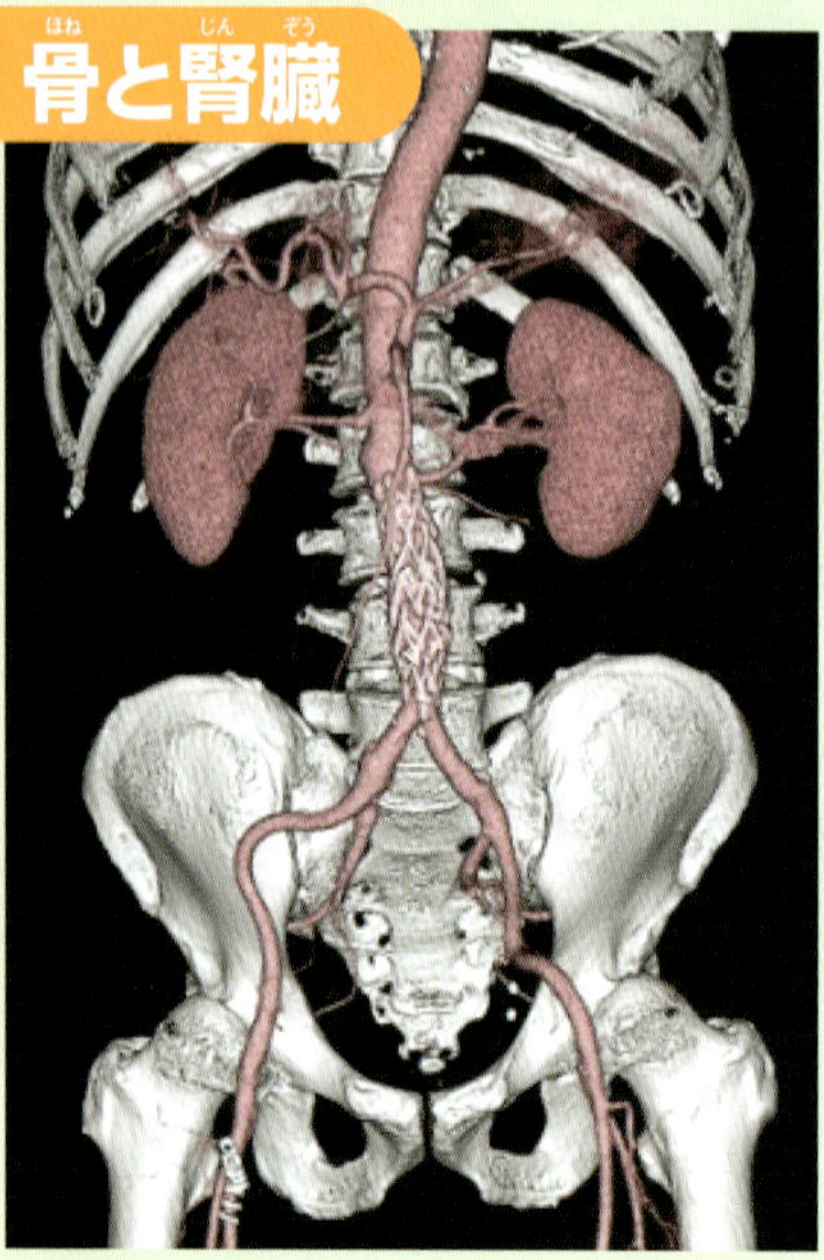

▲腎臓《じんぞう》では、おしっこがつくられている。赤《あか》くて長《なが》い部分《ぶぶん》は、血管《けっかん》。

心臓《しんぞう》

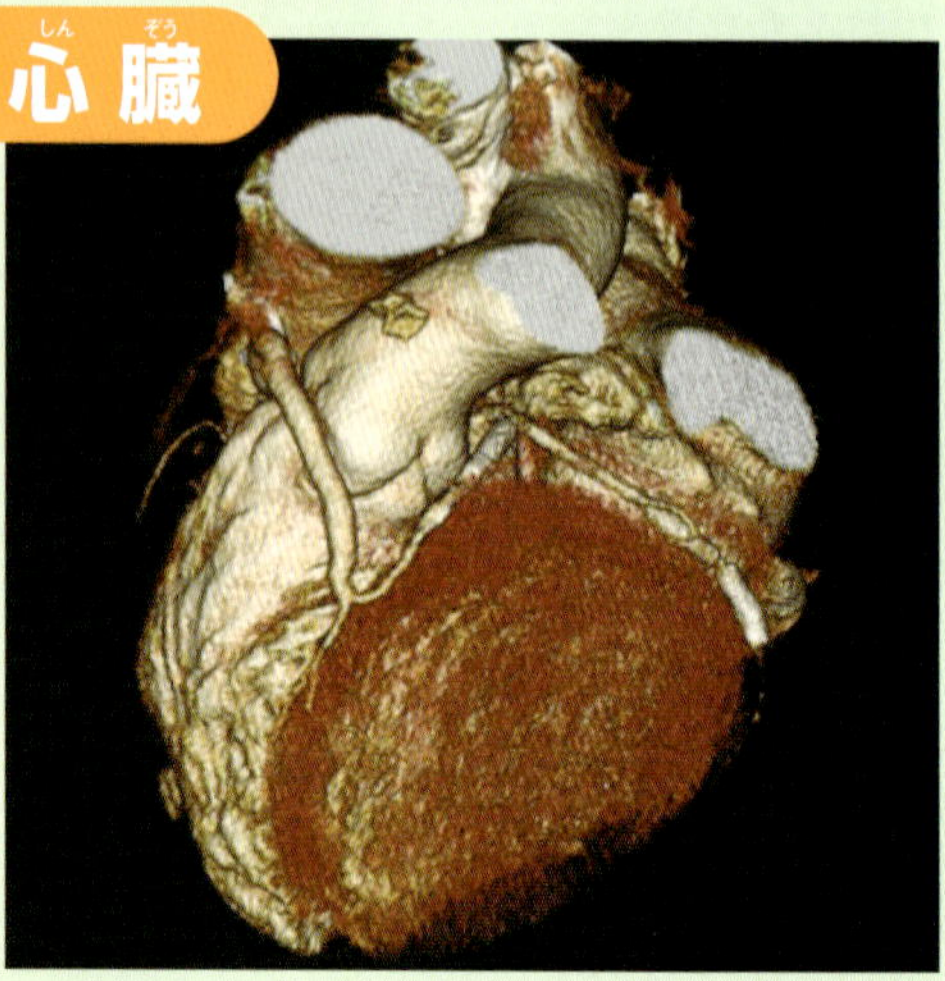

▲全身《ぜんしん》に血液《けつえき》を送《おく》っている心臓《しんぞう》の画像《がぞう》。

人体《じんたい》を水平《すいへい》に輪切《わぎ》りにしたところ

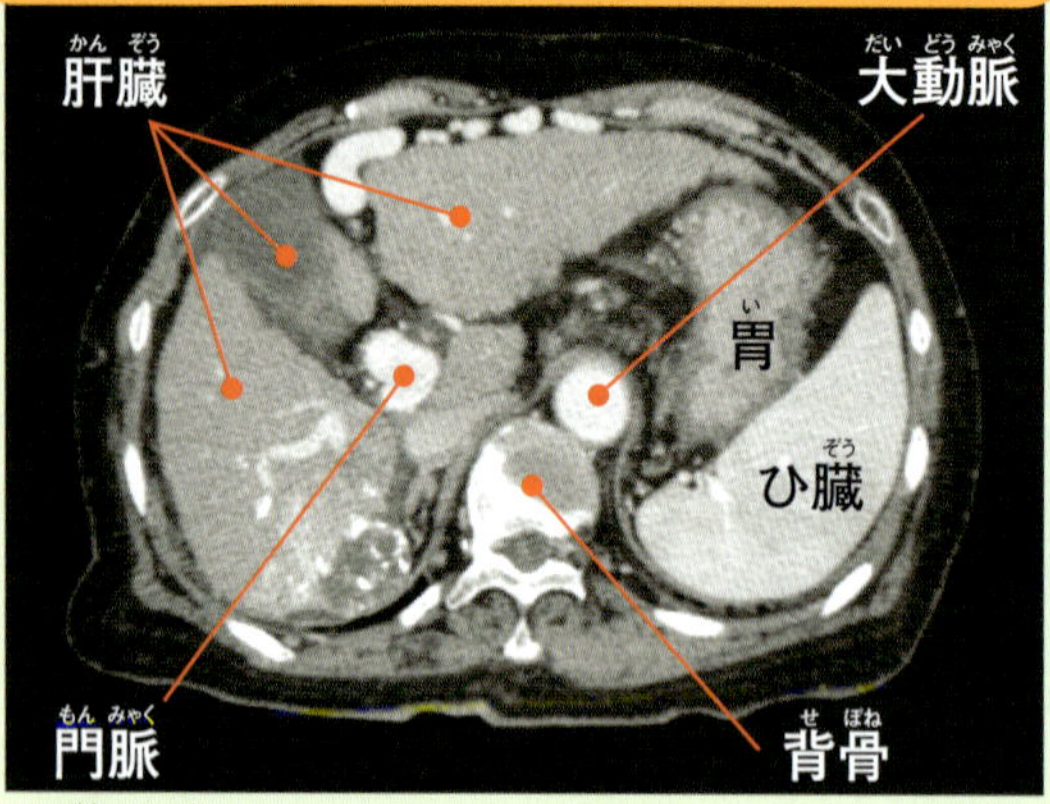

▲胸《むね》の下《した》あたりで切《き》ったところ。

人体《じんたい》を横《よこ》から見《み》たところ

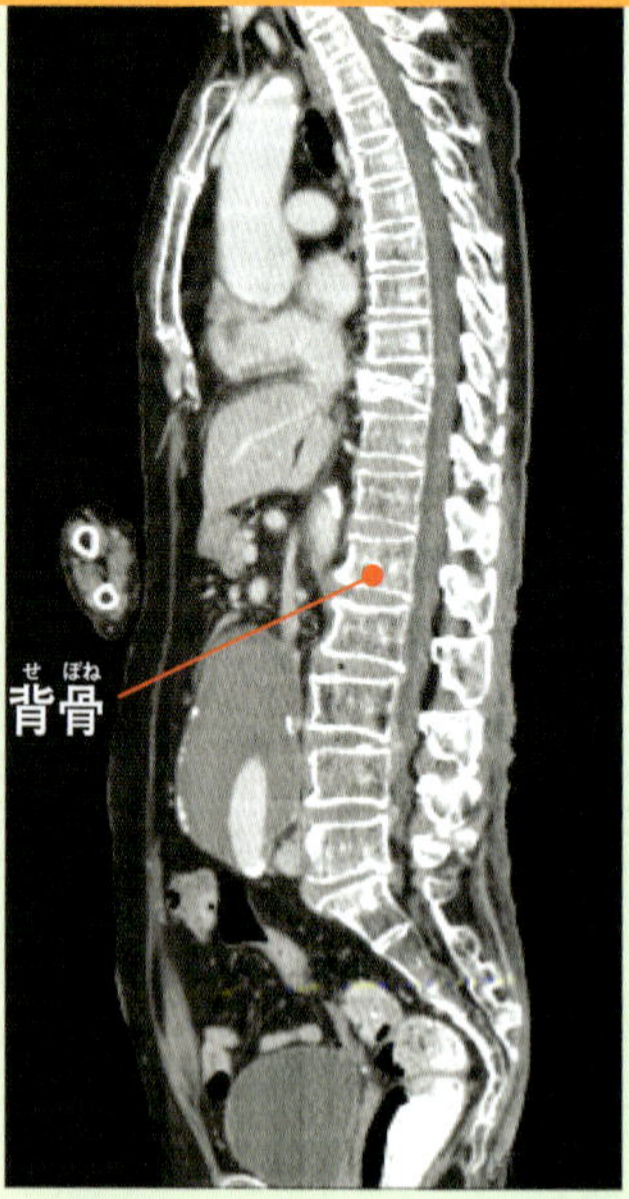

▲背骨《せぼね》はS《エス》の字《じ》に、軽《かる》く曲《まが》っている。じつはまっすぐよりもじょうぶなのだ。

※写真《しゃしん》は、病気《びょうき》の人《ひと》の診断用《しんだんよう》として撮影《さつえい》されたものなので、内臓《ないぞう》などの状態《じょうたい》は健康《けんこう》な人《ひと》と異《こと》なります。

写真提供:藤田保健衛生大学病院　CTスキャン:東芝メディカルシステムズ株式会社

学研まんが 新ひみつシリーズ

からだのひみつ

監修――吉田こどもクリニック 吉田義幸　まんが――井上大助

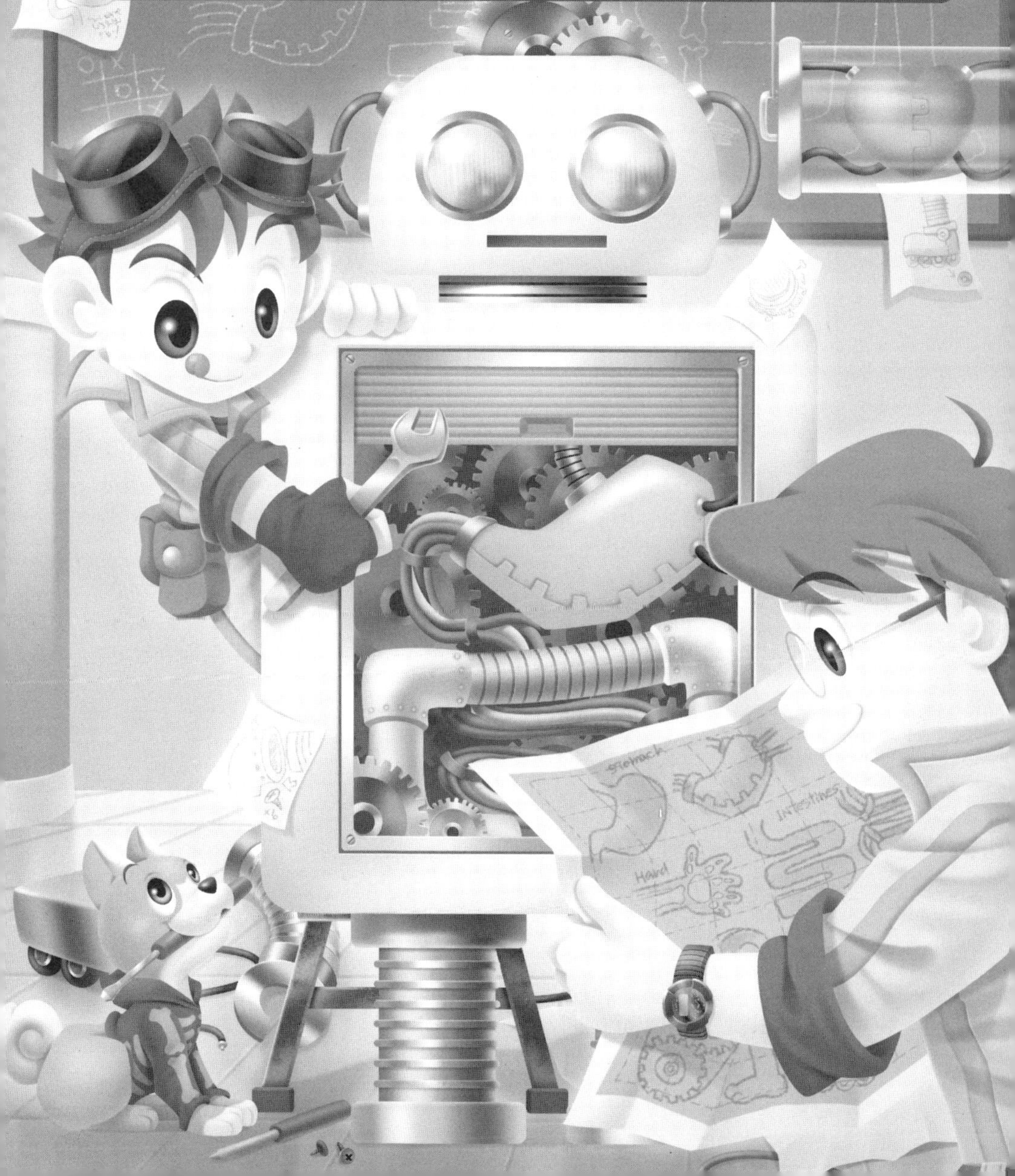

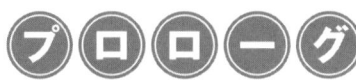

プロローグ

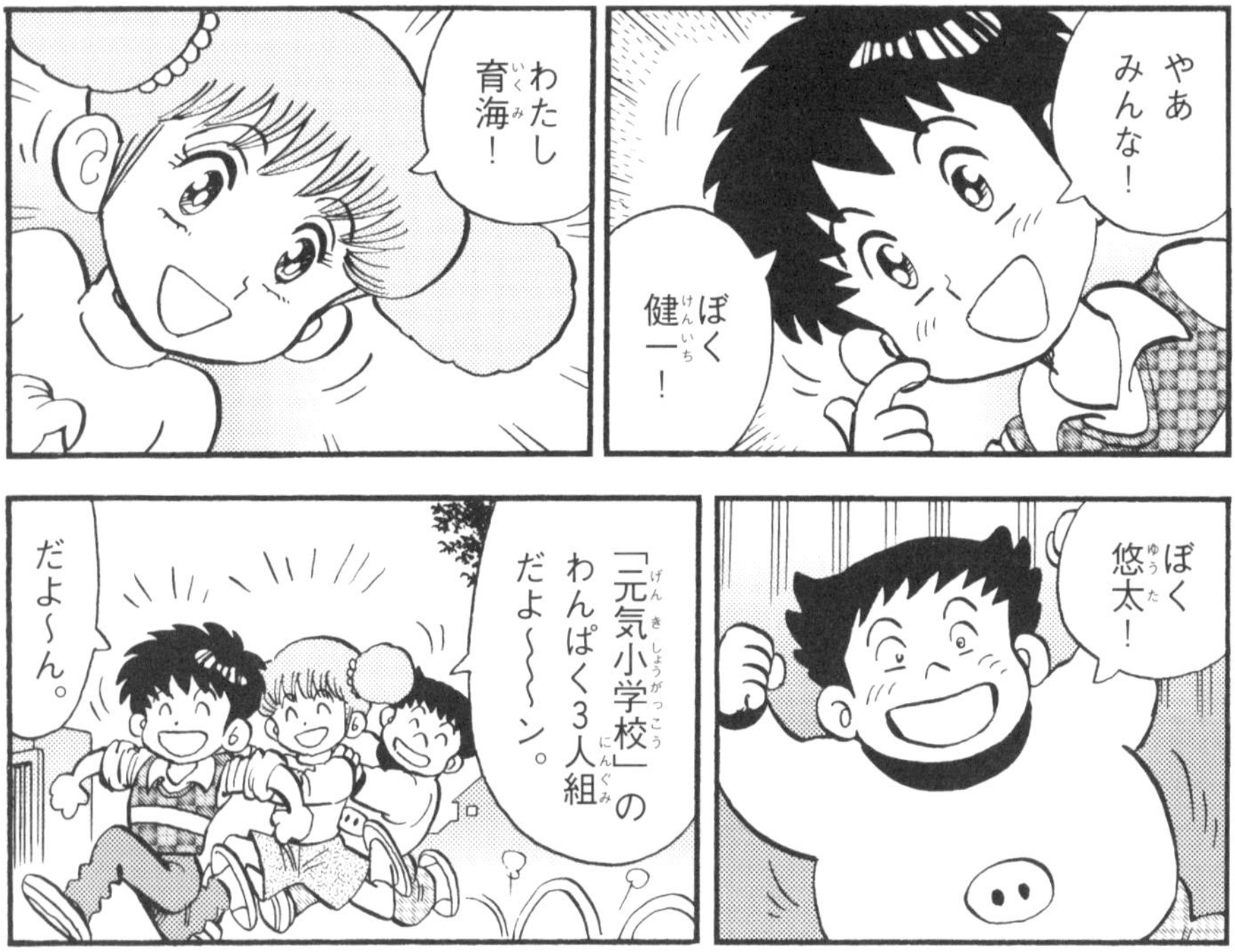
やあ
みんな!
ぼく
健一《けんいち》!
わたし
育海《いくみ》!
ぼく
悠太《ゆうた》!
「元気小学校《げんきしょうがっこう》」の
わんぱく3人組《にんぐみ》
だよ〜〜ン。
だよ〜ん。

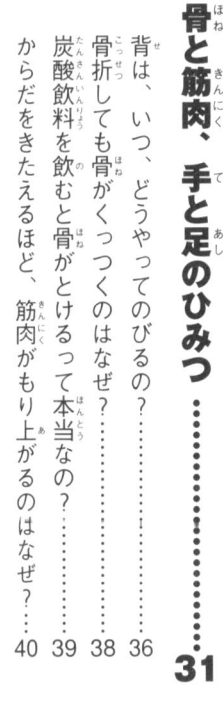

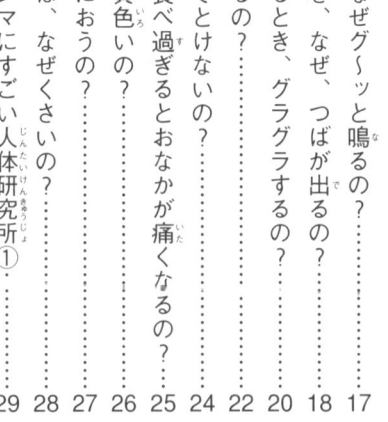

もくじ

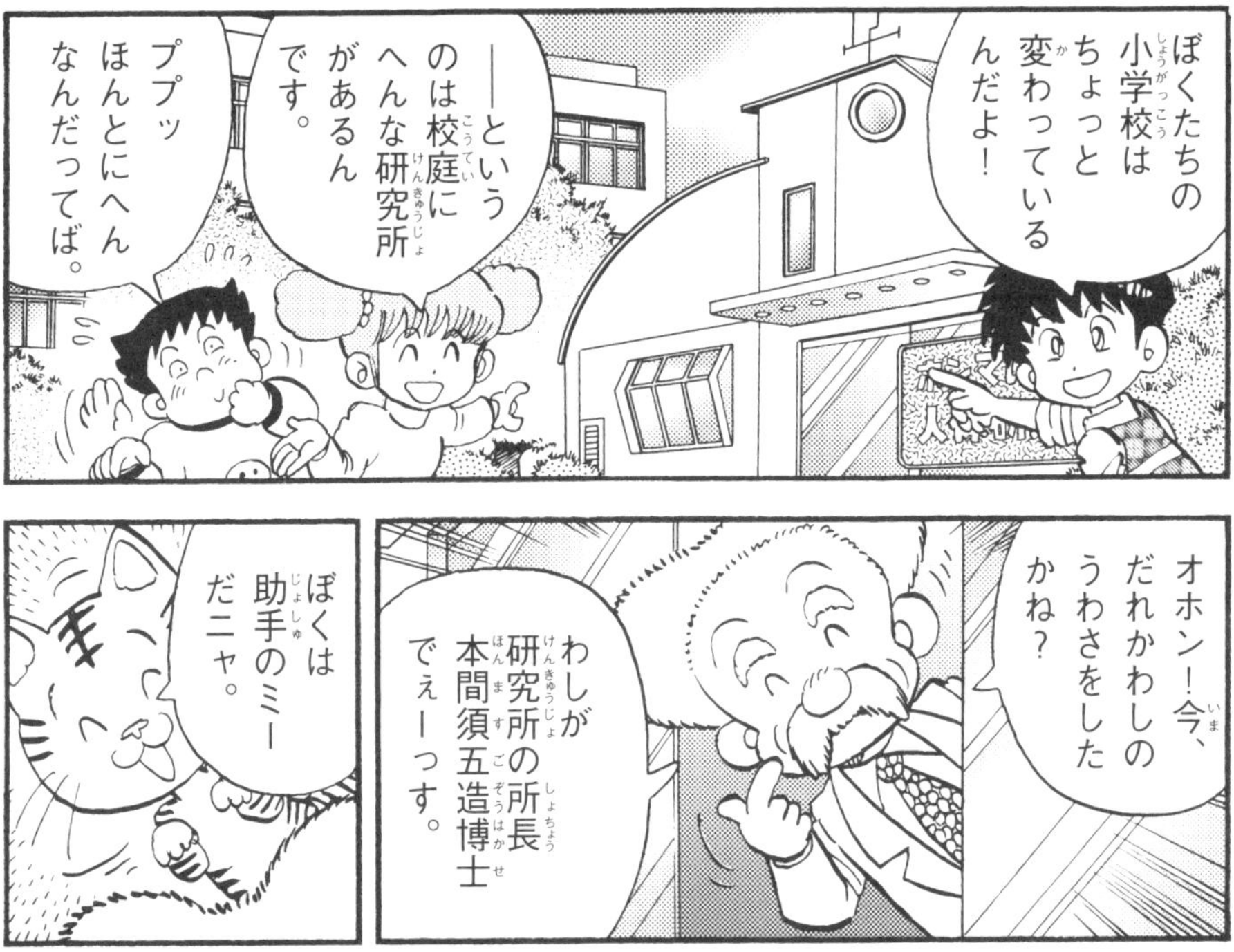
ぼくたちの小学校《しょうがっこう》はちょっと変《か》わっているんだよ！
——というのは校庭《こうてい》にへんな研究所《けんきゅうじょ》があるんです。
ププッほんとにへんなんだってば。
オホン！今《いま》、だれかわしのうわさをしたかね？
わしが研究所《けんきゅうじょ》の所長《しょちょう》本間須五造博士《ほんますごぞうはかせ》でぇーっす。
ぼくは助手《じょしゅ》のミーだニャ。

プロローグ

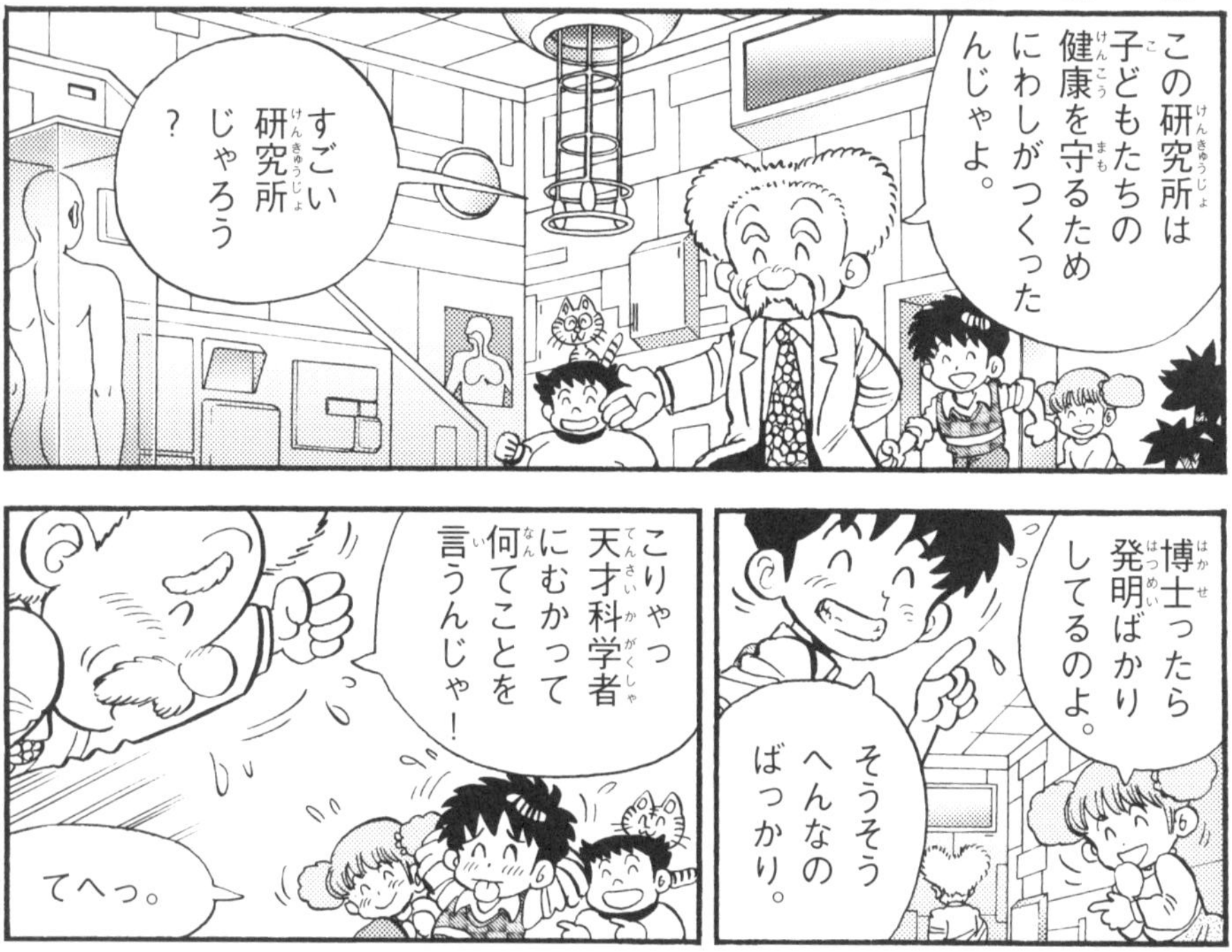
この研究所《けんきゅうじょ》は子《こ》どもたちの健康《けんこう》を守《まも》るためにわしがつくったんじゃよ。
すごい研究所《けんきゅうじょ》じゃろう？
博士《はかせ》ったら発明《はつめい》ばかりしてるのよ。
そうそうへんなのばっかり。
こりゃっ天才科学者《てんさいかがくしゃ》にむかって何《なん》てことを言《い》うんじゃ！
てへっ。

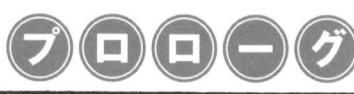

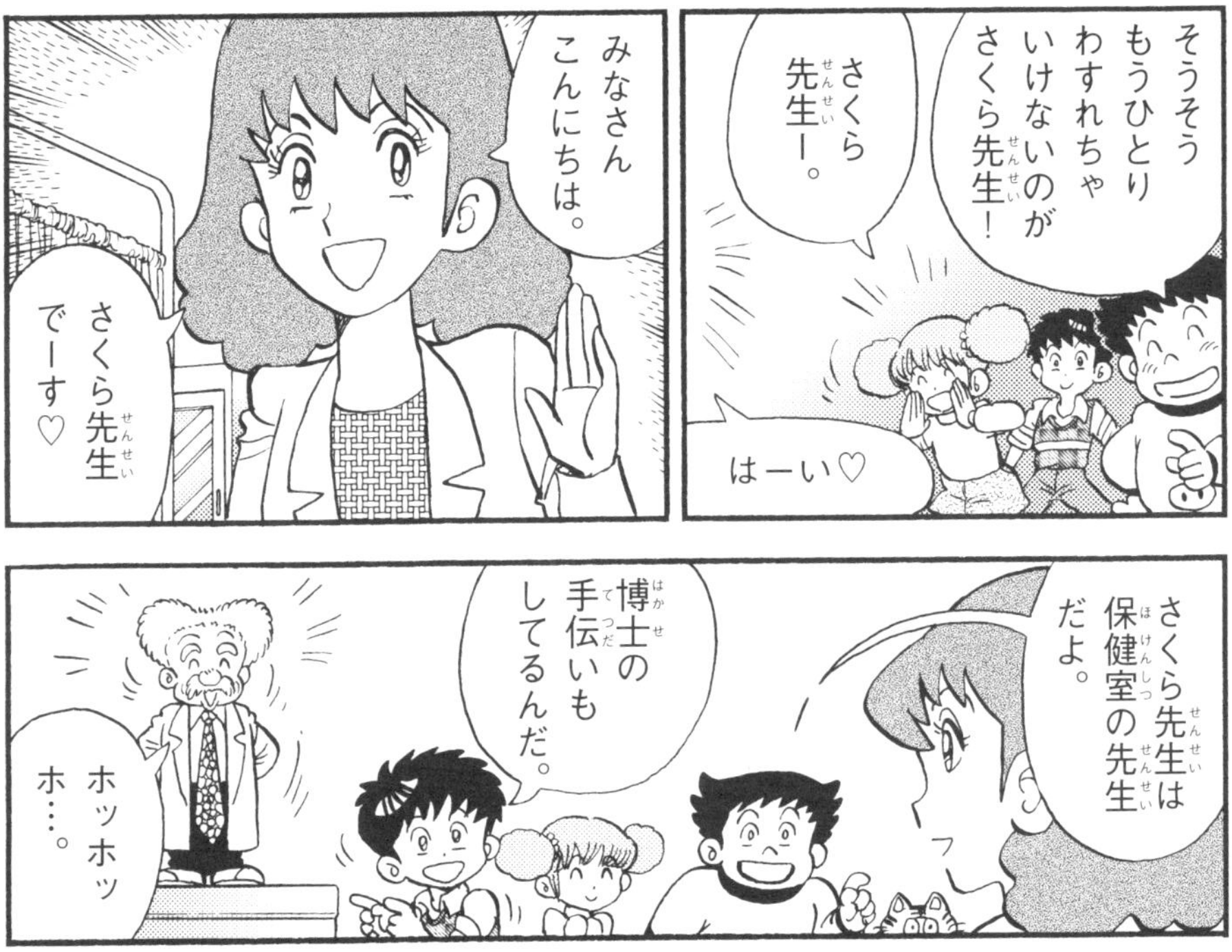
そうそう もうひとり わすれちゃ いけないのが さくら先生《せんせい》！
さくら先生《せんせい》ー。
はーい♡
みなさん こんにちは。
さくら先生《せんせい》でーす♡
さくら先生《せんせい》は保健室《ほけんしつ》の先生《せんせい》だよ。
博士《はかせ》の手伝《てつだ》いもしてるんだ。
ホッホッホ…。

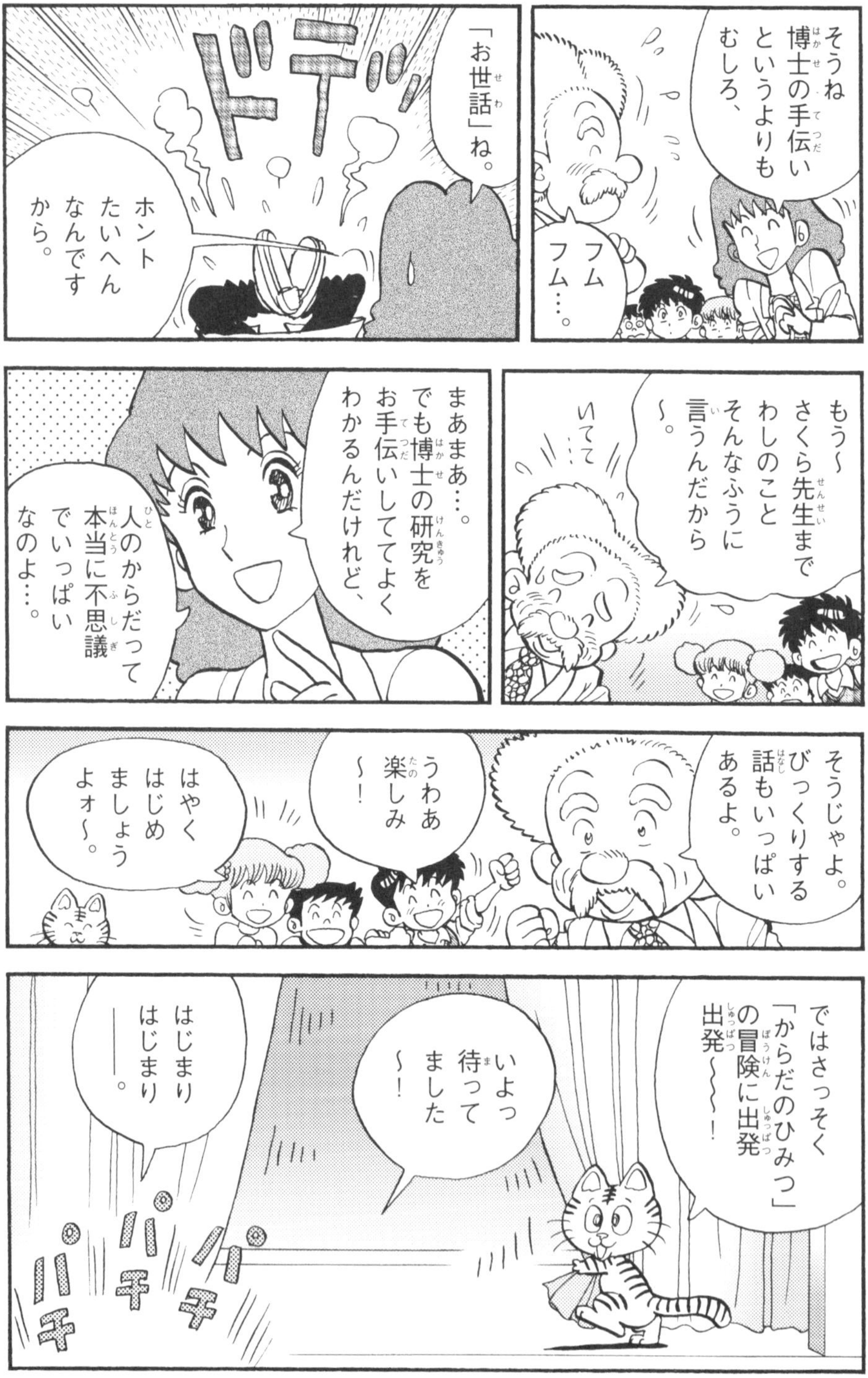
そうね
博士《はかせ》の手伝《てつだ》い
というよりも
むしろ、
フムフム…。
「お世話《せわ》」ね。
ドテッ
ホント
たいへん
なんです
から。
もう～
さくら先生《せんせい》まで
わしのこと
そんなふうに
言《い》うんだから
～。
いてて…
まあまあ…。
でも博士《はかせ》の研究《けんきゅう》を
お手伝《てつだ》いしててよく
わかるんだけれど、
人《ひと》のからだって
本当《ほんとう》に不思議《ふしぎ》
でいっぱい
なのよ…。
そうじゃよ。
びっくりする
話《はなし》もいっぱい
あるよ。
うわあ
楽《たの》しみ
～!
はやく
はじめ
ましょう
よォ～。
ではさっそく
「からだのひみつ」
の冒険《ぼうけん》に出発《しゅっぱつ》
出発《しゅっぱつ》～～～!
いよっ
待《ま》って
ました
～!
はじまり
はじまり
――。
パチパチパチパチ

食《た》べ物《もの》と飲《の》み物《もの》のゆくえ

よく使《つか》う表現《ひょうげん》▼**良薬《りょうやく》は口《くち》に苦《にが》し**◇自分《じぶん》のよくない点《てん》を言《い》われるのはつらいが、あとで自分《じぶん》のためになるということ。

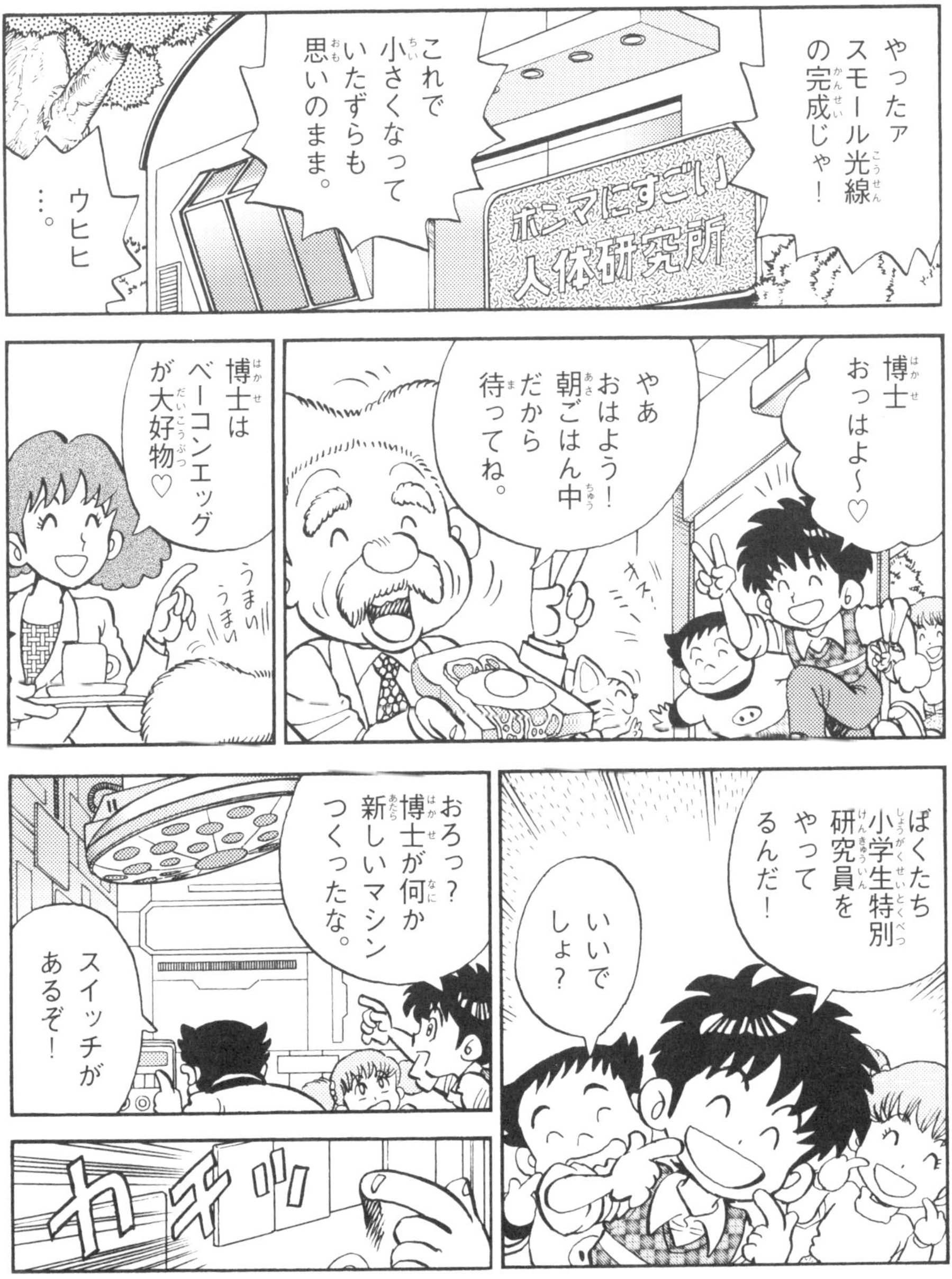

やったァ スモール光線《こうせん》の完成《かんせい》じゃ！
ホンマにすごい人体研究所
これで小《ちい》さくなっていたずらも思《おも》いのまま。
ウヒヒ…。
博士《はかせ》おっはよ～♡
オス
やあ おはよう！朝《あさ》ごはん中《ちゅう》だから待《ま》ってね。
博士《はかせ》はベーコンエッグが大好物《だいこうぶつ》♡
うまい うまい
ぼくたち小学生特別《しょうがくせいとくべつ》研究員《けんきゅういん》をやってるんだ！
いいでしょ？
おろっ？博士《はかせ》が何《なに》か新《あたら》しいマシンつくったな。
スイッチがあるぞ！
カチッ

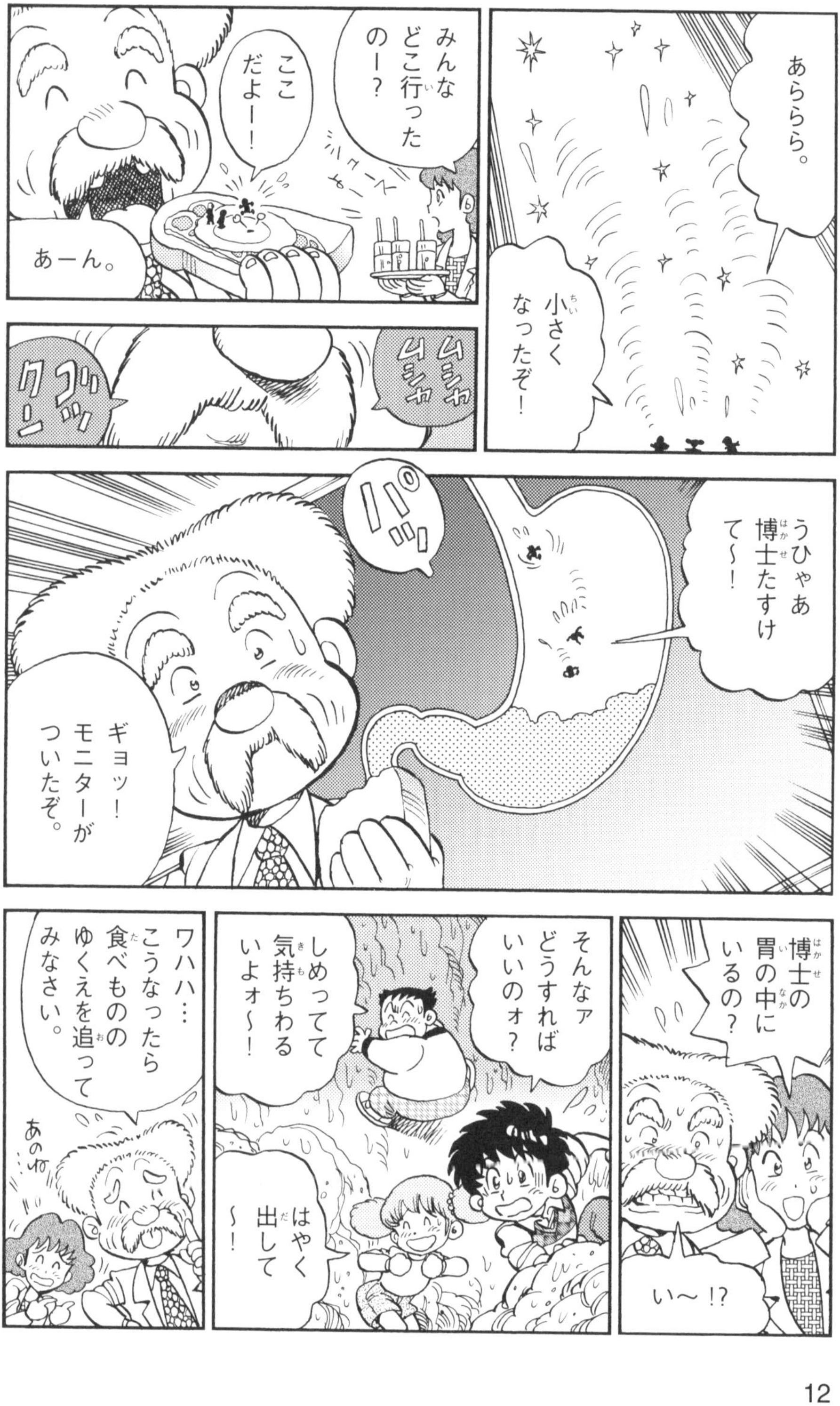

あららら。
小《ちい》さくなったぞ！
みんなどこ行《い》ったのー？
ここだよー！
あーん。
ムシャムシャ
ゴックン
パッ
うひゃあ博士《はかせ》たすけて〜！
ギョッ！モニターがついたぞ。
博士《はかせ》の胃《い》の中《なか》にいるの？
い〜!?
そんなァどうすればいいのォ？
しめってて気持《きも》ちわるいよォ〜！
はやく出《だ》して〜！
ワハハ…こうなったら食《た》べもののゆくえを追《お》ってみなさい。
あのね…

よく使《つか》う表現《ひょうげん》▼のどもと過《す》ぎれば、熱《あつ》さを忘《わす》れる◇苦《くる》しいことも過《す》ぎてしまえば、忘《わす》れてしまうということ。

よく使《つか》う表現《ひょうげん》▼のどから手《て》が出《で》る◇ほしくて、ほしくてたまらないことのたとえ。

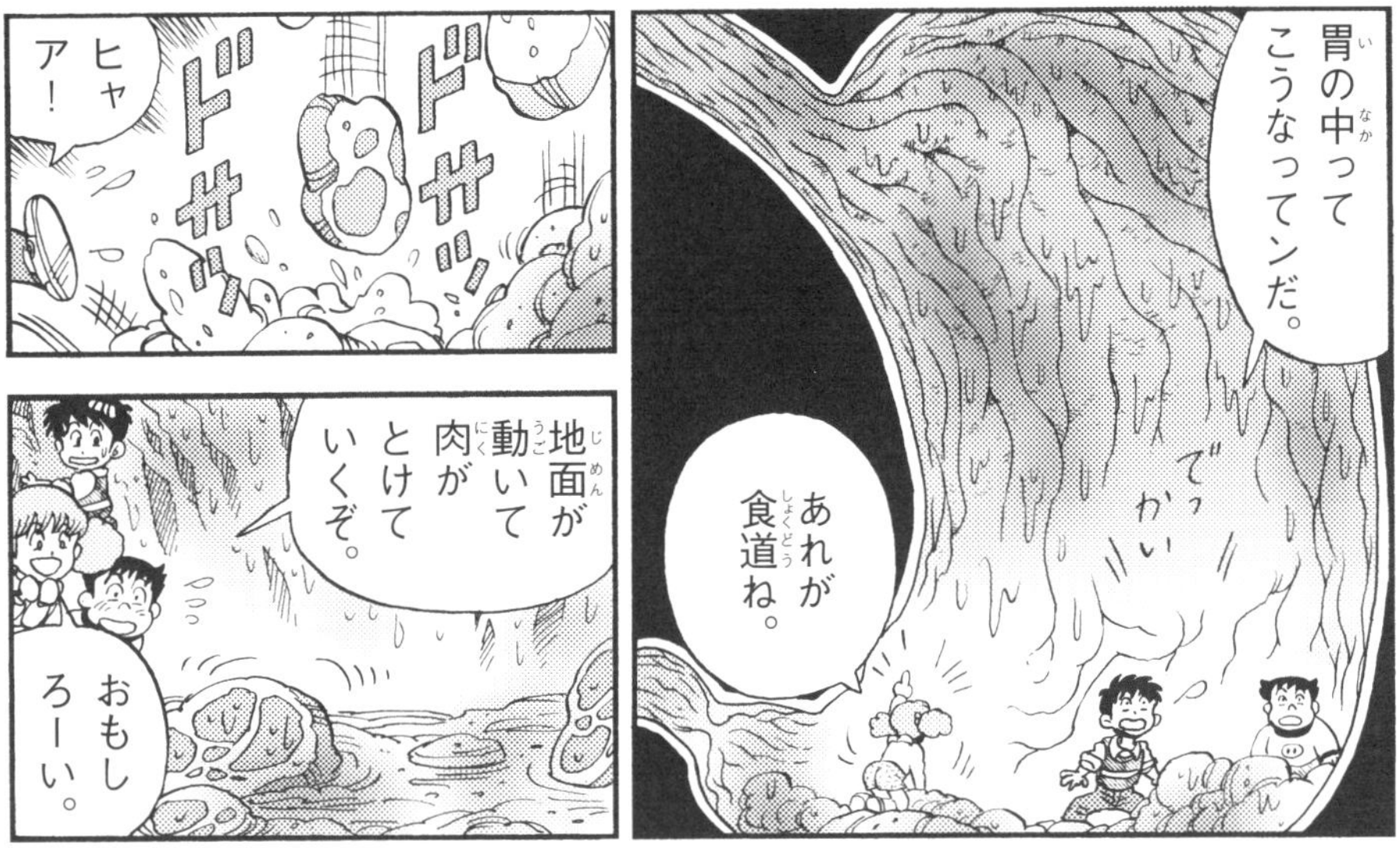

●胃壁《いへき》の断面《だんめん》

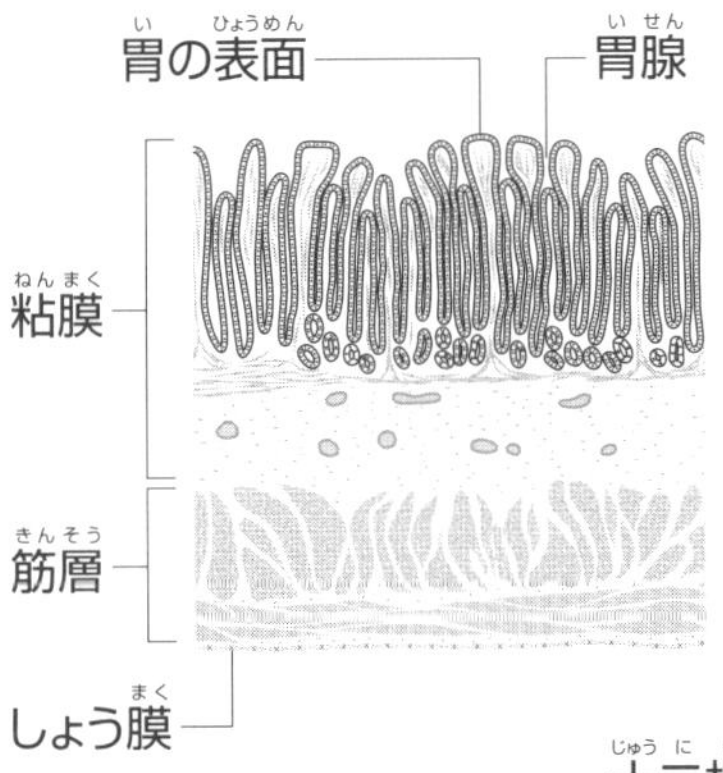

●胃《い》の断面《だんめん》

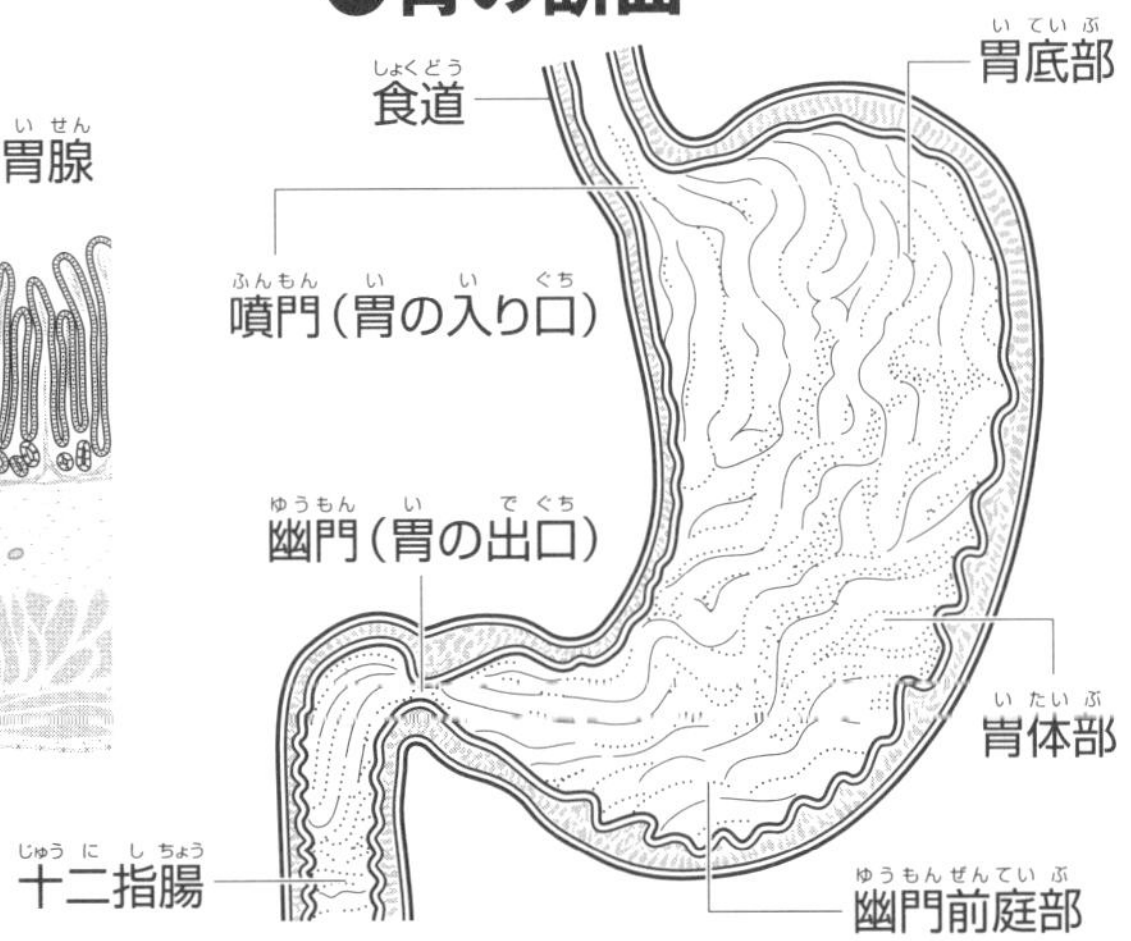

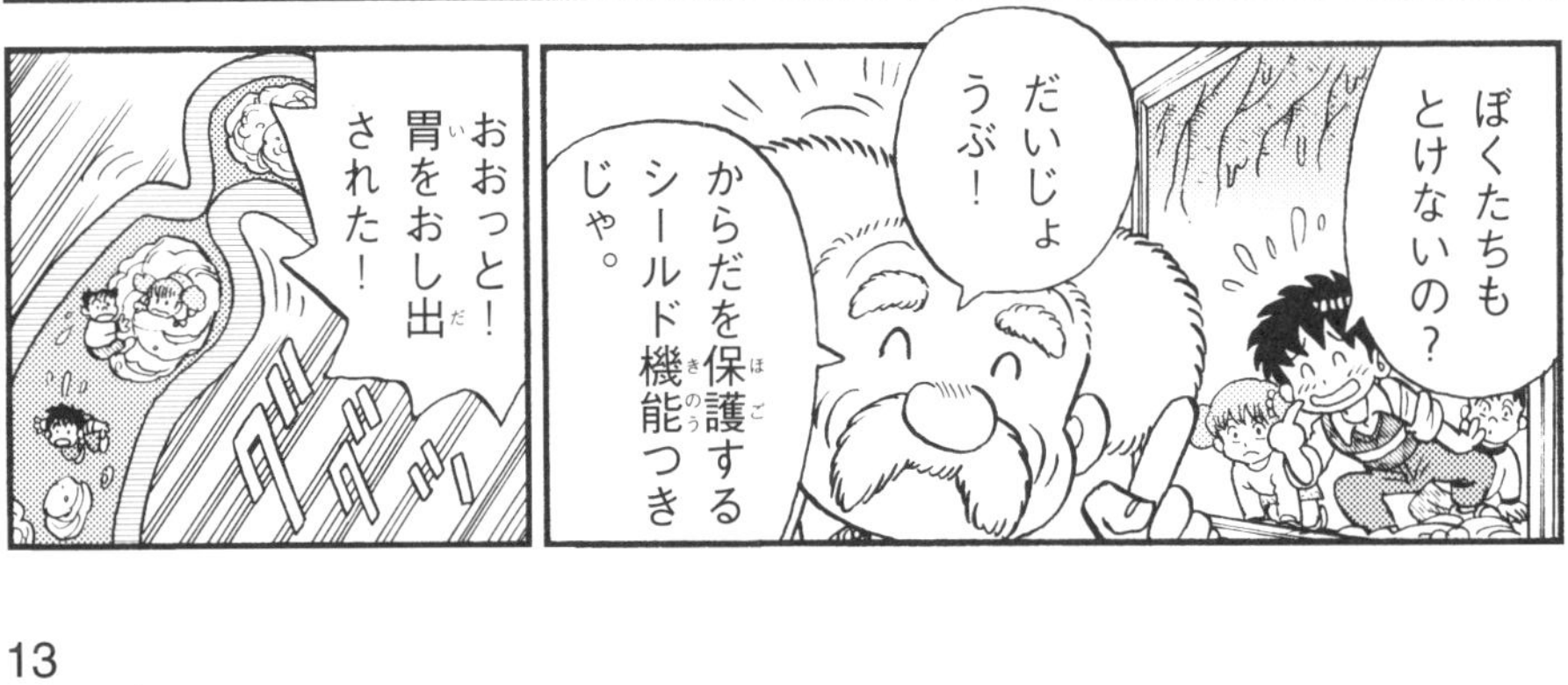
ぼくたちもとけないの？
だいじょうぶ!
からだを保護《ほご》するシールド機能《きのう》つきじゃ。
おおっと!胃《い》をおし出《だ》された!
ダダダッ

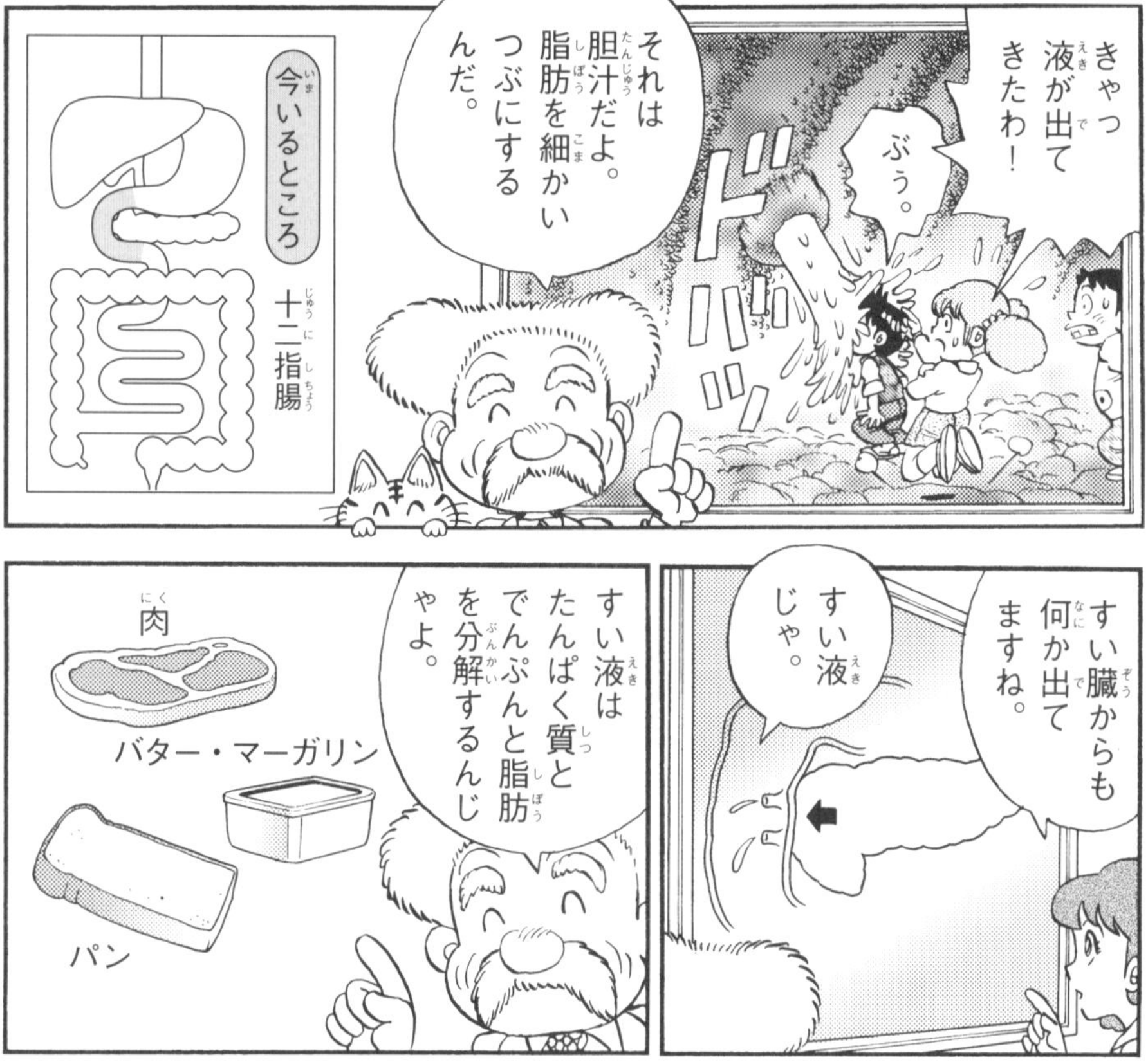
きゃっ液《えき》が出《で》てきたわ！
ぶぅ。
ドバッ
それは胆汁《たんじゅう》だよ。脂肪《しぼう》を細《こま》かいつぶにするんだ。
今《いま》いるところ
十二指腸《じゅうにしちょう》
すい臓《ぞう》からも何《なに》か出《で》てますね。
すい液《えき》じゃ。
すい液《えき》はたんぱく質《しつ》とでんぷんと脂肪《しぼう》を分解《ぶんかい》するんじゃよ。
肉《にく》
バター・マーガリン
パン

●十二指腸《じゅうにしちょう》と肝臓《かんぞう》・すい臓《ぞう》・胆《たん》のうのようす

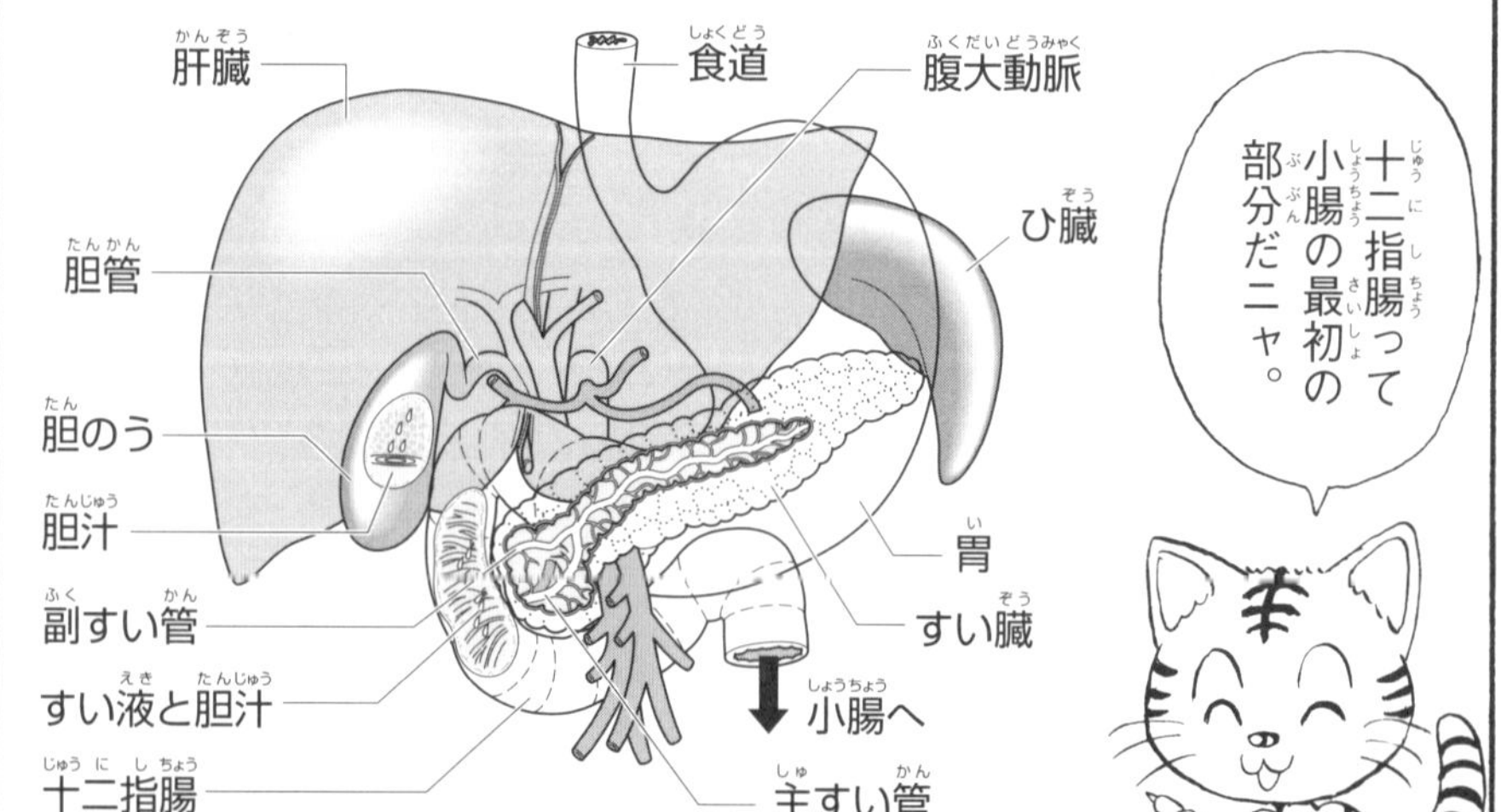
肝臓《かんぞう》
食道《しょくどう》
腹大動脈《ふくだいどうみゃく》
ひ臓《ぞう》
胆管《たんかん》
胆《たん》のう
胆汁《たんじゅう》
胃《い》
副《ふく》すい管《かん》
すい臓《ぞう》
すい液《えき》と胆汁《たんじゅう》
小腸《しょうちょう》へ
十二指腸《じゅうにしちょう》
主《しゅ》すい管《かん》
十二指腸《じゅうにしちょう》って小腸《しょうちょう》の最初《さいしょ》の部分《ぶぶん》だニャ。

よく使《つか》う表現《ひょうげん》▼へそが茶《ちゃ》をわかす◇あまりにもばかばかしいことのたとえ。

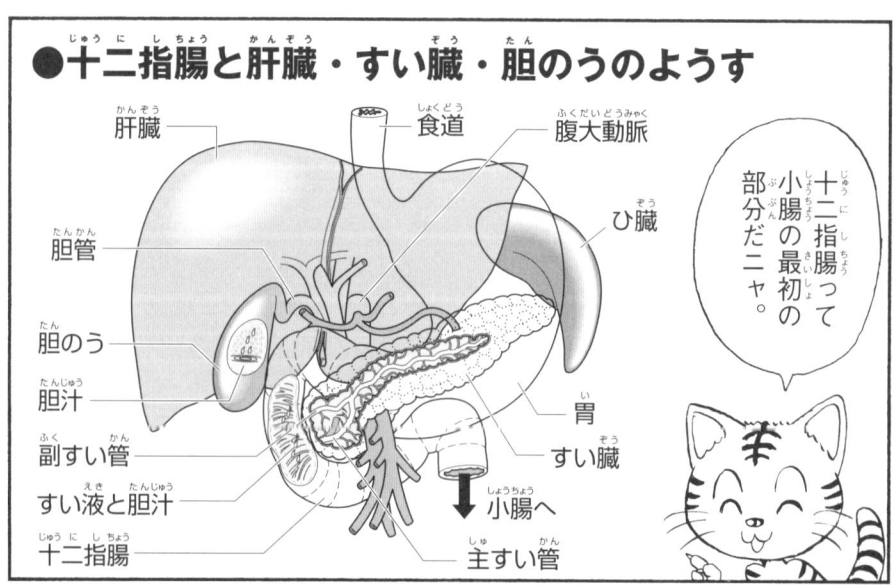

よく使《つか》う表現《ひょうげん》▼腹《はら》が立《た》つ◇おこること。

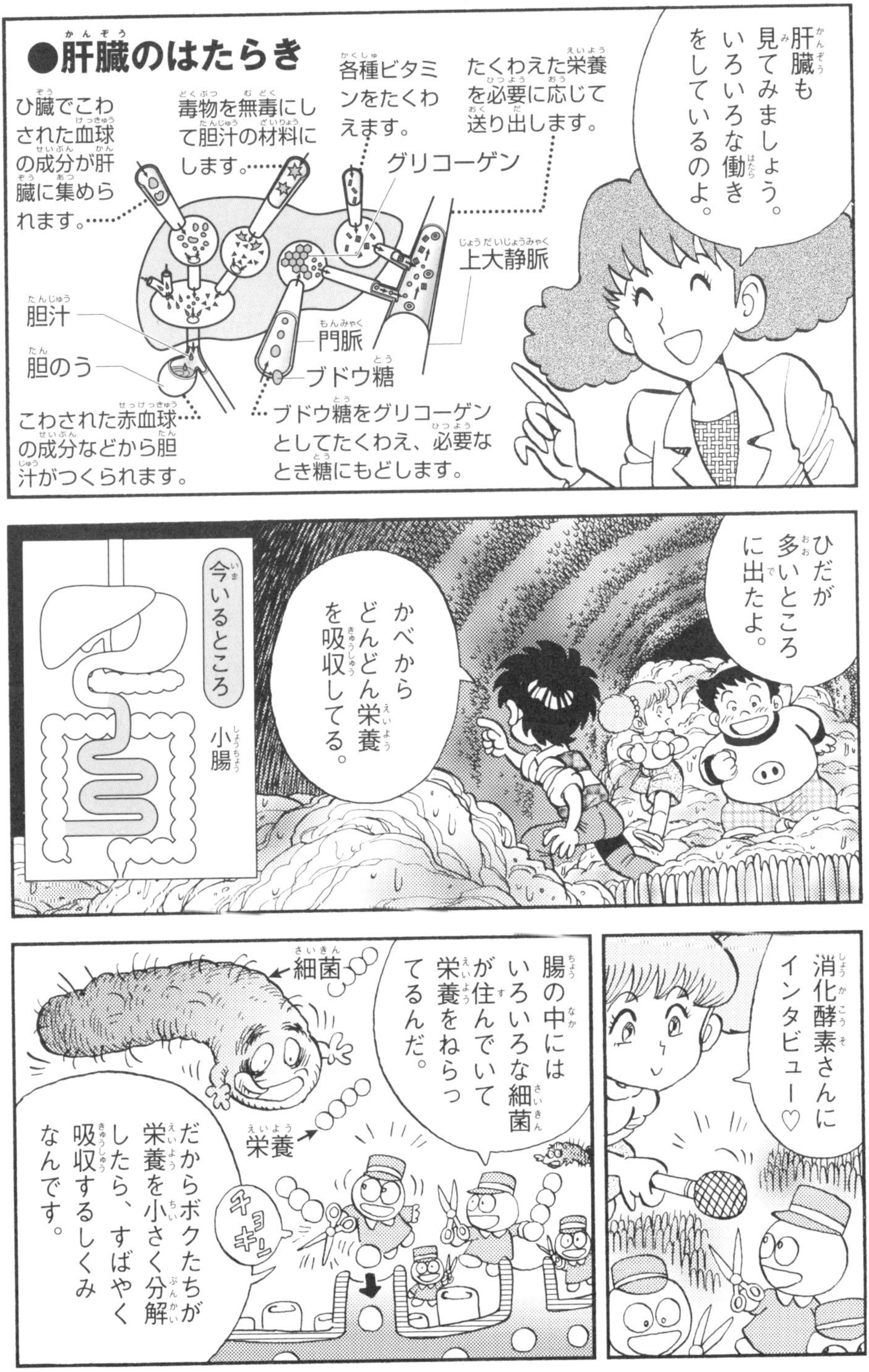
●肝臓《かんぞう》のはたらき
肝臓《かんぞう》も見《み》てみましょう。いろいろな働《はたら》きをしているのよ。
ひ臓《ぞう》でこわされた血球《けっきゅう》の成分《せいぶん》が肝《かん》臓《ぞう》に集《あつ》められます。
毒物《どくぶつ》を無毒《むどく》にして胆汁《たんじゅう》の材料《ざいりょう》にします。
各種《かくしゅ》ビタミンをたくわえます。
たくわえた栄養《えいよう》を必要《ひつよう》に応《おう》じて送《おく》り出《だ》します。
グリコーゲン
上大静脈《じょうだいじょうみゃく》
胆汁《たんじゅう》
胆《たん》のう
門脈《もんみゃく》
ブドウ糖《とう》
こわされた赤血球《せっけっきゅう》の成分《せいぶん》などから胆《たん》汁《じゅう》がつくられます。
ブドウ糖《とう》をグリコーゲンとしてたくわえ、必要《ひつよう》なとき糖《とう》にもどします。
ひだが多《おお》いところに出《で》たよ。
かべからどんどん栄養《えいよう》を吸収《きゅうしゅう》してる。
今《いま》いるところ
小腸《しょうちょう》
消化酵素《しょうかこうそ》さんにインタビュー♡
腸《ちょう》の中《なか》にはいろいろな細菌《さいきん》が住《す》んでいて栄養《えいよう》をねらってるんだ。
細菌《さいきん》
栄養《えいよう》
チョキン
だからボクたちが栄養《えいよう》を小《ちい》さく分解《ぶんかい》したら、すばやく吸収《きゅうしゅう》するしくみなんです。

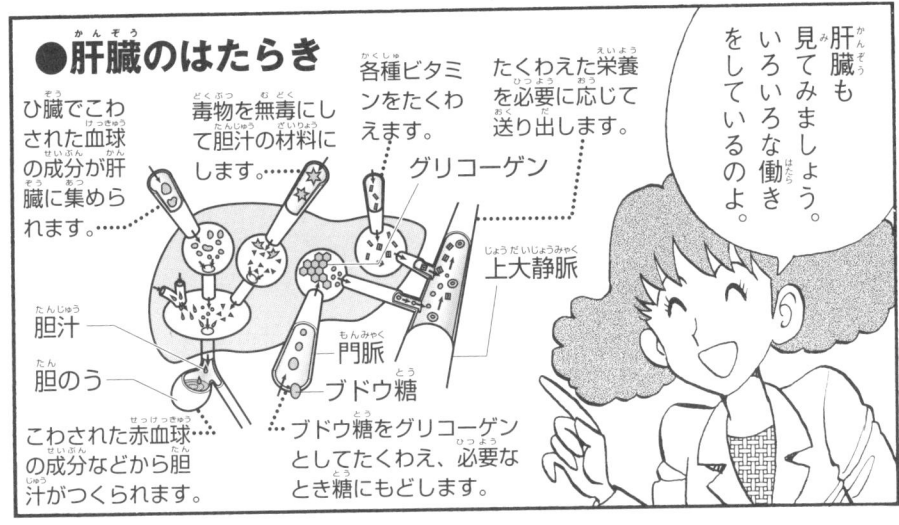

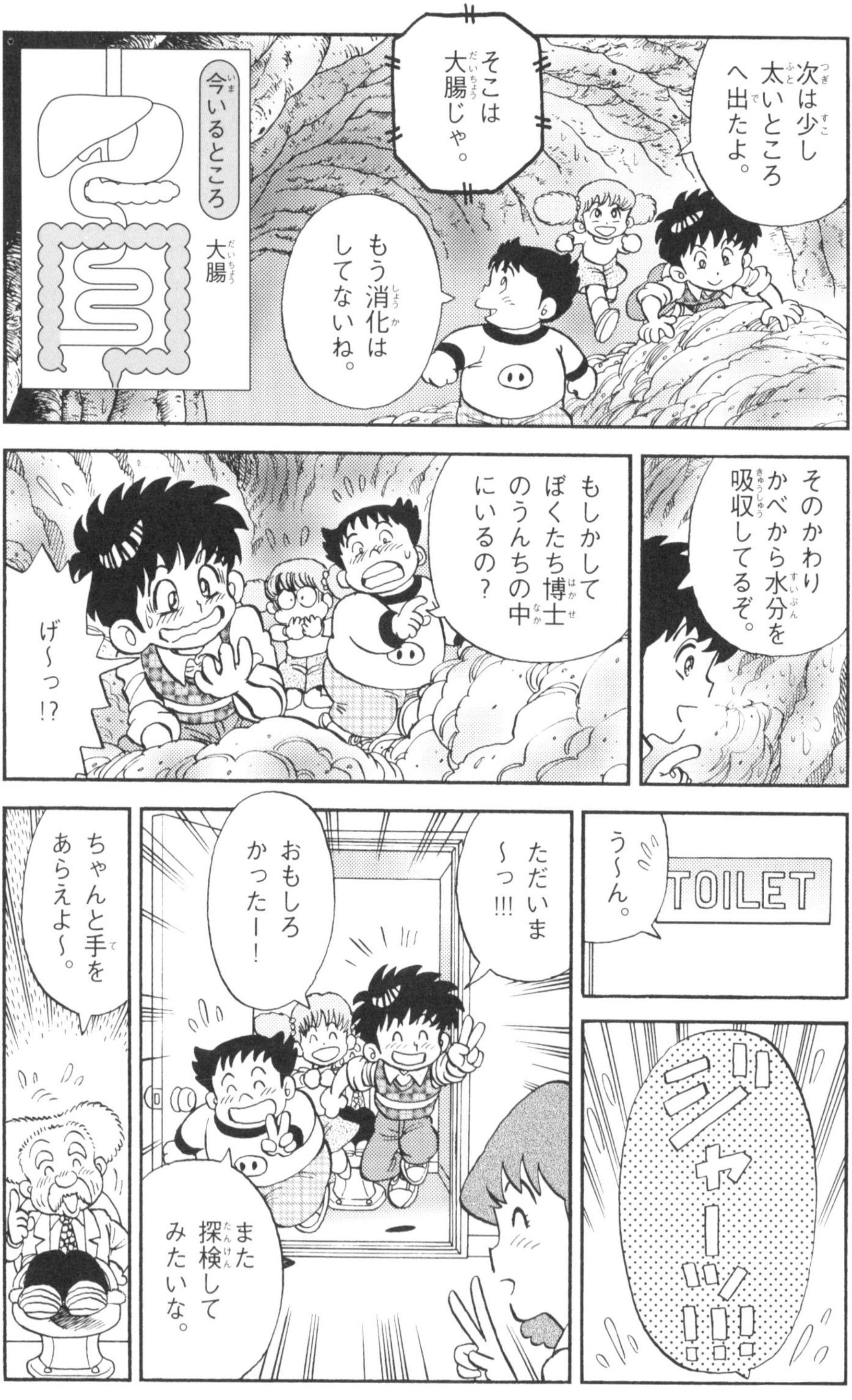
次《つぎ》は少《すこ》し太《ふと》いところへ出《で》たよ。
そこは大腸《だいちょう》じゃ。
もう消化《しょうか》はしてないね。
今《いま》いるところ
大腸《だいちょう》
そのかわりかべから水分《すいぶん》を吸収《きゅうしゅう》してるぞ。
もしかしてぼくたち博士《はかせ》のうんちの中《なか》にいるの？
げ〜っ!?
う〜ん。
TOILET
ジャー!!!
ただいま〜っ!!!
おもしろかったー!
また探検《たんけん》してみたいな。
ちゃんと手《て》をあらえよ〜。

よく使《つか》う表現《ひょうげん》▼歯《は》を食《く》いしばる◇苦《くる》しみやいかりをがまんするようす。

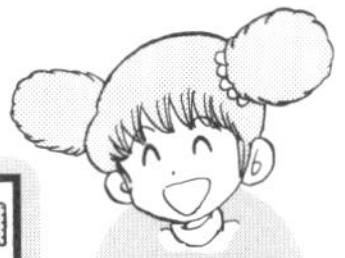

おなかがすくと、なぜグ〜ッと鳴《な》るの？

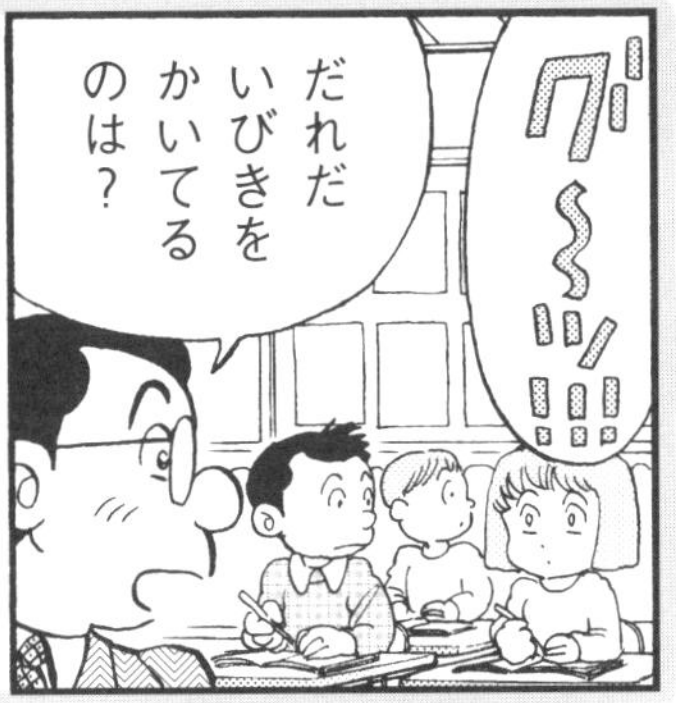
グ〜〜ッ!!!
だれだいびきをかいてるのは？

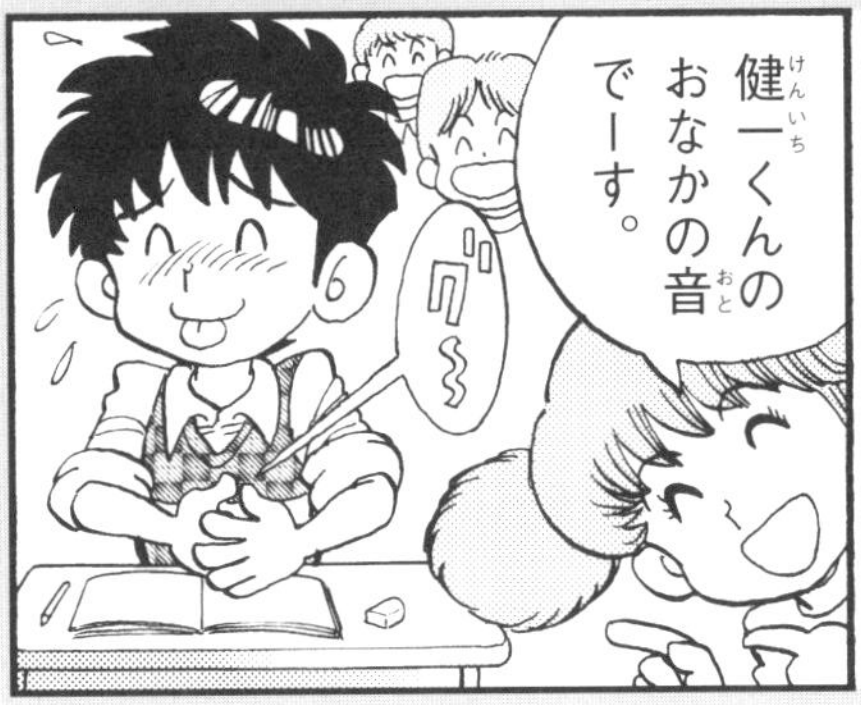
健一《けんいち》くんのおなかの音《おと》でーす。
グ〜

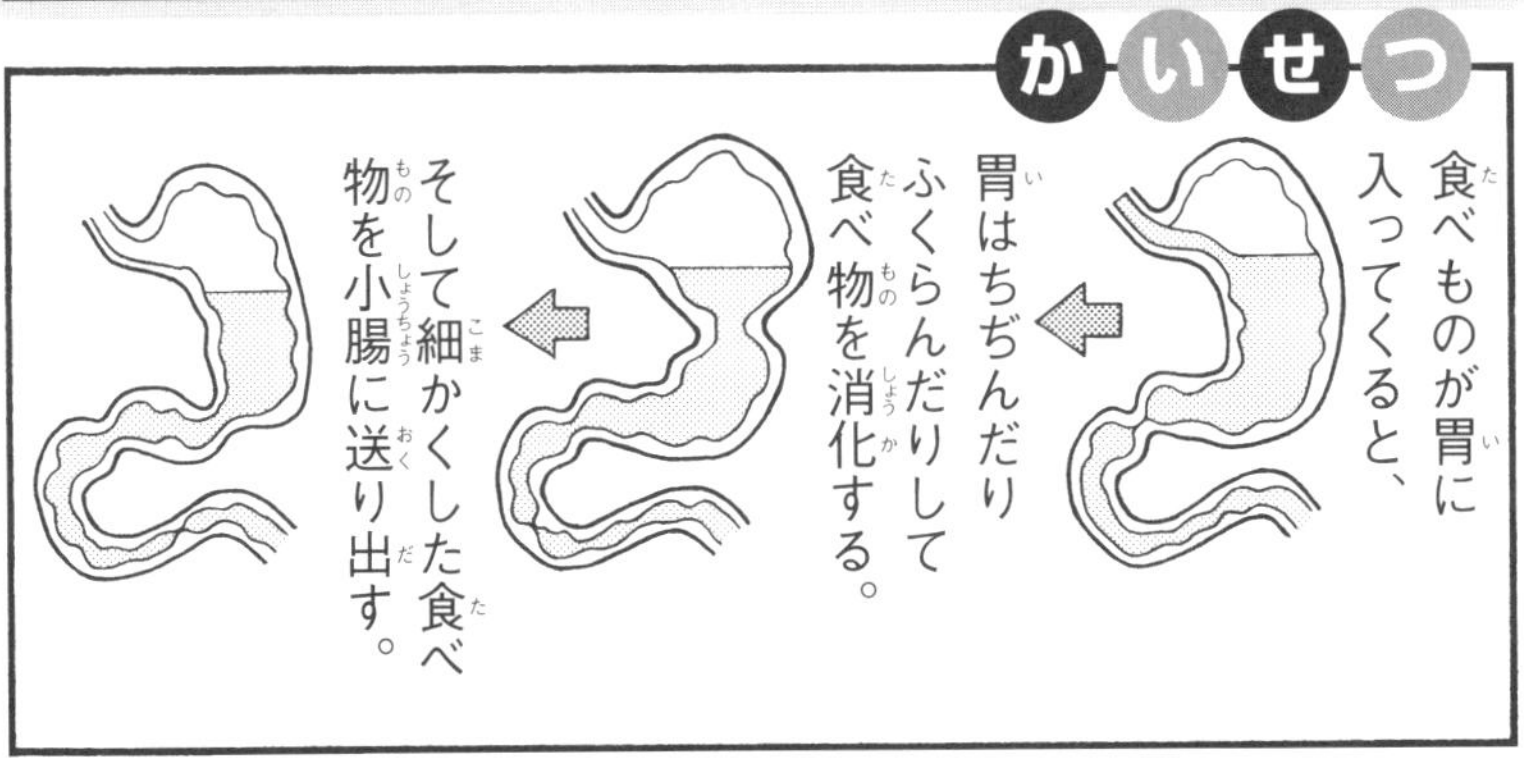
かいせつ
食《た》べものが胃《い》に入ってくると、
胃《い》はちぢんだりふくらんだりして食《た》べ物《もの》を消化《しょうか》する。
そして細《こま》かくした食《た》べ物《もの》を小腸《しょうちょう》に送《おく》り出《だ》す。

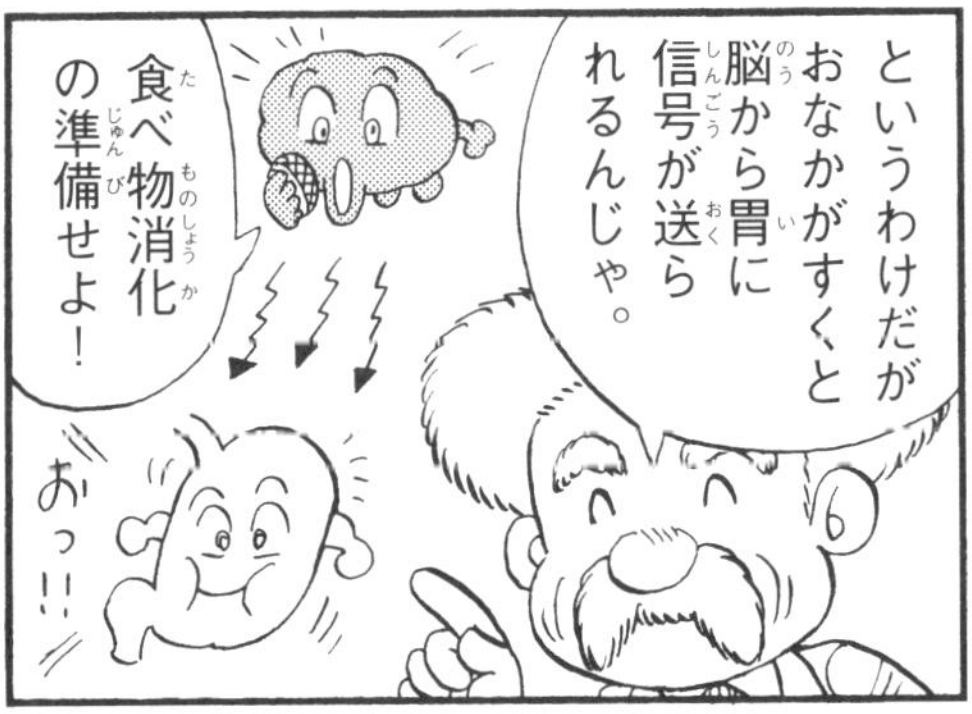
というわけだがおなかがすくと脳《のう》から胃《い》に信号《しんごう》が送《おく》られるんじゃ。
食《た》べ物《もの》消化《しょうか》の準備《じゅんび》せよ！
おっ!!

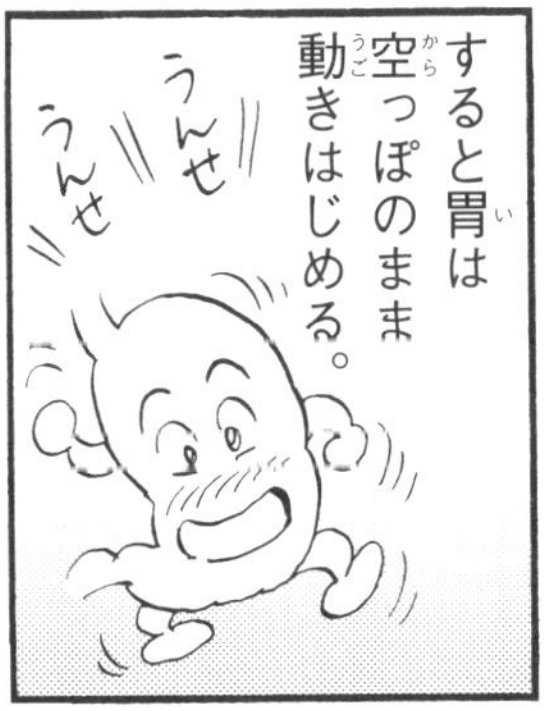
すると胃《い》は空《から》っぽのまま動《うご》きはじめる。
うんせ
うんせ

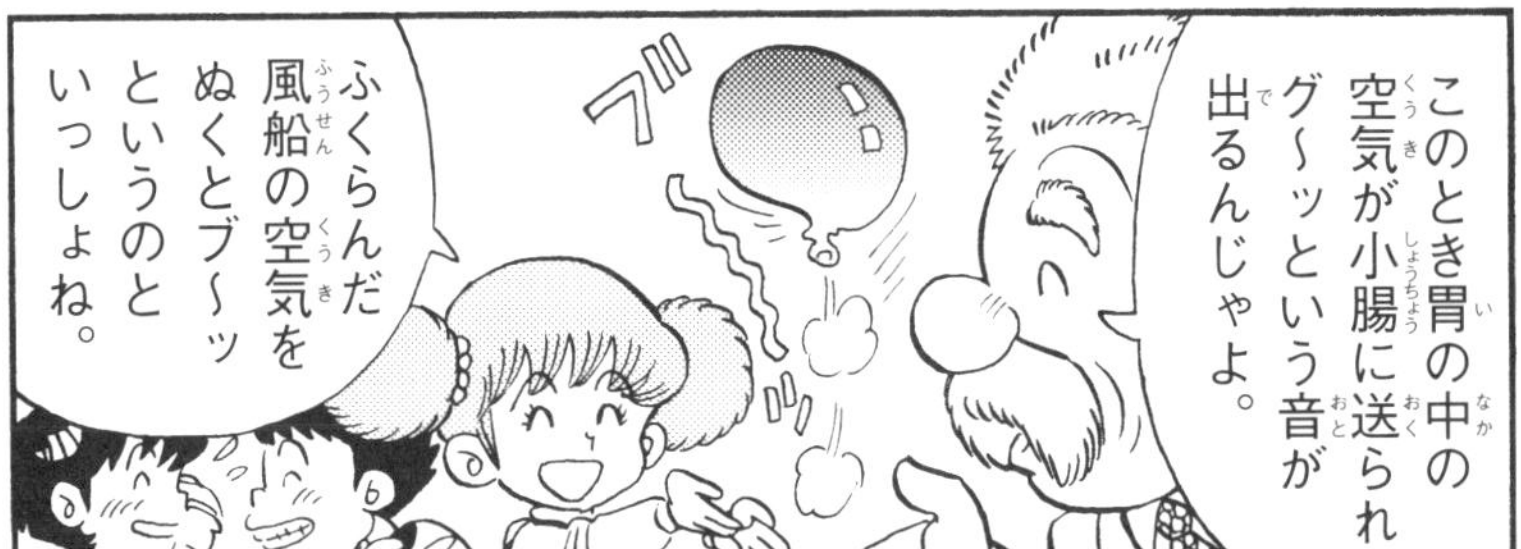
このとき胃《い》の中《なか》の空気《くうき》が小腸《しょうちょう》に送《おく》られグ〜ッという音《おと》が出《で》るんじゃよ。
ブ
ふくらんだ風船《ふうせん》の空気《くうき》をぬくとブ〜ッというのといっしょね。

まめちしき▼胃《い》はよくのびちぢみする器官《きかん》です。満腹《まんぷく》のときは、最大《さいだい》で、空《から》のときよりも百倍近《ひゃくばいちか》くまでふくらみます。

食《た》べ物《もの》を食《た》べるとき、なぜ、つばが出《で》るの？

まめちしき▼麦芽糖《ばくがとう》は、大麦《おおむぎ》の芽《め》を出《だ》させたものに多《おお》くふくまれているため麦芽糖《ばくがとう》といいます。

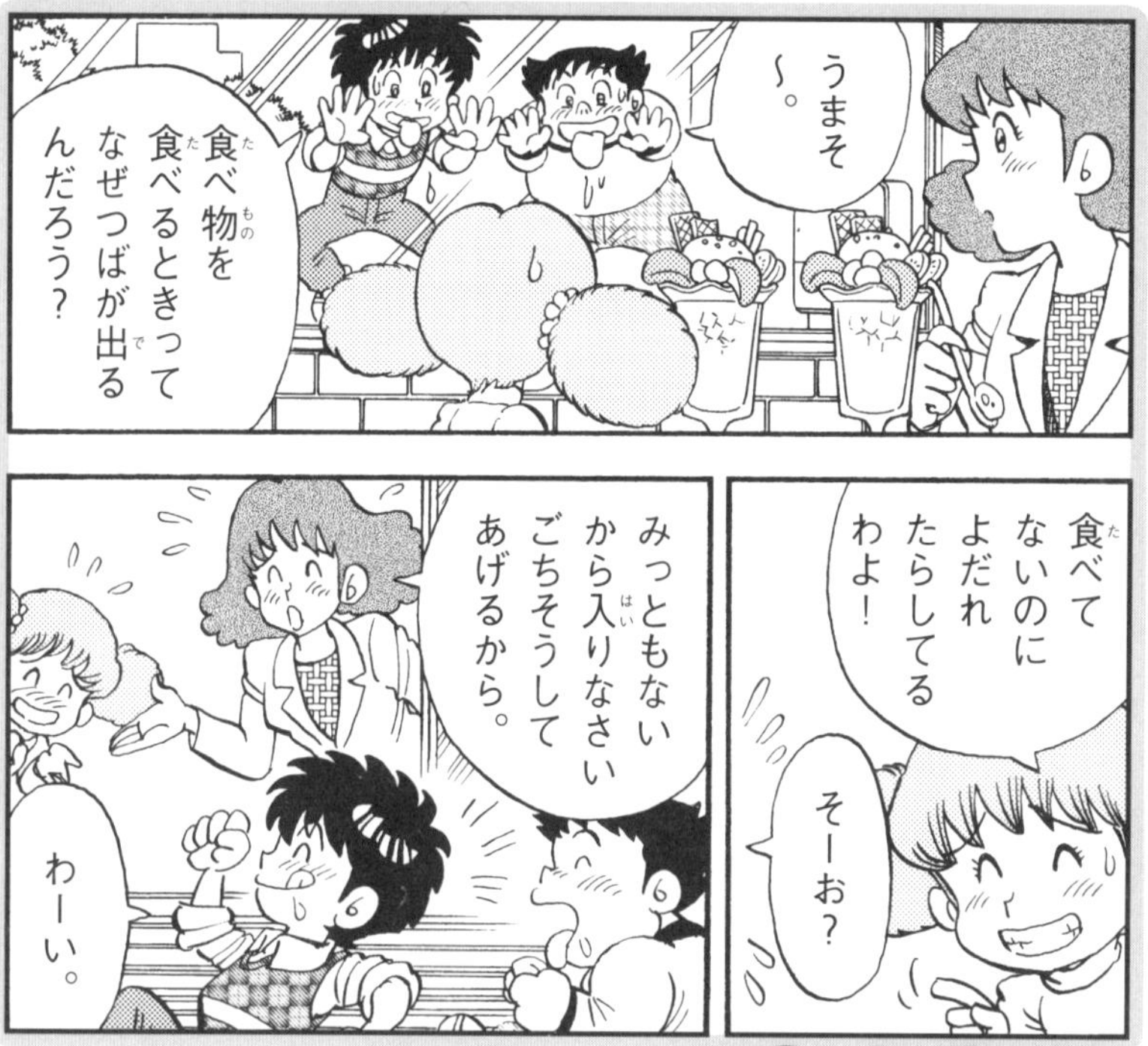

うまそ〜。
食《た》べ物《もの》を食《た》べるときってなぜつばが出《で》るんだろう？
食《た》べてないのによだれたらしてるわよ！
そーお？
みっともないから入《はい》りなさいごちそうしてあげるから。
わーい。

かいせつ

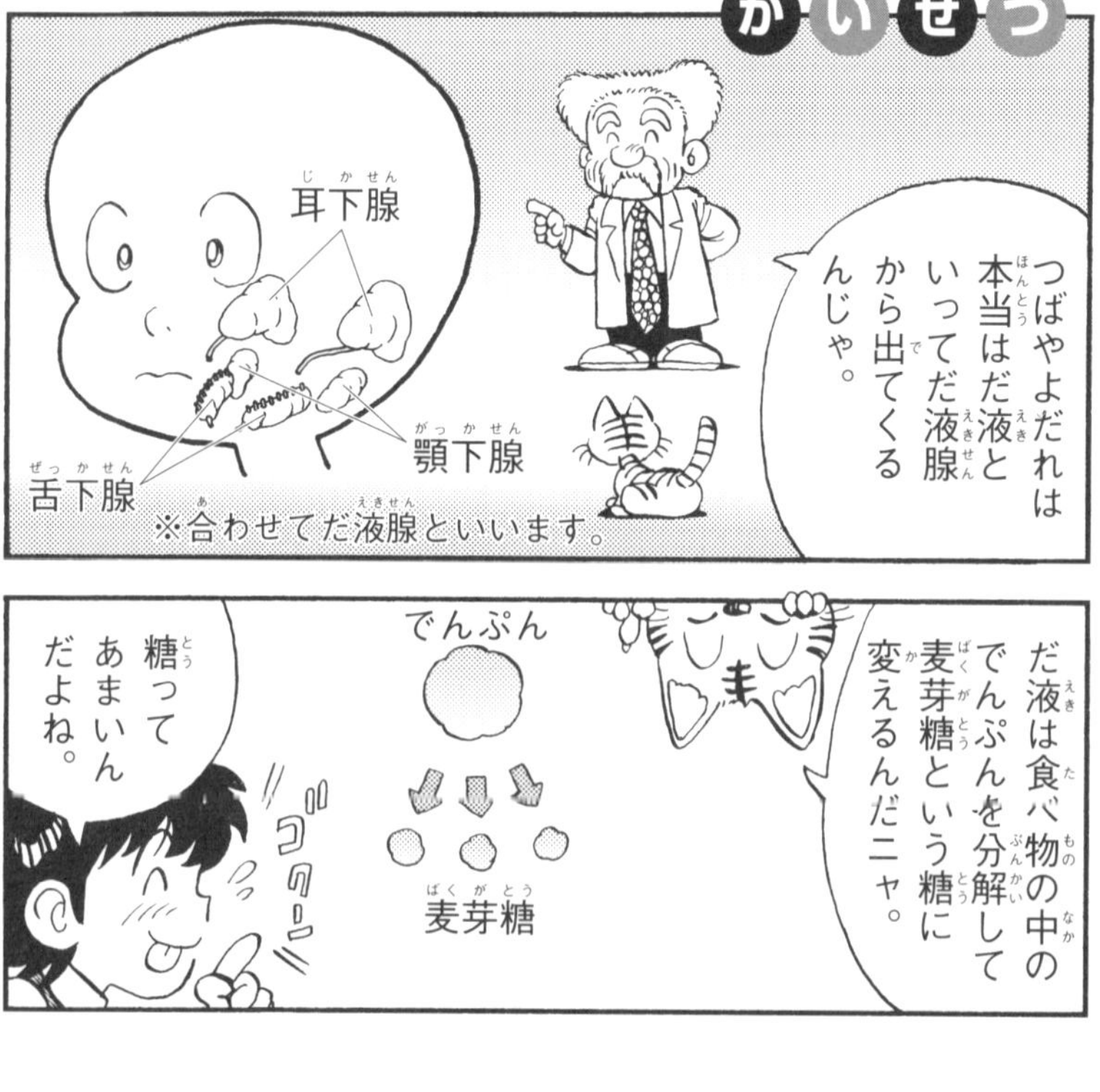

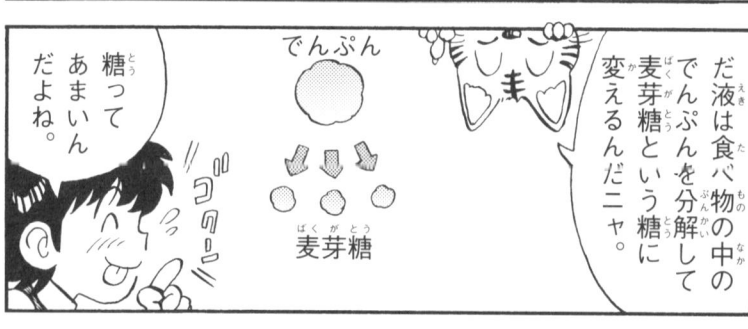

つばやよだれは本当《ほんとう》はだ液《えき》といってだ液腺《えきせん》から出《で》てくるんじゃ。
耳下腺《じかせん》
顎下腺《がっかせん》
舌下腺《ぜっかせん》
※合《あ》わせてだ液腺《えきせん》といいます。
だ液《えき》は食《た》べ物《もの》の中《なか》のでんぷんを分解《ぶんかい》して麦芽糖《ばくがとう》という糖《とう》に変《か》えるんだニャ。
でんぷん
麦芽糖《ばくがとう》
糖《とう》ってあまいんだよね。

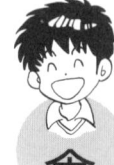

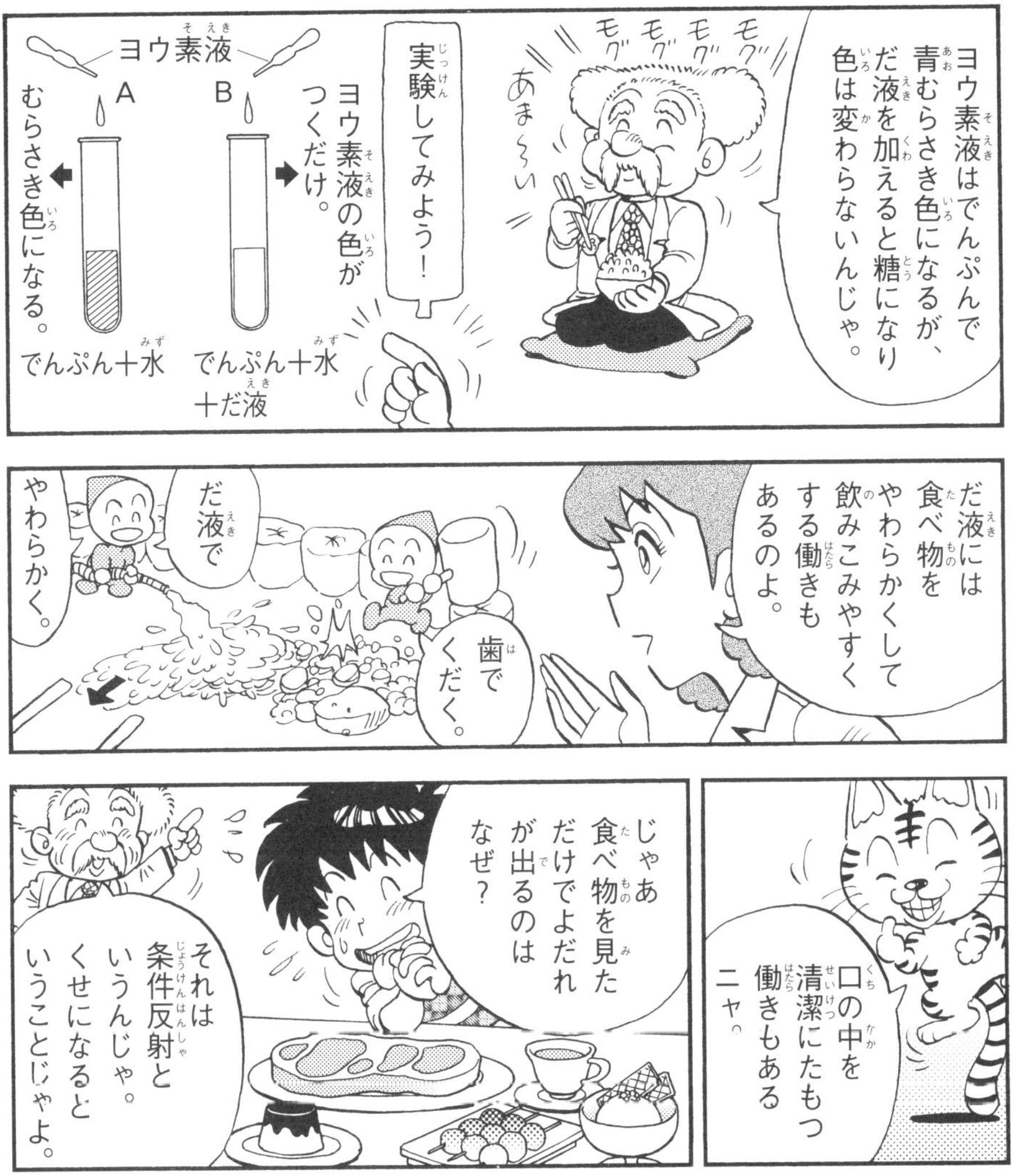
ヨウ素液《そえき》はでんぷんで青《あお》むらさき色《いろ》になるが、だ液《えき》を加《くわ》えると糖《とう》になり色《いろ》は変《か》わらないんじゃ。
モグモグモグモグ
あま～い
実験《じっけん》してみよう！
ヨウ素液《そえき》
A
B
ヨウ素液《そえき》の色《いろ》がつくだけ。
むらさき色《いろ》になる。
でんぷん＋水《みず》＋だ液《えき》
でんぷん＋水《みず》
だ液《えき》には食《た》べ物《もの》をやわらかくして飲《の》みこみやすくする働《はたら》きもあるのよ。
歯《は》でくだく。
だ液《えき》で
やわらかく。
口《くち》の中《なか》を清潔《せいけつ》にたもつ働《はたら》きもあるニャ。
じゃあ食《た》べ物《もの》を見《み》ただけでよだれが出《で》るのはなぜ？
それは条件反射《じょうけんはんしゃ》というんじゃ。くせになるということじゃよ。

まめちしき▼よく傷口《きずぐち》につばをつけると治《なお》るといいますが、口《くち》の中《なか》には雑菌《ざっきん》が多《おお》いのでやめた方《ほう》がいいです。

ステップアップ

パブロフの犬《いぬ》

食《た》べ物《もの》を食《た》べるときだけでなく、見《み》ただけでもよだれが出《で》ることがあります。これを条件反射《じょうけんはんしゃ》といいます。

発見《はっけん》したのはロシアのパブロフという学者《がくしゃ》です。パブロフがベルを鳴《な》らしてからえさをあたえる実験《じっけん》をくり返《かえ》すと、やがて犬《いぬ》はベルが鳴《な》る音《おと》を聞《き》いただけで、よだれをたらすようになりました。

うめぼしを見《み》ただけで、ときには考《かんが》えただけでつばが出《で》てくるのも条件反《じょうけんはん》射《しゃ》です。記憶《きおく》がからだの生理的《せいりてき》な反射《はんしゃ》をひきおこしているのです。

まめちしき▼江戸幕府《えどばくふ》を開《ひら》いた徳川家康《とくがわいえやす》は、つげの木《き》を台座《だいざ》にして、ろう石《せき》をうめこんだ入《い》れ歯《ば》を使《つか》っていました。

なぜ歯《は》は生《は》えかわるとき、グラグラするの？

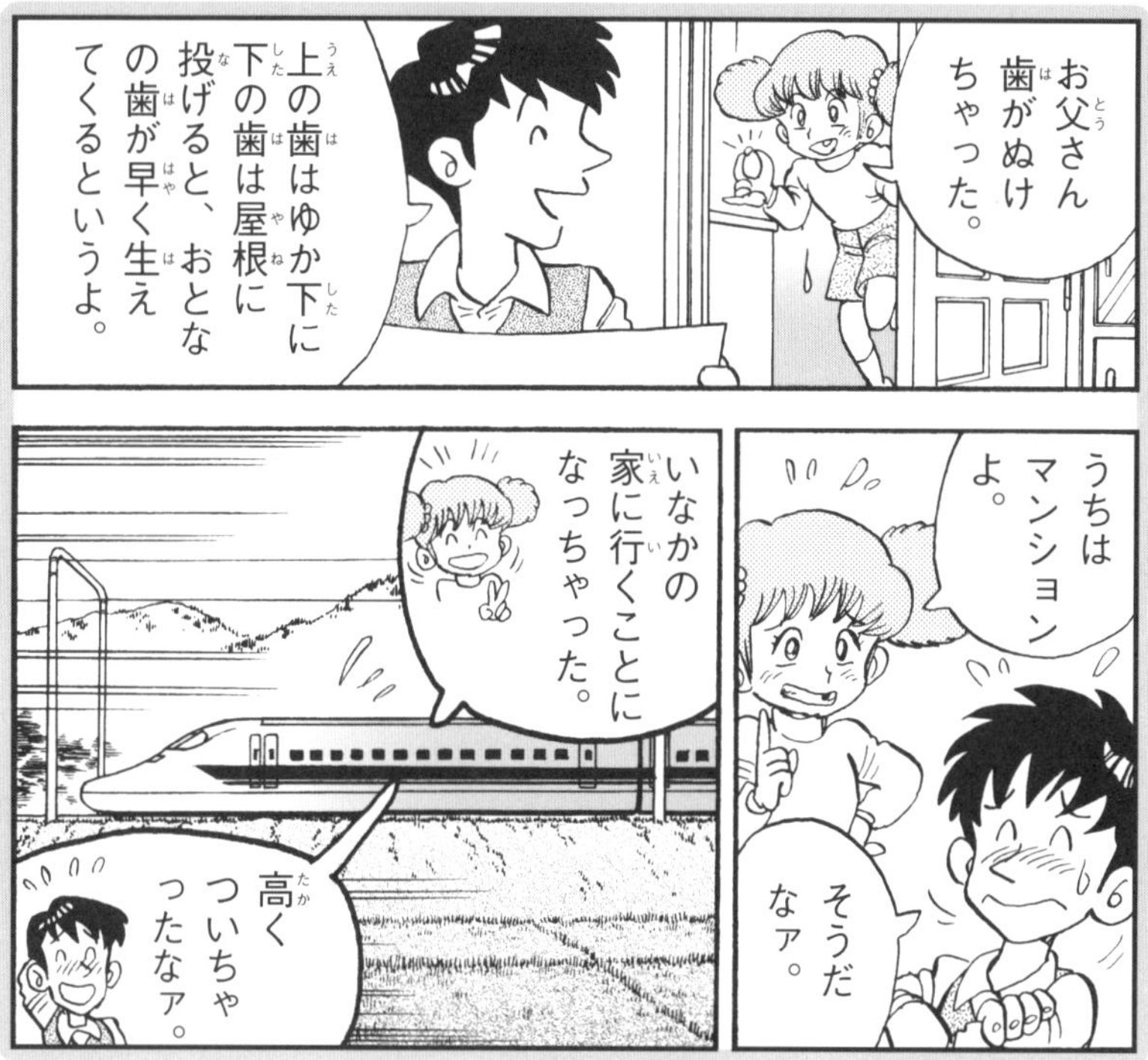
お父《とう》さん歯《は》がぬけちゃった。
上《うえ》の歯《は》はゆか下《した》に下《した》の歯《は》は屋根《やね》に投《な》げると、おとなの歯《は》が早《はや》く生《は》えてくるというよ。
うちはマンションよ。
そうだなァ。
いなかの家《いえ》に行《い》くことになっちゃった。
高《たか》くついちゃったなァ。

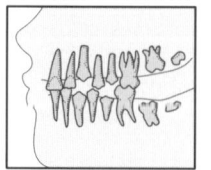

しりょう

乳歯《にゅうし》と永久歯《えいきゅうし》

子《こ》どもの歯《は》を乳歯《にゅうし》、おとなの歯《は》を永久歯《えいきゅうし》といいます。永《えい》久歯《きゅうし》はぬけたら、もう生《は》えてきません。

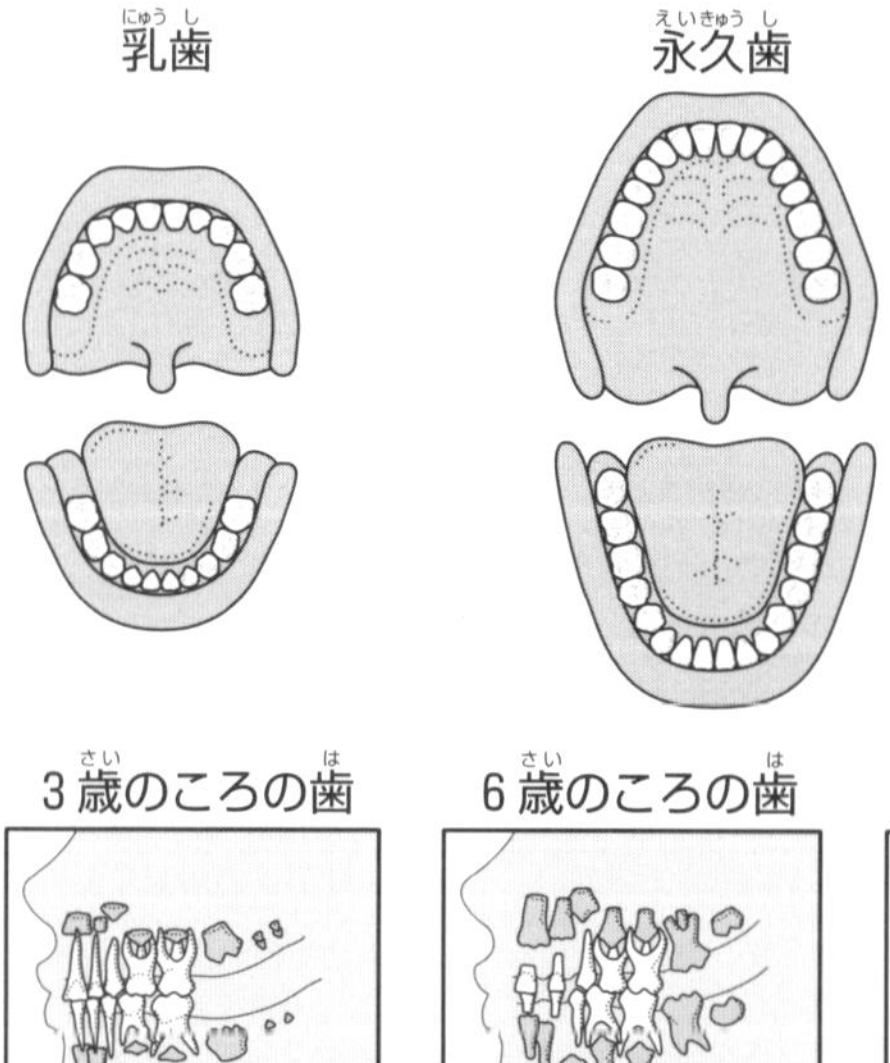
乳歯《にゅうし》
永久歯《えいきゅうし》

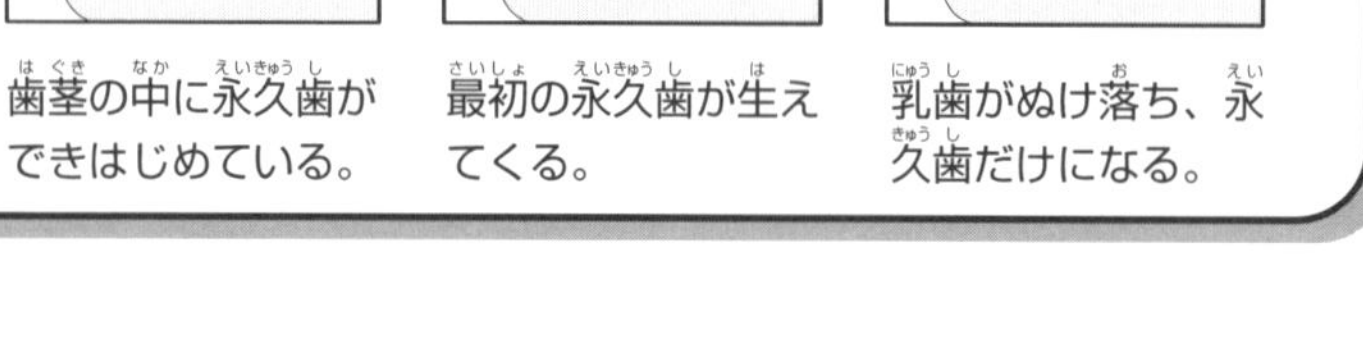
3歳《さい》のころの歯《は》
6歳《さい》のころの歯《は》
11歳《さい》のころの歯《は》

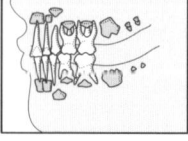

歯茎《はぐき》の中《なか》に永久歯《えいきゅうし》ができはじめている。

最初《さいしょ》の永久歯《えいきゅうし》が生《は》えてくる。

乳歯《にゅうし》がぬけ落《お》ち、永《えい》久歯《きゅうし》だけになる。

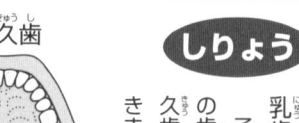

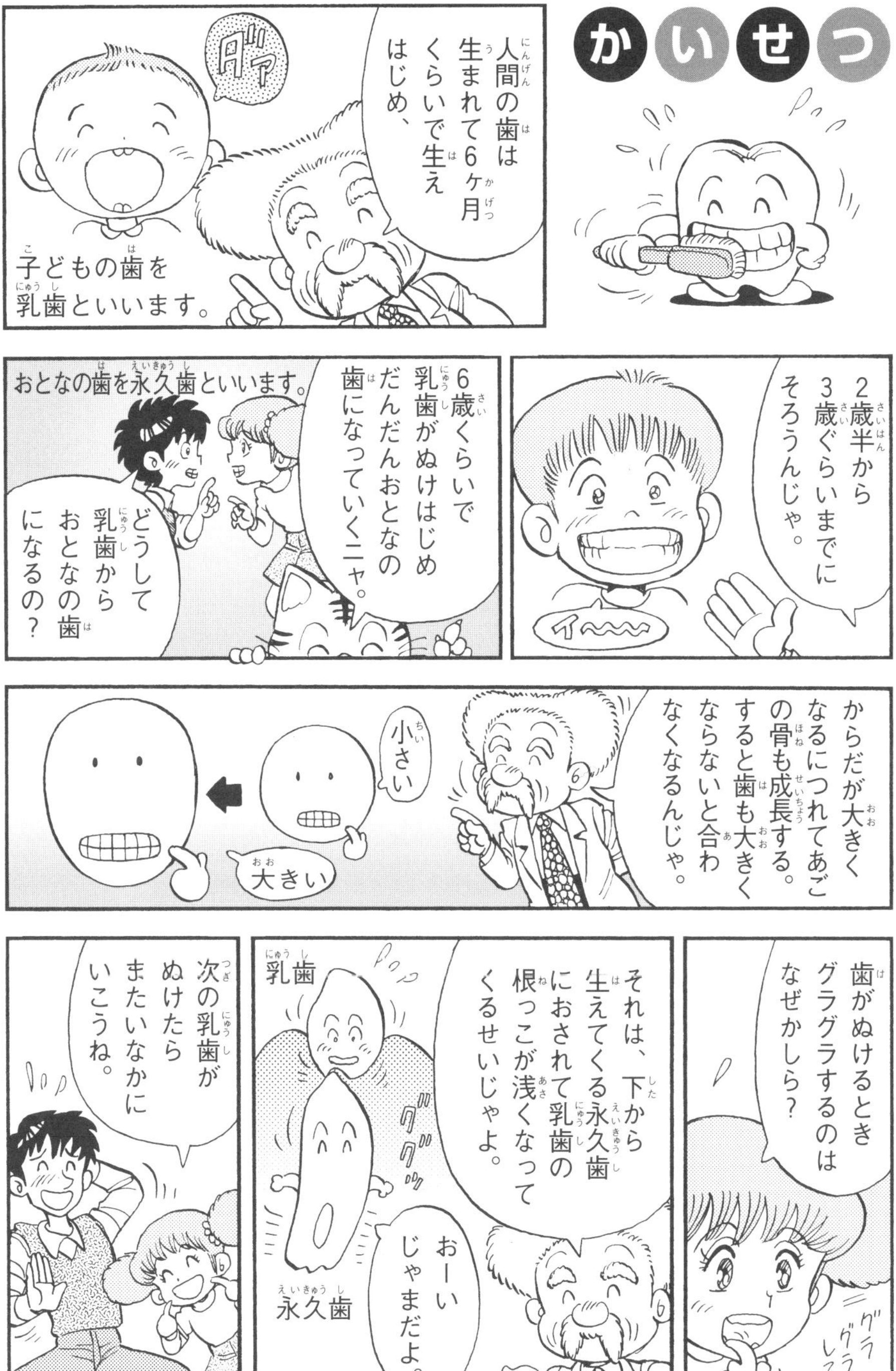
かいせつ
人間《にんげん》の歯《は》は生《う》まれて6ケ月《かげつ》くらいで生《は》えはじめ、
ダァ
子《こ》どもの歯《は》を乳歯《にゅうし》といいます。
2歳半《さいはん》から3歳《さい》ぐらいまでにそろうんじゃ。
イ〜〜〜
6歳《さい》くらいで乳歯《にゅうし》がぬけはじめだんだんおとなの歯《は》になっていくニャ。
どうして乳歯《にゅうし》からおとなの歯《は》になるの？
おとなの歯《は》を永久歯《えいきゅうし》といいます。
からだが大《おお》きくなるにつれてあごの骨《ほね》も成長《せいちょう》する。すると歯《は》も大《おお》きくならないと合《あ》わなくなるんじゃ。
小《ちい》さい
大《おお》きい
歯《は》がぬけるときグラグラするのはなぜかしら？
グラグラしてる
それは、下《した》から生《は》えてくる永久歯《えいきゅうし》におされて乳歯《にゅうし》の根《ね》っこが浅《あさ》くなってくるせいじゃよ。
グググッ
乳歯《にゅうし》
永久歯《えいきゅうし》
おーいじゃまだよ。
次《つぎ》の乳歯《にゅうし》がぬけたらまたいなかにいこうね。

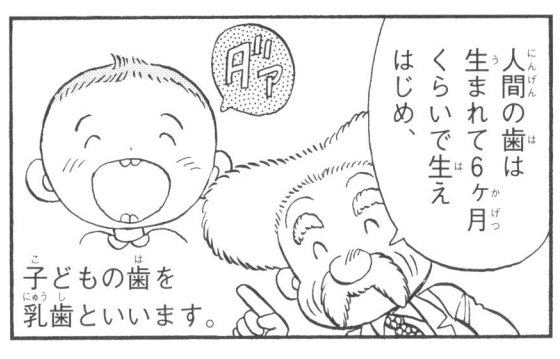

まめちしき▼世界最古《せかいさいこ》の入《い》れ歯《ば》は、紀元前《きげんぜん》5〜4世紀《せいき》の古代《こだい》エトルリアのもの。牛《うし》の歯《は》が使《つか》われています。

なぜ舌《した》で味《あじ》がわかるの？

まめちしき▼お医者《いしゃ》さんが舌《した》を見《み》るのは、病気《びょうき》によっては舌《した》が白《しろ》くなったり赤《あか》くなったりする変化《へんか》が現《あらわ》れるからです。

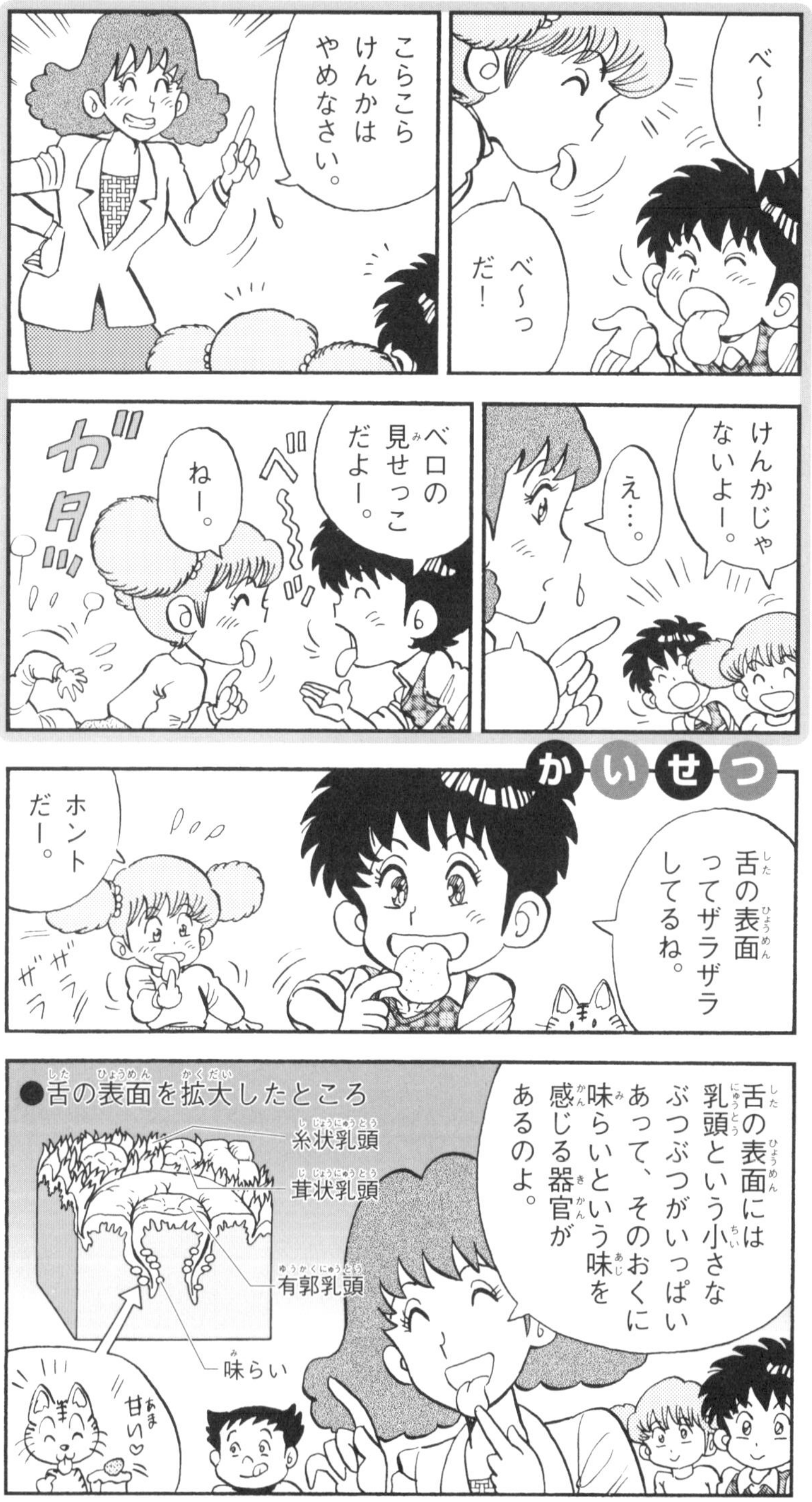

ベ〜！

べ〜っだ！

こらこら けんかは やめなさい。

けんかじゃないよー。

え…。

ベロの見《み》せっこだよー。

ねー。

べ〜

ガタッ
かいせつ
舌《した》の表面《ひょうめん》ってザラザラしてるね。

ホントだー。

ザラザラ
舌《した》の表面《ひょうめん》には乳頭《にゅうとう》という小《ちい》さなぶつぶつがいっぱいあって、そのおくに味《み》らいという味《あじ》を感《かん》じる器官《きかん》があるのよ。
●舌《した》の表面《ひょうめん》を拡大《かくだい》したところ
糸状乳頭《しじょうにゅうとう》
茸状乳頭《じじょうにゅうとう》
有郭乳頭《ゆうかくにゅうとう》
味《み》らい
甘《あま》い♡

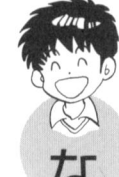

まめちしき▼甘味《あまみ》は舌《した》の先《さき》で感《かん》じるので、アイスクリームはペロペロなめるのがおいしいということができます。

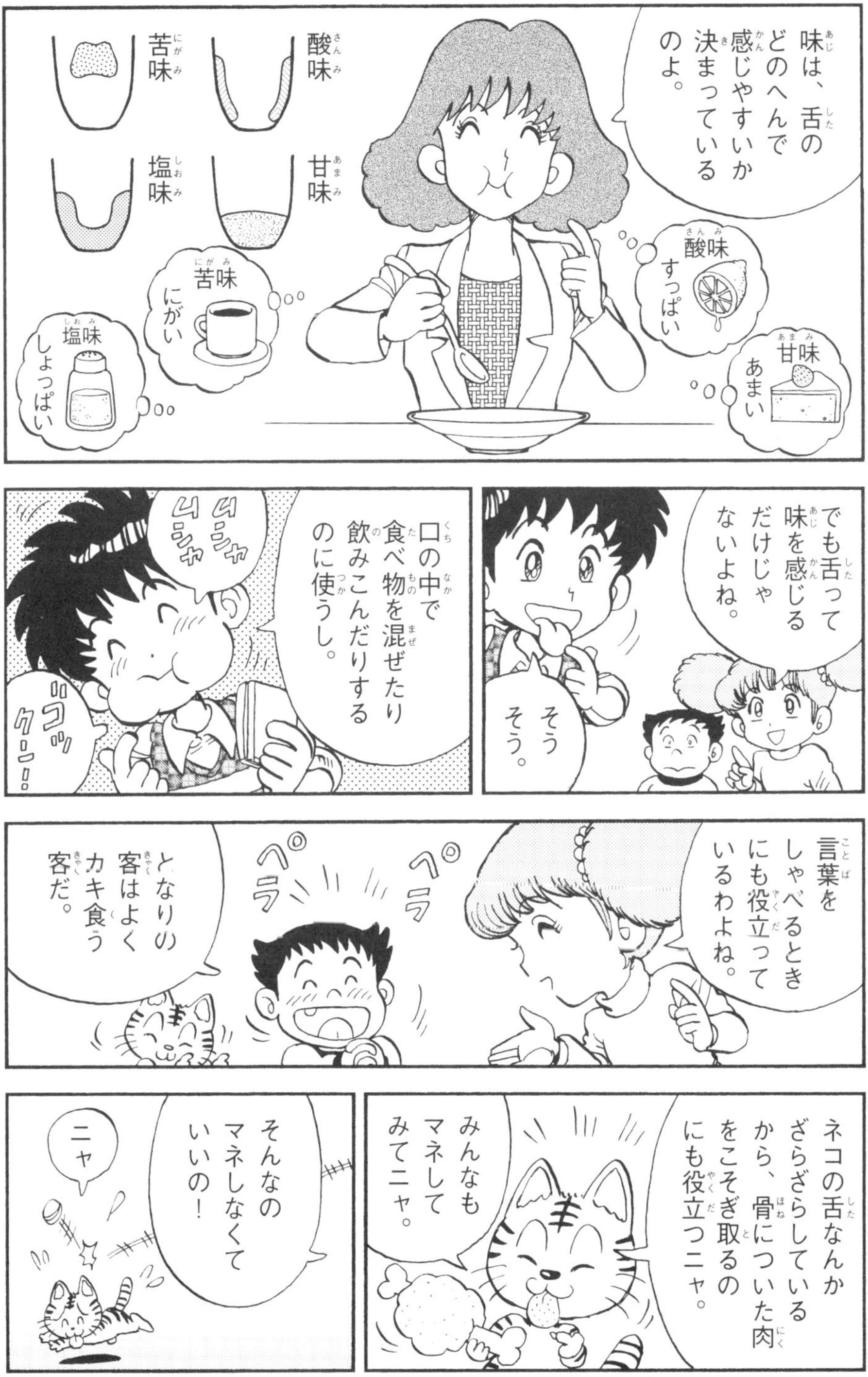

味《あじ》は、舌《した》のどのへんで感《かん》じやすいか決《き》まっているのよ。
酸味《さんみ》
甘味《あまみ》
苦味《にがみ》
塩味《しおみ》
酸味《さんみ》 すっぱい
甘味《あまみ》 あまい
苦味《にがみ》 にがい
塩味《しおみ》 しょっぱい
でも舌《した》って味《あじ》を感《かん》じるだけじゃないよね。
そうそう。
口《くち》の中《なか》で食《た》べ物《もの》を混《ま》ぜたり飲《の》みこんだりするのに使《つか》うし。
ムシャムシャ
ゴクッゴクン!
言葉《ことば》をしゃべるときにも役立《やくだ》っているわよね。
ペラ
ペラ
となりの客《きゃく》はよくカキ食《く》う客《きゃく》だ。
ネコの舌《した》なんかざらざらしているから、骨《ほね》についた肉《にく》をこそぎ取《と》るのにも役立《やくだ》つニャ。
みんなもマネしてみてニャ。
そんなのマネしなくていいの!
ニャ

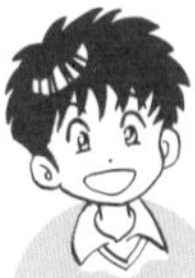

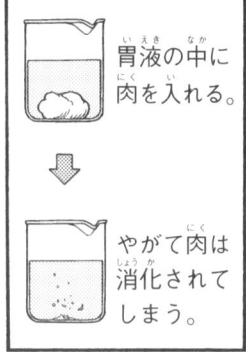

胃《い》はどうして胃液《いえき》でとけないの？

まめちしき▼胃液《いえき》はうすい塩酸《えんさん》と消化酵素《しょうかこうそ》が混《ま》ざったもので、強力《きょうりょく》にタンパク質《しつ》を消化《しょうか》します。

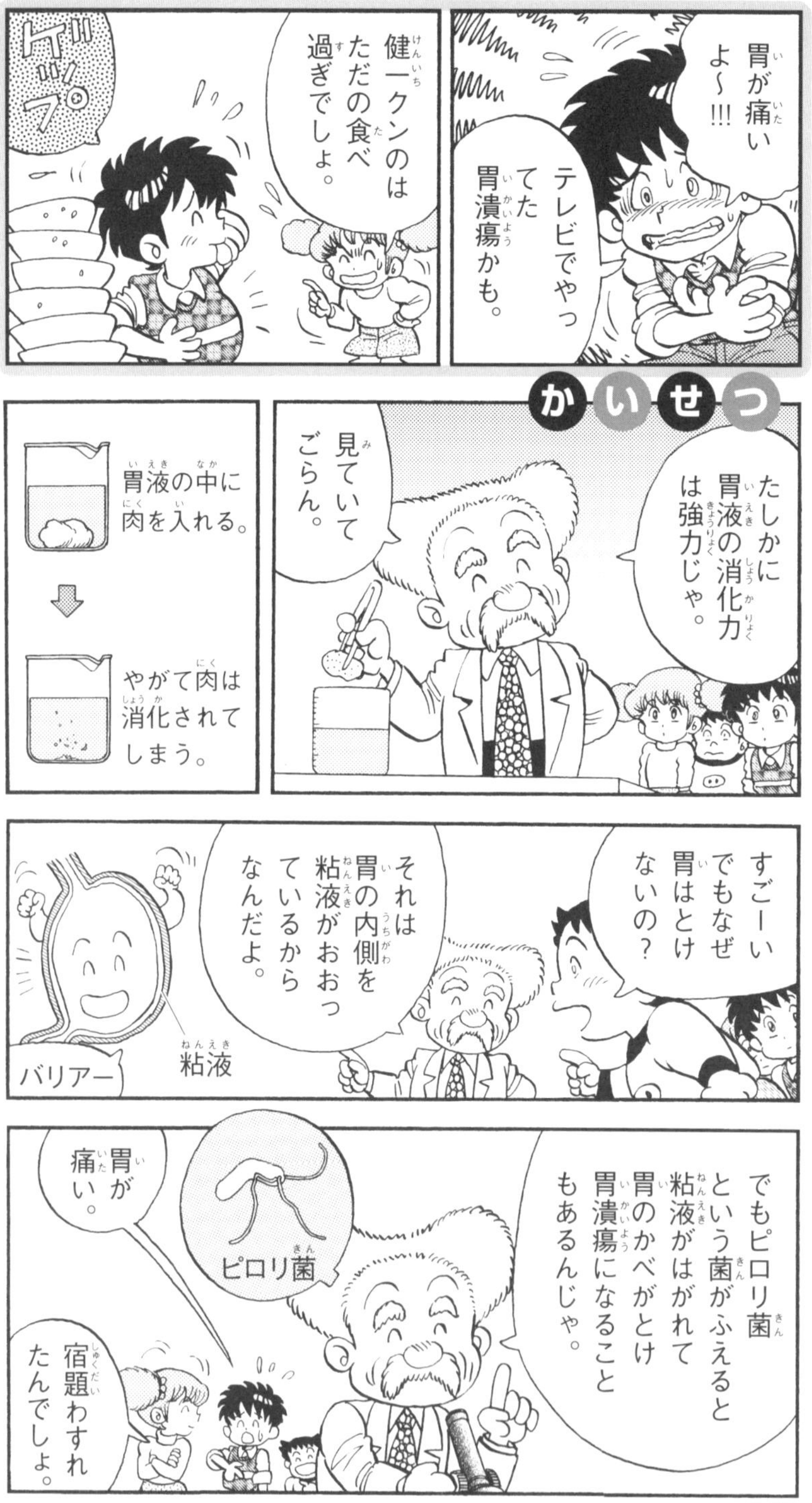

胃《い》が痛《いた》いよ〜!!!
テレビでやってた胃潰瘍《いかいよう》かも。
健一《けんいち》クンのはただの食《た》べ過《す》ぎでしょ。
ゲップ
かいせつ
たしかに胃液《いえき》の消化力《しょうかりょく》は強力《きょうりょく》じゃ。
見《み》ていてごらん。
胃液《いえき》の中《なか》に肉《にく》を入《い》れる。
やがて肉《にく》は消化《しょうか》されてしまう。
すごーいでもなぜ胃《い》はとけないの？
それは胃《い》の内側《うちがわ》を粘液《ねんえき》がおおっているからなんだよ。
粘液《ねんえき》
バリアー
でもピロリ菌《きん》という菌《きん》がふえると粘液《ねんえき》がはがれて胃《い》のかべがとけ胃潰瘍《いかいよう》になることもあるんじゃ。
ピロリ菌《きん》
胃《い》が痛《いた》い。
宿題《しゅくだい》わすれたんでしょ。

＊胃潰瘍《いかいよう》はストレスが原因《げんいん》とされていましたが、今《いま》ではピロリ菌《きん》も関係《かんけい》していることがわかりました。

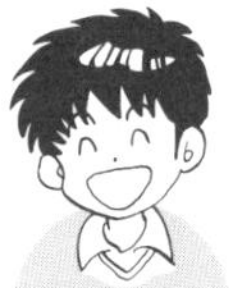

なぜ冷《つめ》たいものを食《た》べ過《す》ぎるとおなかが痛《いた》くなるの?

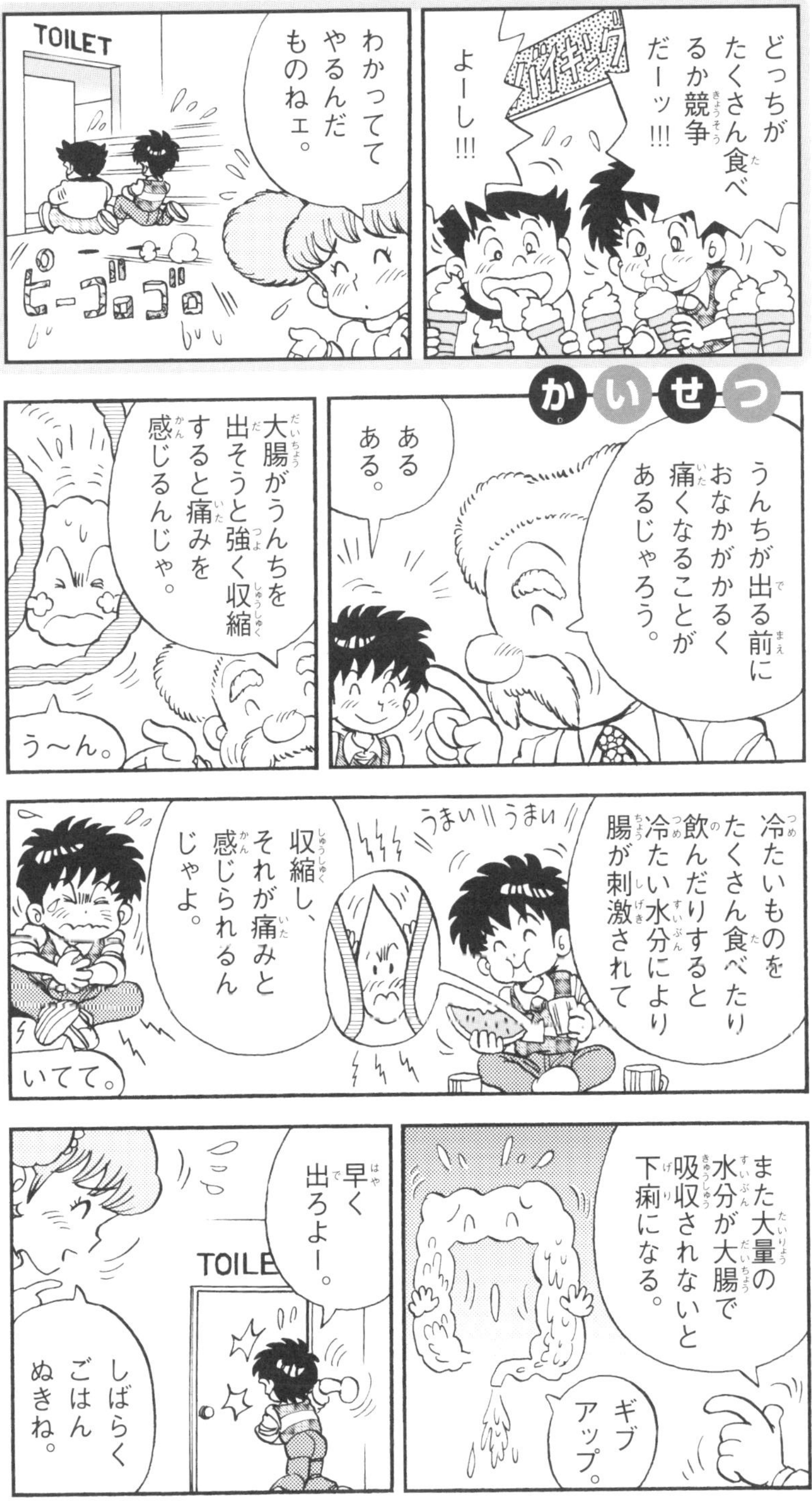
どっちがたくさん食《た》べるか競争《きょうそう》だーッ!!!
よーし!!!
TOILET
わかっててやるんだものねェ。
ピーゴロゴロ
かいせつ
うんちが出《で》る前《まえ》におなかがかるく痛《いた》くなることがあるじゃろう。
あるある。
大腸《だいちょう》がうんちを出《だ》そうと強《つよ》く収縮《しゅうしゅく》すると痛《いた》みを感《かん》じるんじゃ。
う〜ん。
冷《つめ》たいものをたくさん食《た》べたり飲《の》んだりすると冷《つめ》たい水分《すいぶん》により腸《ちょう》が刺激《しげき》されて
うまい うまい
収縮《しゅうしゅく》し、それが痛《いた》みと感《かん》じられるんじゃよ。
いてて。
また大量《たいりょう》の水分《すいぶん》が大腸《だいちょう》で吸収《きゅうしゅう》されないと下痢《げり》になる。
ギブアップ。
早《はや》く出《で》ろよー。
TOILE
しばらくごはんぬきね。

まめちしき▼無理《むり》なダイエットはダメ。からだの成長《せいちょう》のためには、肉《にく》も穀物《こくもつ》も野菜《やさい》もしっかり食《た》べるのがたいせつです。

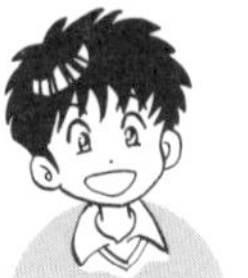

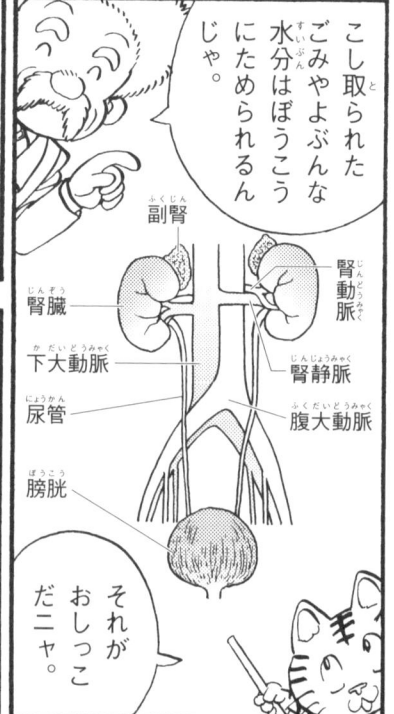

おしっこは、なぜ黄色《きいろ》いの？

まめちしき▼おしっこの色《いろ》は腎臓《じんぞう》でウロクロームという物質《ぶっしつ》の色《いろ》がついたもので、水《みず》をたくさん飲《の》むとうすくなります。

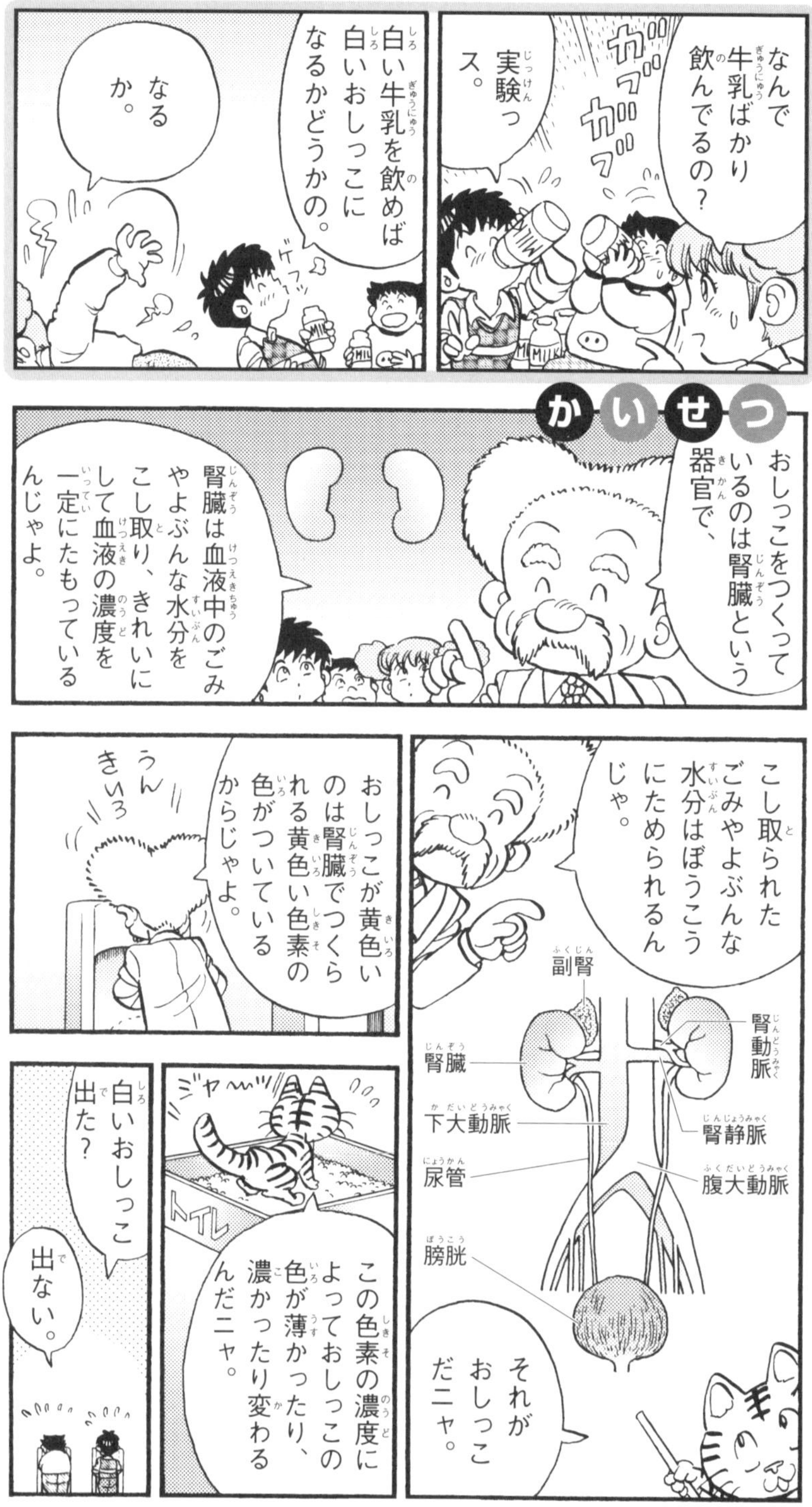

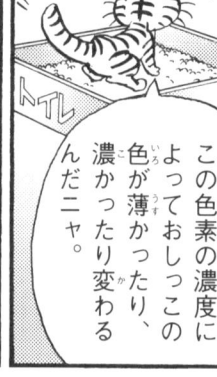

なんで牛乳《ぎゅうにゅう》ばかり飲《の》んでるの？
ガブガブ
実験《じっけん》っス。
白《しろ》い牛乳《ぎゅうにゅう》を飲《の》めば白《しろ》いおしっこになるかどうかの。
ゲフッ
なるか。
かいせつ
おしっこをつくっているのは腎臓《じんぞう》という器官《きかん》で、
腎臓《じんぞう》は血液中《けつえきちゅう》のごみやよぶんな水分《すいぶん》をこし取《と》り、きれいにして血液《けつえき》の濃度《のうど》を一定《いってい》にたもっているんじゃよ。
こし取《と》られたごみやよぶんな水分《すいぶん》はぼうこうにためられるんじゃ。
副腎《ふくじん》
腎動脈《じんどうみゃく》
腎臓《じんぞう》
下大動脈《かだいどうみゃく》
腎静脈《じんじょうみゃく》
尿管《にょうかん》
腹大動脈《ふくだいどうみゃく》
膀胱《ぼうこう》
それがおしっこだニャ。
おしっこが黄色《きいろ》いのは腎臓《じんぞう》でつくられる黄色《きいろ》い色素《しきそ》の色《いろ》がついているからじゃよ。
うんきいろ
ジャ～
トイレ
この色素《しきそ》の濃度《のうど》によっておしっこの色《いろ》が薄《うす》かったり濃《こ》かったり変《か》わるんだニャ。
白《しろ》いおしっこ出《で》た？
出《で》ない。

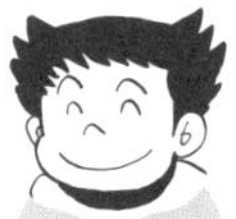

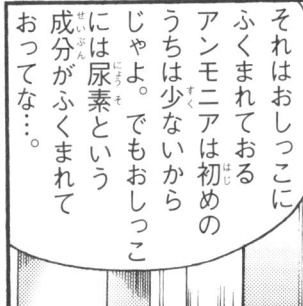

おしっこは、なぜにおうの?

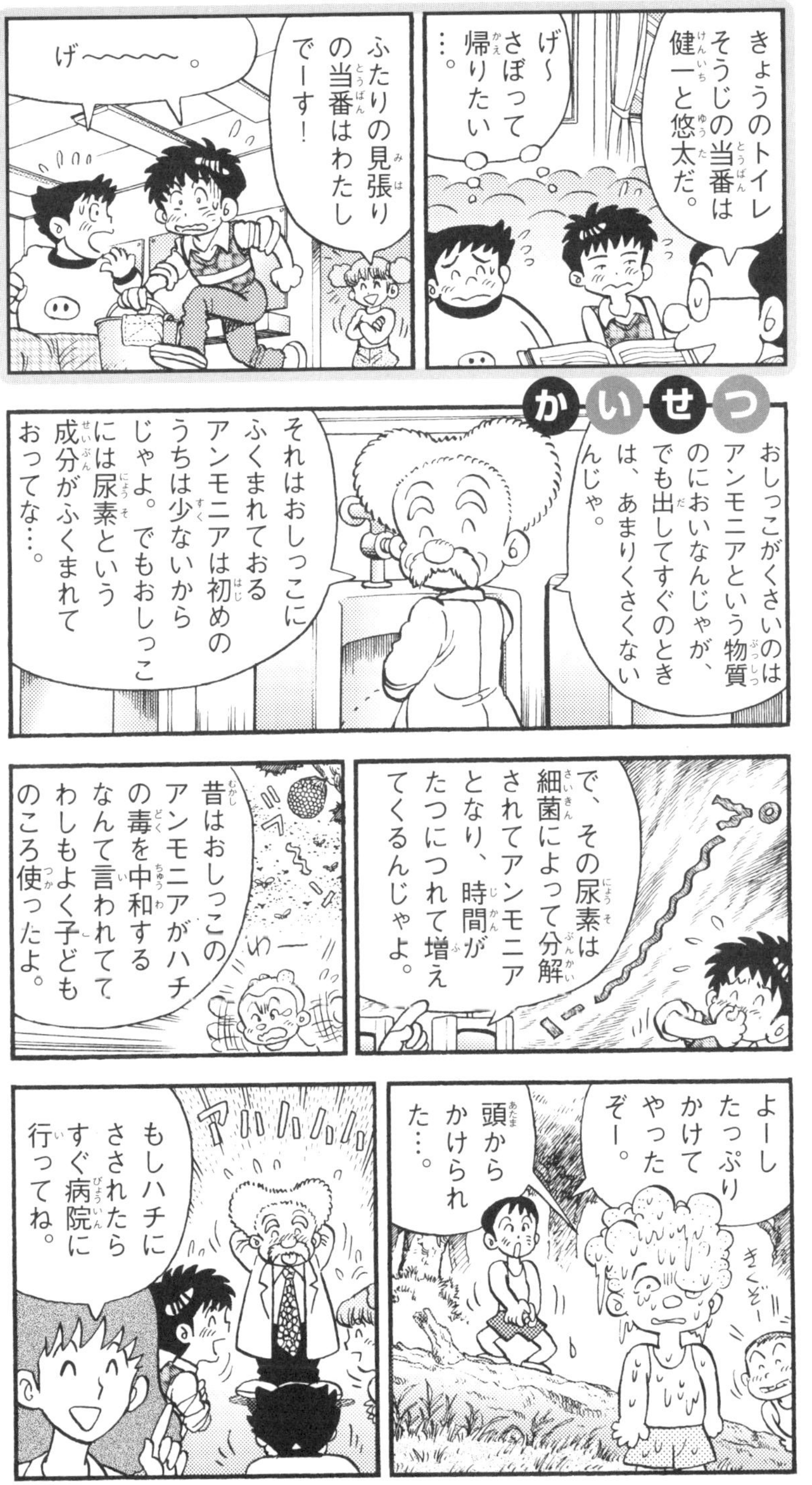
きょうのトイレそうじの当番《とうばん》は健一《けんいち》と悠太《ゆうた》だ。

げ〜さぼって帰《かえ》りたい…。

ふたりの見張《みは》りの当番《とうばん》はわたしでーす!

げ〜〜〜〜〜。

かいせつ
おしっこがくさいのはアンモニアという物質《ぶっしつ》のにおいなんじゃが、でも出《だ》してすぐのときは、あまりくさくないんじゃ。

それはおしっこにふくまれておるアンモニアは初《はじ》めのうちは少《すく》ないからじゃよ。でもおしっこには尿素《にょうそ》という成分《せいぶん》がふくまれておってな…。

で、その尿素《にょうそ》は細菌《さいきん》によって分解《ぶんかい》されてアンモニアとなり、時間《じかん》がたつにつれて増《ふ》えてくるんじゃよ。

昔《むかし》はおしっこのアンモニアがハチの毒《どく》を中和《ちゅうわ》するなんて言《い》われてて、わしもよく子《こ》どものころ使《つか》ったよ。

わー
よーしたっぷりかけてやったぞー。

頭《あたま》からかけられた…。

きくぞー
アハハハハ
もしハチにさされたらすぐ病院《びょういん》に行《い》ってね。


まめちしき▼おしっこのあと身《み》ぶるいするのは、おしっこを出《だ》すと急激《きゅうげき》に体温《たいおん》が下《さ》がるからです。

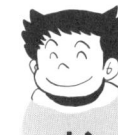

音《おと》のしないおならは、なぜくさいの？

まめちしき▼おならの中《なか》には燃《も》えるメタンガスもふくまれていて、手術中《しゅじゅつちゅう》に爆発《ばくはつ》した記録《きろく》も残《のこ》されています。

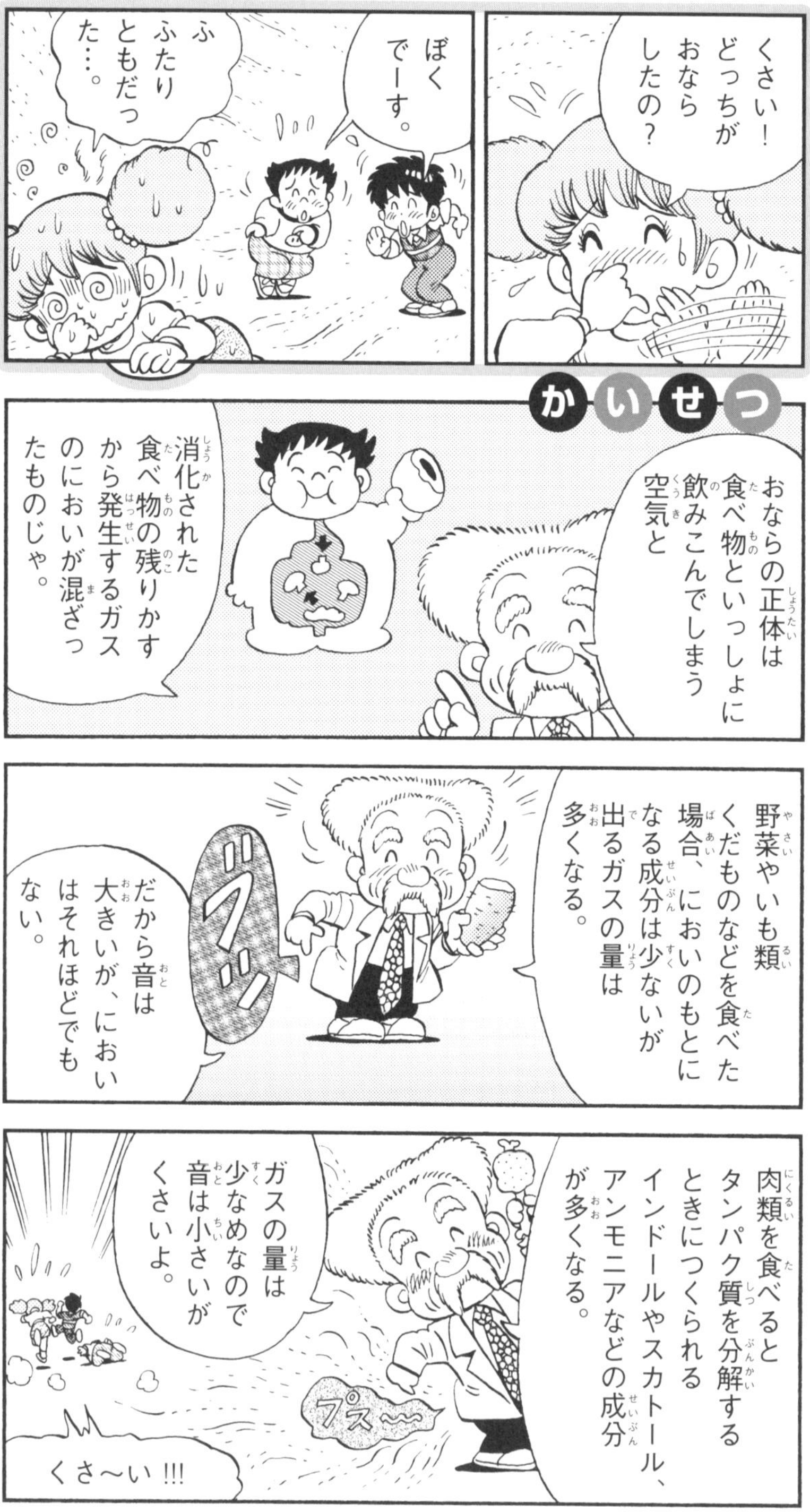
くさい！どっちがおならしたの？

ぼくでーす。

ふ ふたりともだった…。

かいせつ
おならの正体《しょうたい》は食《た》べ物《もの》といっしょに飲《の》みこんでしまう空気《くうき》と
消化《しょうか》された食《た》べ物《もの》の残《のこ》りかすから発生《はっせい》するガスのにおいが混《ま》ざったものじゃ。

野菜《やさい》やいも類《るい》くだものなどを食《た》べた場合《ばあい》、においのもとになる成分《せいぶん》は少《すく》ないが出《で》るガスの量《りょう》は多《おお》くなる。

ブゥン
だから音《おと》は大《おお》きいが、においはそれほどでもない。

肉類《にくるい》を食《た》べるとタンパク質《しつ》を分解《ぶんかい》するときにつくられるインドールやスカトール、アンモニアなどの成分《せいぶん》が多《おお》くなる。

ガスの量《りょう》は少《すく》なめなので音《おと》は小《ちい》さいがくさいよ。

プス〜〜

くさ〜い!!!

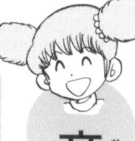

はい、こちら ホンマにすごい 人体研究所《じんたいけんきゅうじょ》!! 1

「食《た》べ物《もの》と飲《の》み物《もの》のゆくえ」についての質問《しつもん》コーナー

？ なぜ便秘《べんぴ》になるの？

便秘《べんぴ》の原因《げんいん》の中《なか》でいちばん多《おお》いのは、便意《べんい》をがまんしたためにおこるものじゃよ。何《なに》かに夢中《むちゅう》になっているとトイレに行《い》くタイミングをのがしてしまうのは、よくあるね。ふしぎなのは、便意《べんい》は、峠《とうげ》をこえるとうすれてしまうこと。出《で》るタイミングをのがしたうんちは、必要以上《ひつよういじょう》に水分《すいぶん》を吸《す》い取《と》られて固《かた》くなり、便秘《べんぴ》になるわけじゃ。

？ なぜげりをするの？

げりの原因《げんいん》でいちばん多《おお》いのは、ウイルスやばいきんが腸《ちょう》の中《なか》に入《はい》っておこるもの。腸《ちょう》の調子《ちょうし》をくずして、水分《すいぶん》を吸《す》わなくなってしまうんじゃ。ほかにはストレスなどによるげりもあるぞ。

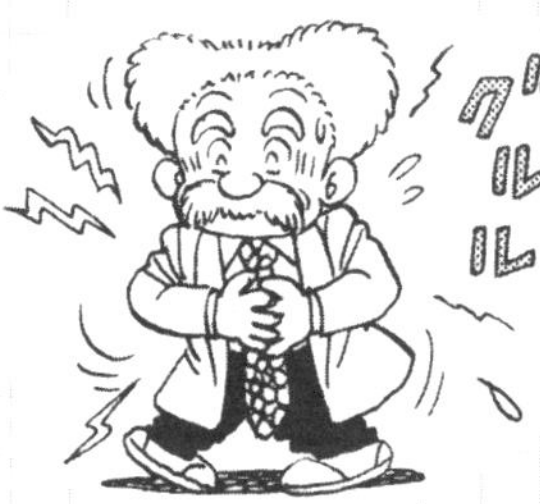

？ おかしばかり食《た》べていたら、どうなるの？

人間《にんげん》のからだは、いろいろな栄養《えいよう》を取《と》り入《い》れることで、健康《けんこう》をたもっておる。おいしいからといって、おかしばかり食《た》べていると、栄養《えいよう》がかたよって病気《びょうき》にかかりやすくなるぞ。

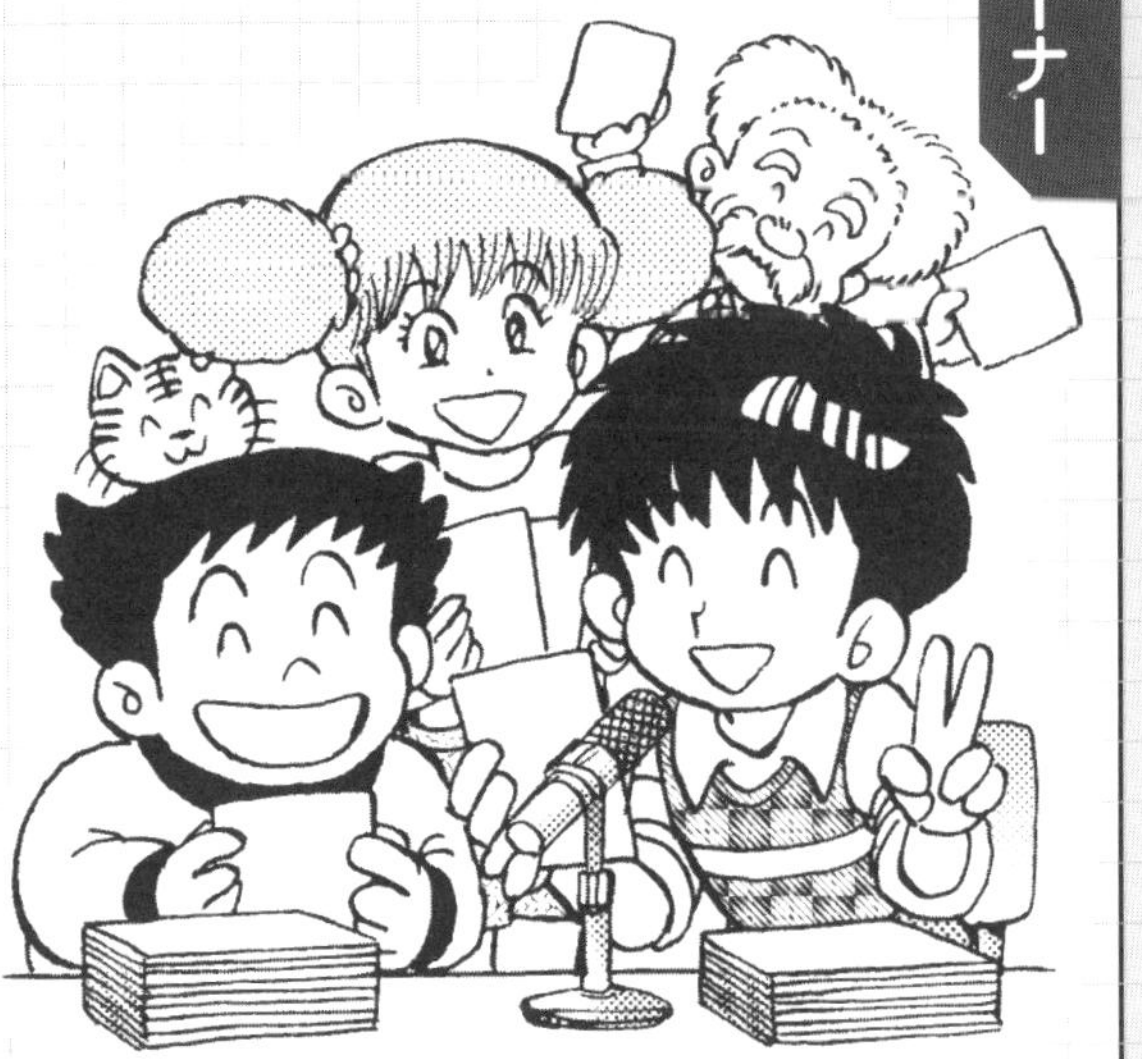

まめちしき▼うんちの4分《ぶん》の3は水分《すいぶん》で、残《のこ》りが固形物《こけいぶつ》。その固形物《こけいぶつ》の約《やく》3分《ぶん》の1が細菌《さいきん》で、うんちに混《ま》ざっています。

「食《た》べ物《もの》と飲《の》み物《もの》のゆくえ」についての質問《しつもん》コーナー

まめちしき▼食《た》べたものは、約《やく》24時間《じかん》かけて消化吸収《しょうかきゅうしゅう》を終《お》えて、うんちになって出《で》てきます。

？「食《く》いあわせ」って、あるの？

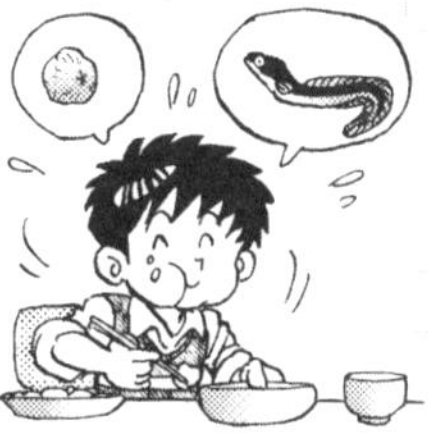

よく「うなぎとうめぼしとか、スイカとてんぷらをいっしょに食《た》べるとよくない」なんて言《い》うけど、科学的《かがくてき》な根拠《こんきょ》はない。でも、食《た》べ過《す》ぎないようにな。

？歯《は》は骨《ほね》なの、骨《ほね》じゃないの？

歯《は》は骨《ほね》ではない。でも、歯《は》の大部分《だいぶぶん》をつくっているのは、象牙質《ぞうげしつ》といって、骨《ほね》とよく似《に》たものなんじゃ。

？どうしてうんちは茶色《ちゃいろ》いの？

うんちに色《いろ》をつけるのは、胆汁《たんじゅう》という胆《たん》のうから出《で》る液《えき》。胆汁《たんじゅう》は、ビリルビンという物質《ぶっしつ》を多《おお》くふくんでいて、黄色《きいろ》い色《いろ》をつける。この黄色《きいろ》い色《いろ》が腸内《ちょうない》の細菌《さいきん》の働《はたら》きで茶色《ちゃいろ》くなるのじゃ。

？なぜ気持《きも》ちが悪《わる》いとはいてしまうの？

食《た》べ過《す》ぎたり、ウイルスが体内《たいない》に入《はい》ったりすると、その情報《じょうほう》が脳《のう》に伝《つた》わり、はく作用《さよう》をうながすのじゃ。すると、胃《い》から食道《しょくどう》へと食《た》べ物《もの》がぎゃくに送《おく》られて、はいてしまうのじゃ。

？体脂肪《たいしぼう》って悪《わる》いものなの？

太《ふと》って体脂肪《たいしぼう》が増《ふ》えると、心臓《しんぞう》に負担《ふたん》がかかったりしやすく、病気《びょうき》にもなりやすい。だから、太《ふと》り過《す》ぎはよくない。しかし、脂肪《しぼう》には、予備《よび》の栄《えい》養分《ようぶん》としてエネルギーを貯蔵《ちょぞう》したり、からだを包《つつ》みこんで体温《たいおん》が低《ひく》くなるのを防《ふせ》ぐ働《はたら》きもあるんじゃぞ。

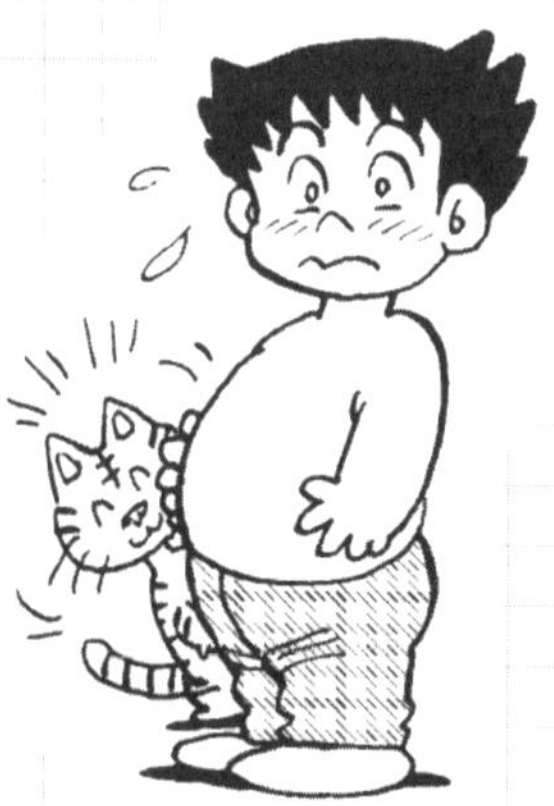

骨《ほね》と筋肉《きんにく》、手《て》と足《あし》のひみつ

よく使《つか》う表現《ひょうげん》▼骨《ほね》折《お》り損《ぞん》のくたびれもうけ◇たいへんな作業《さぎょう》をしたのに、むだだったことのたとえ。

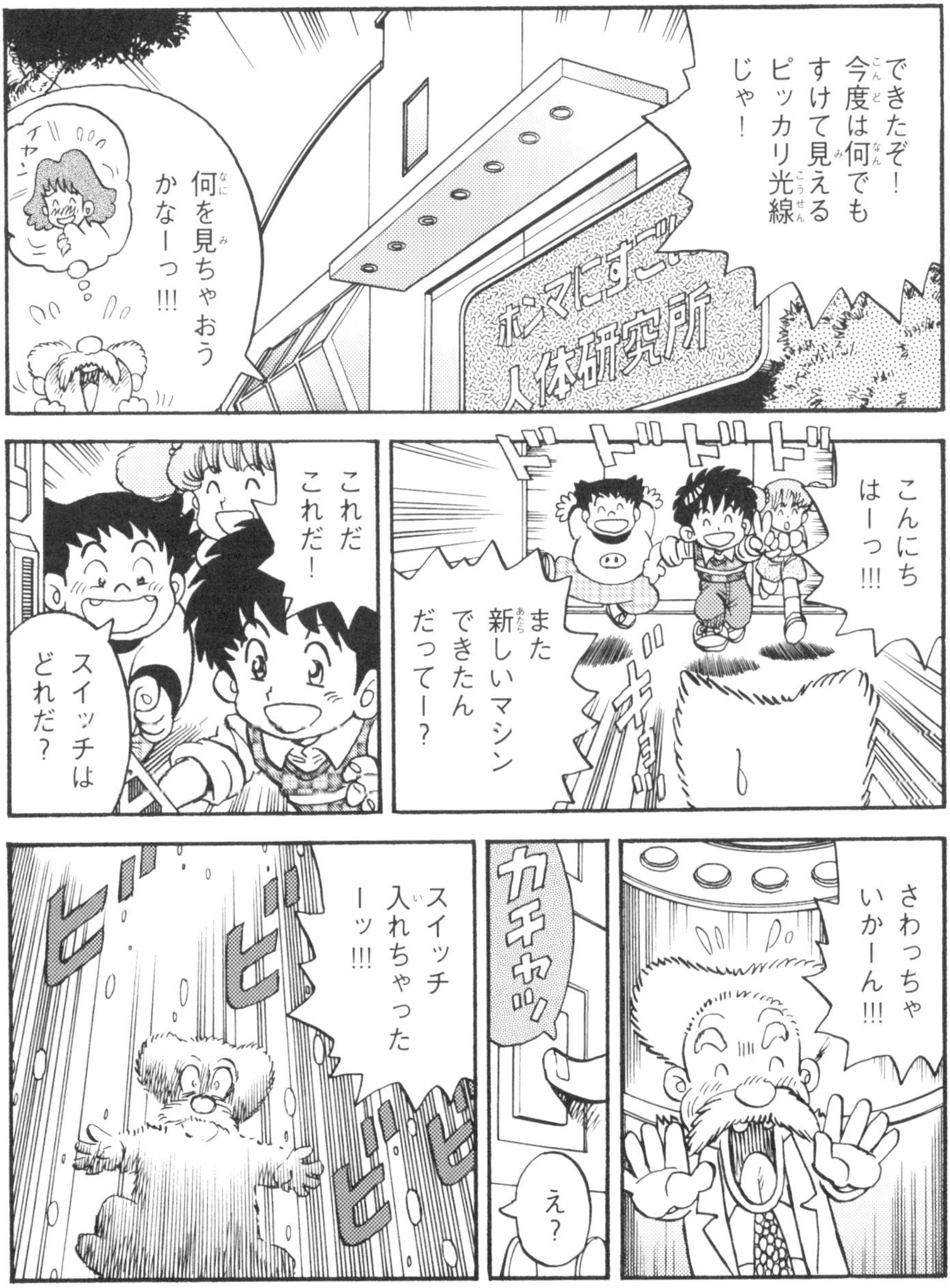

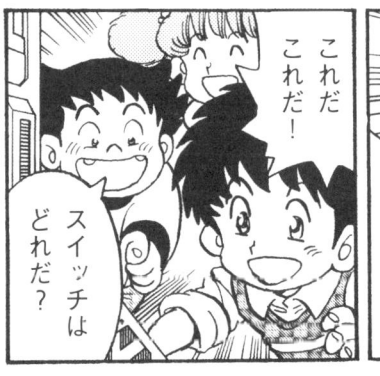

できたぞ！今度《こんど》は何《なん》でもすけて見《み》えるピッカリ光線《こうせん》じゃ！
人体研究所
何《なに》を見《み》ちゃおうかなーっ!!!
ドドドドド
こんにちはーっ!!!
また新《あたら》しいマシンできたんだってー？
これだこれだ！
スイッチはどれだ？
さわっちゃいかーん!!!
カチャッ
え？
スイッチ入《い》れちゃったーッ!!!
ビビビ

よく使《つか》う表現《ひょうげん》▼骨《ほね》ぬきにする◇しっかりした人《ひと》の弱点《じゃくてん》をついて、弱《よわ》くだらしない人《ひと》にしてしまうこと。

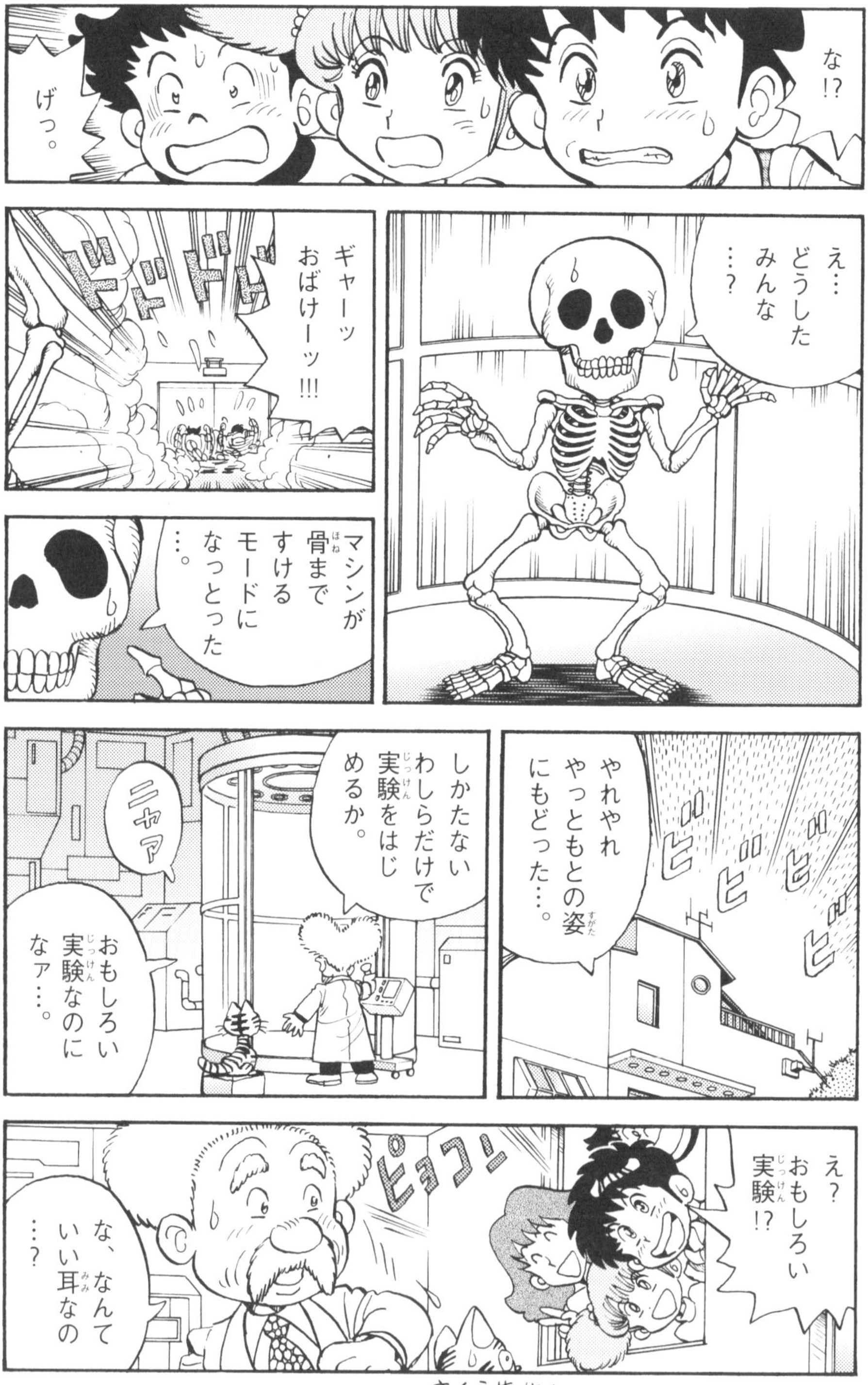
な!?
げっ。
え…どうしたみんな…?
ギャーッおばけーッ!!!
マシンが骨《ほね》まですけるモードになっとった…。
やれやれやっともとの姿《すがた》にもどった…。
ビビビビビ
しかたないわしらだけで実験《じっけん》をはじめるか。
ニャア
おもしろい実験《じっけん》なのになァ…。
え?おもしろい実験《じっけん》!?
ピョコン
な、なんていい耳《みみ》なの…?

さくら先生《せんせい》も・・・

ビ ビ ビ ビ ビ
実験開始《じっけんかいし》ーッ!!!
なんでぼくが実験《じっけん》台《だい》なんだよ〜。
おお〜っ!!!

おおこりゃすごい!おおおっ。
おおっ。
おばけ屋敷《やしき》ならスターになれそう。
え!スター?
ガイコツロック♪
キャースター
キャー
ウム
ウム
そういう意味《いみ》じゃないつーの!

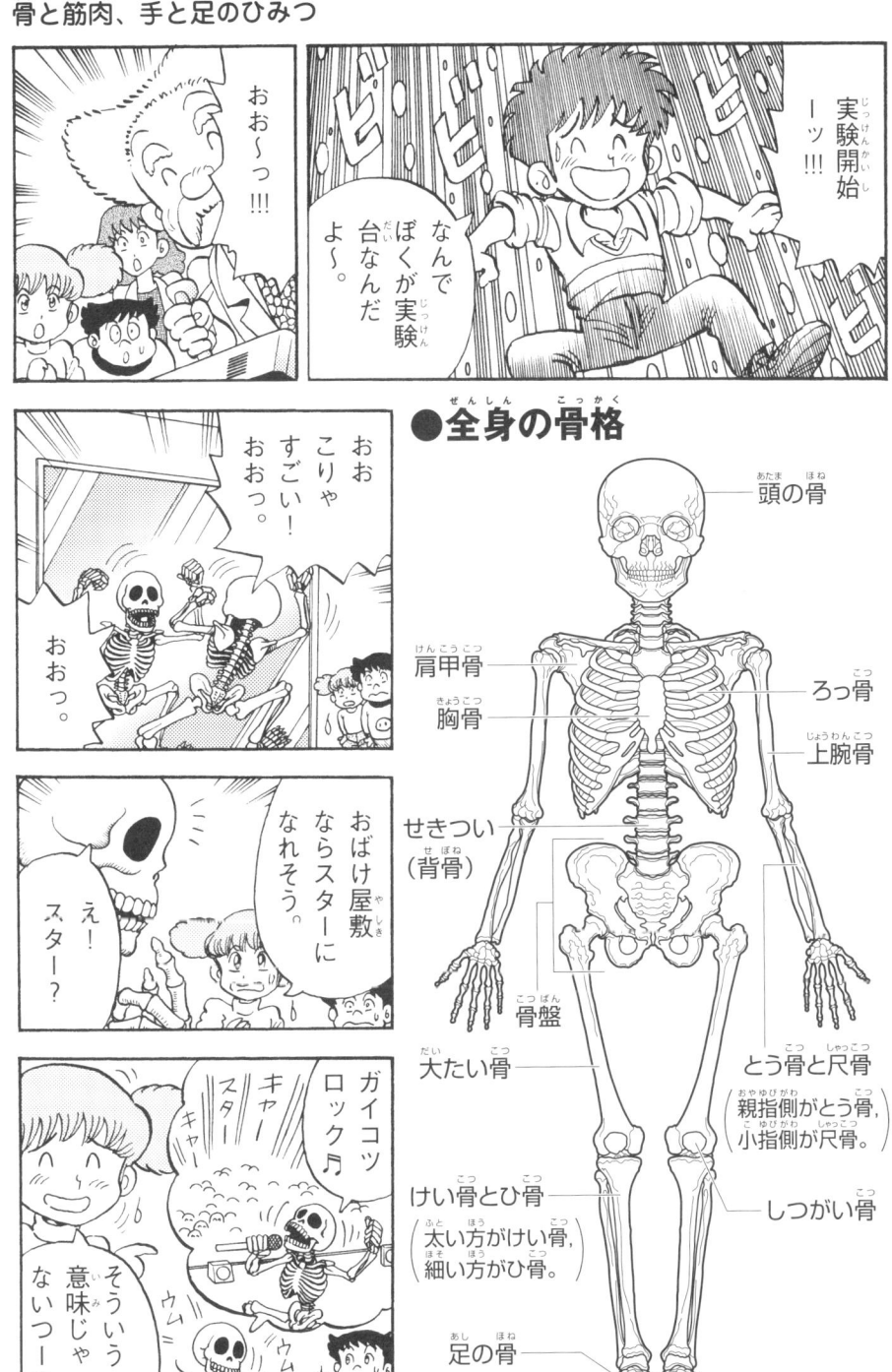

●全身《ぜんしん》の骨格《こっかく》

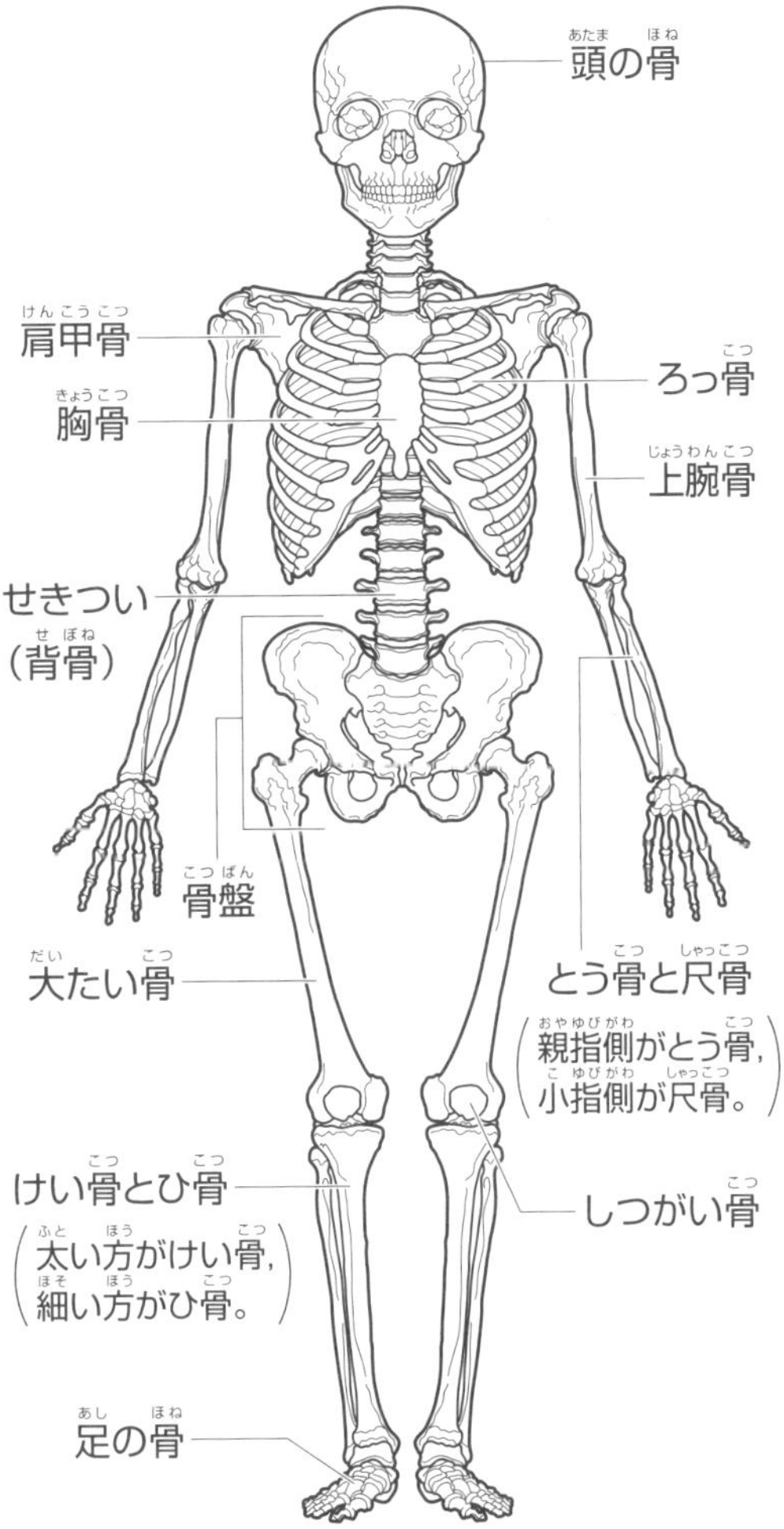
頭《あたま》の骨《ほね》
肩甲骨《けんこうこつ》
ろっ骨《こつ》
胸骨《きょうこつ》
上腕骨《じょうわんこつ》
せきつい
(背骨《せぼね》)
骨盤《こつばん》
大《だい》たい骨《こつ》
とう骨《こつ》と尺骨《しゃっこつ》
(親指側《おやゆびがわ》がとう骨《こつ》,
小指側《こゆびがわ》が尺骨《しゃっこつ》。)
けい骨《こつ》とひ骨《こつ》
(太《ふと》い方《ほう》がけい骨《こつ》,
細《ほそ》い方《ほう》がひ骨《こつ》。)
しつがい骨《こつ》
足《あし》の骨《ほね》

よく使《つか》う表現《ひょうげん》▼**指《ゆび》をくわえる**◇ほしいものが手《て》に入《はい》らず、むなしくながめているようす。

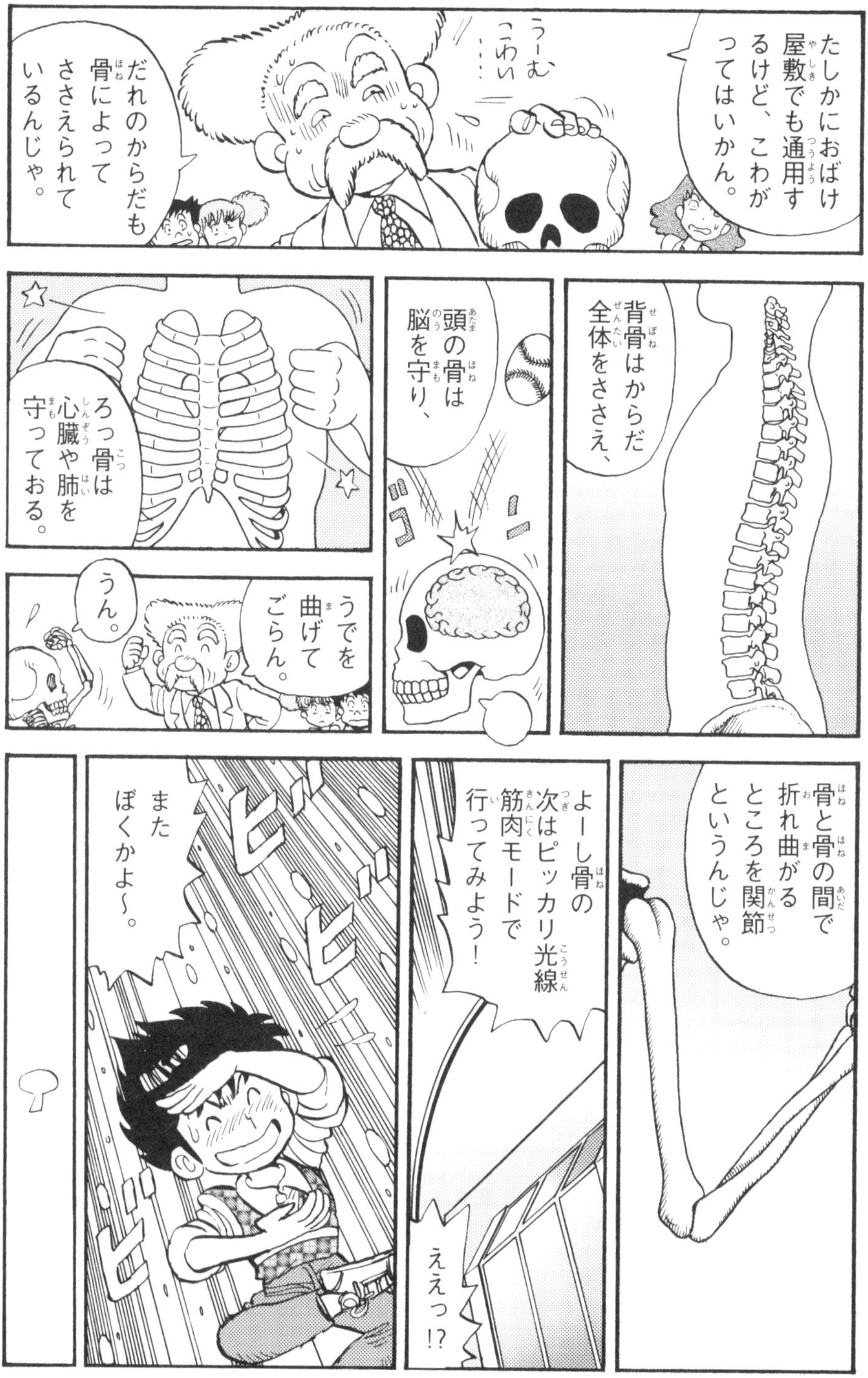
たしかにおばけ屋敷《やしき》でも通用《つうよう》するけど、こわがってはいかん。
うーむこわい……
だれのからだも骨《ほね》によってささえられているんじゃ。
背骨《せぼね》はからだ全体《ぜんたい》をささえ、
頭《あたま》の骨《ほね》は脳《のう》を守《まも》り、
ゴン
ろっ骨《こつ》は心臓《しんぞう》や肺《はい》を守《まも》っておる。
うでを曲《ま》げてごらん。
うん。
骨《ほね》と骨《ほね》の間《あいだ》で折《お》れ曲《ま》がるところを関節《かんせつ》というんじゃ。
よーし骨《ほね》の次《つぎ》はピッカリ光線《こうせん》筋肉《きんにく》モードで行《い》ってみよう！
ええっ!?
ビビビ
またぼくかよ〜。

よく使《つか》う表現《ひょうげん》▼うでをみがく◇しっかり練習《れんしゅう》をして、自分《じぶん》のわざを高《たか》めること。

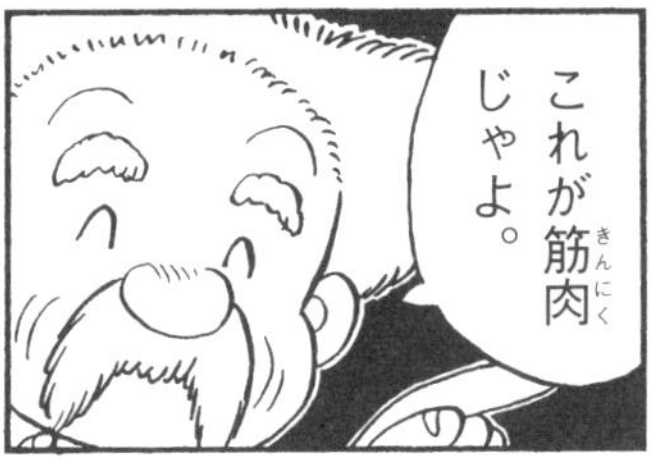
これが筋肉《きんにく》じゃよ。

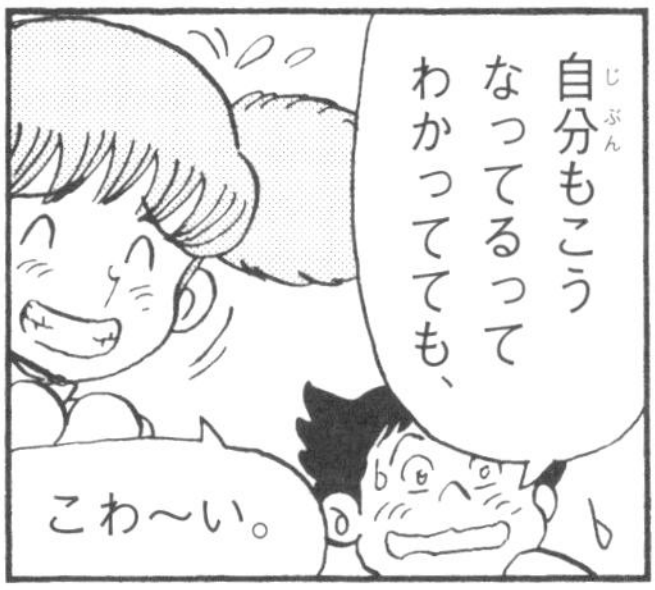
自分《じぶん》もこうなってるってわかってても、
こわ〜い。

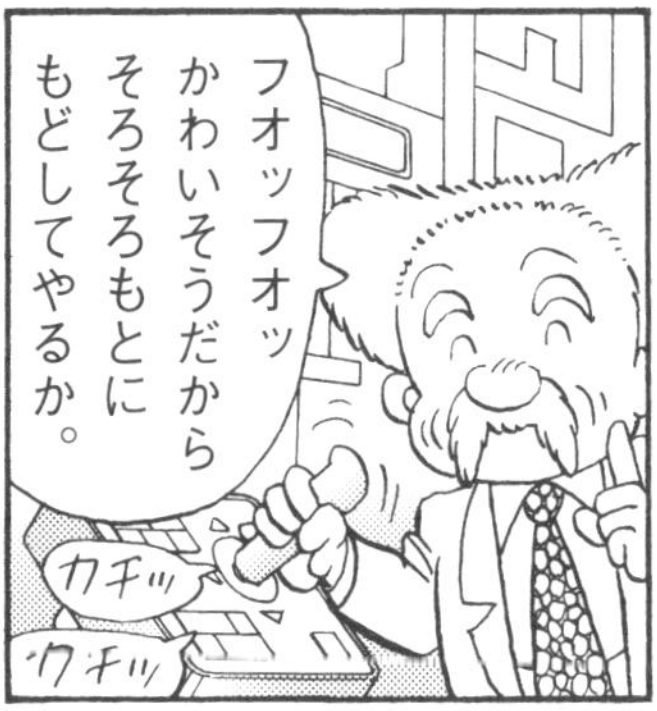
フオッフオッかわいそうだからそろそろもとにもどしてやるか。
カチッ
カチッ

●全身《ぜんしん》の筋肉《きんにく》

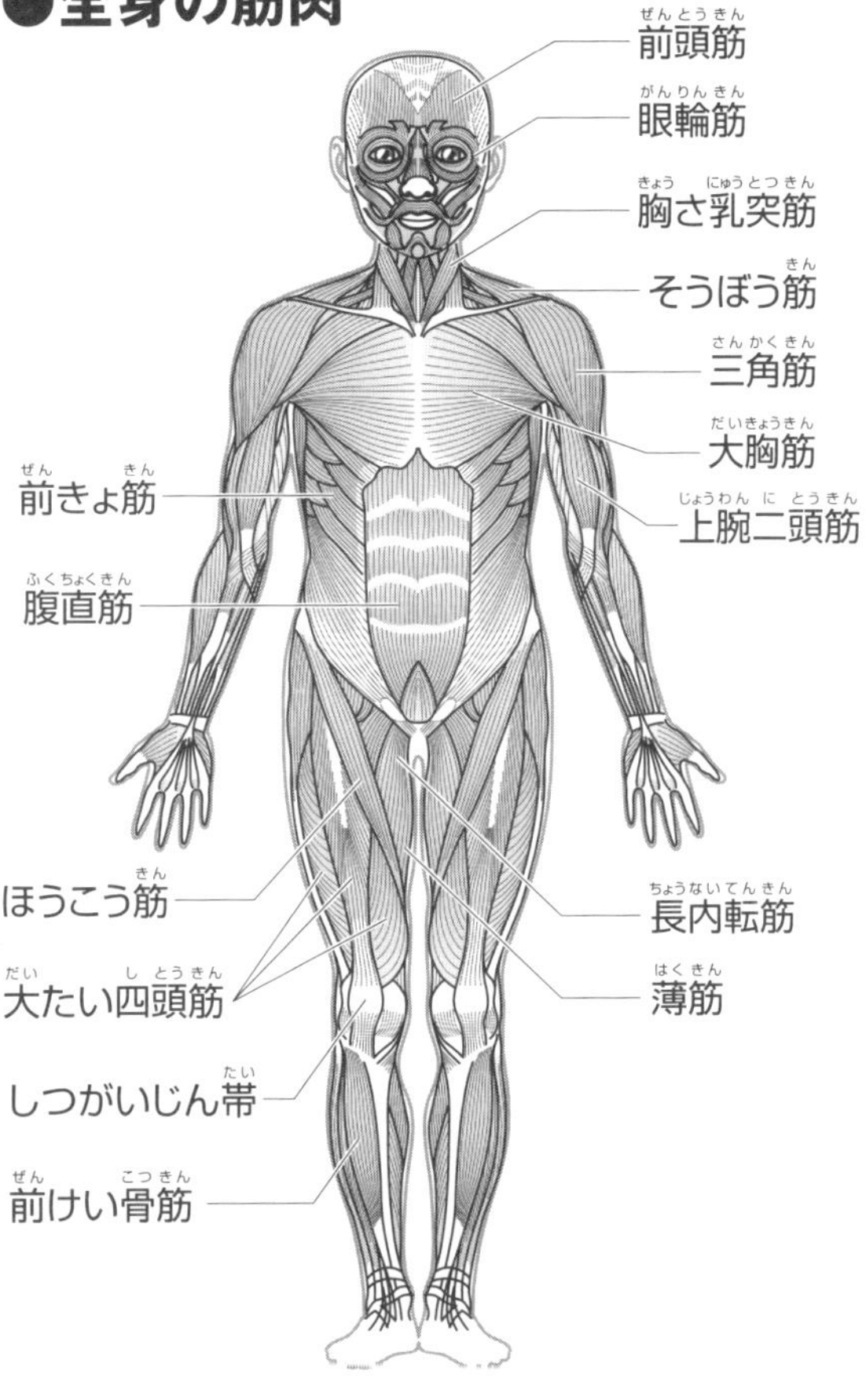
前頭筋《ぜんとうきん》
眼輪筋《がんりんきん》
胸《きょう》さ乳突筋《にゅうとつきん》
そうぼう筋《きん》
三角筋《さんかくきん》
大胸筋《だいきょうきん》
上腕二頭筋《じょうわんにとうきん》
前《ぜん》きょ筋《きん》
腹直筋《ふくちょくきん》
ほうこう筋《きん》
長内転筋《ちょうないてんきん》
大《だい》たい四頭筋《しとうきん》
薄筋《はくきん》
しつがいじん帯《たい》
前《ぜん》けい骨筋《こつきん》

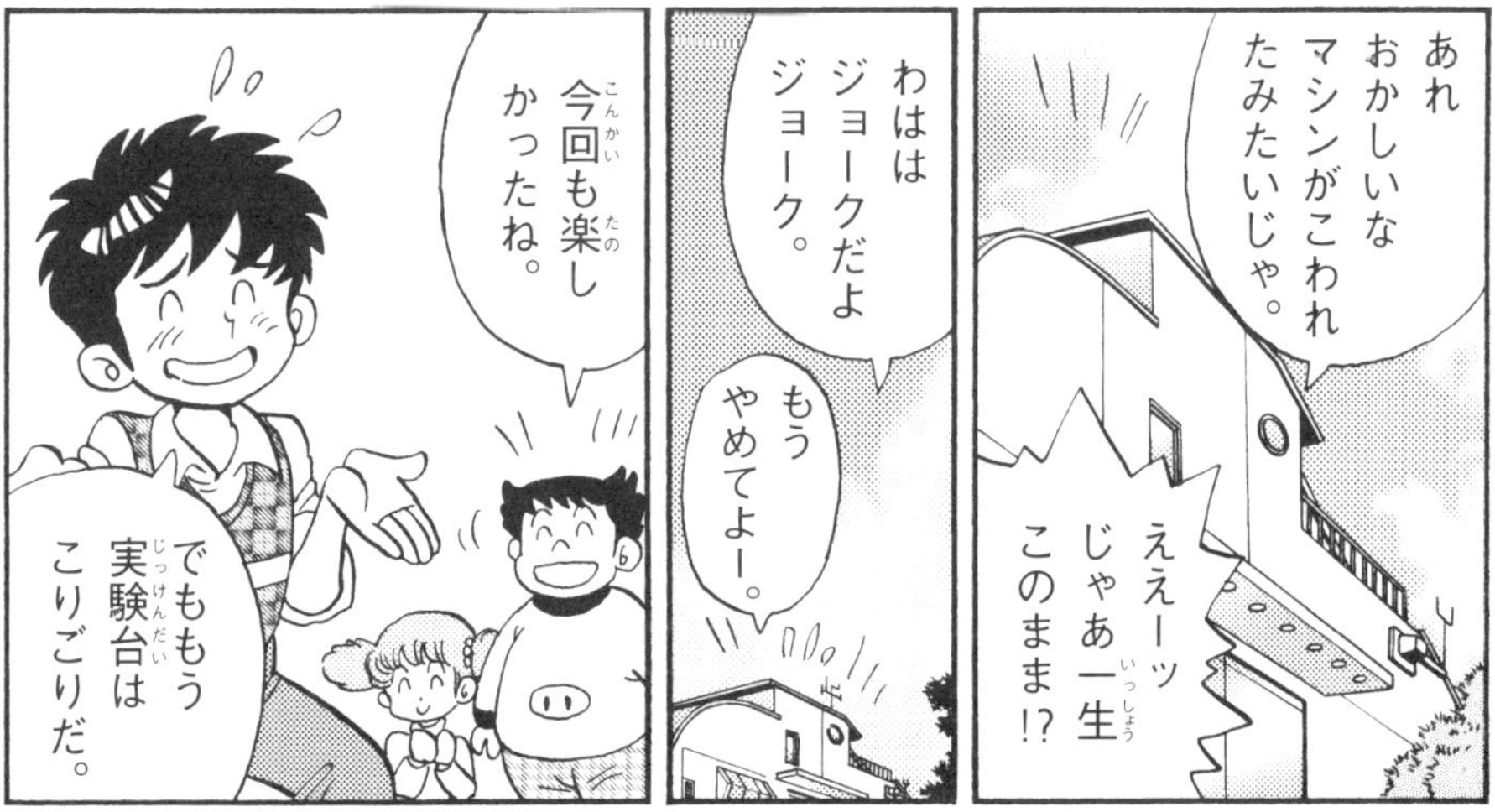
あれ おかしいな マシンがこわれたみたいじゃ。
ええーッ じゃあ一生《いっしょう》このまま!?
わははジョークだよジョーク。
もうやめてよー。
今回《こんかい》も楽《たの》しかったね。
でももう実験台《じっけんだい》はこりごりだ。

よく使《つか》う表現《ひょうげん》▼足《あし》が地《ち》につかない◇考《かんが》えだけが先走《さきばし》って、裏《うら》づけがきちんとできていないようす。

背《せ》は、いつ、どうやってのびるの？

まめちしき▼宇宙《うちゅう》へ出《で》ると体重《たいじゅう》がかからないため、背《せ》がのびます。でも、地球《ちきゅう》に帰《かえ》るともとにもどります。

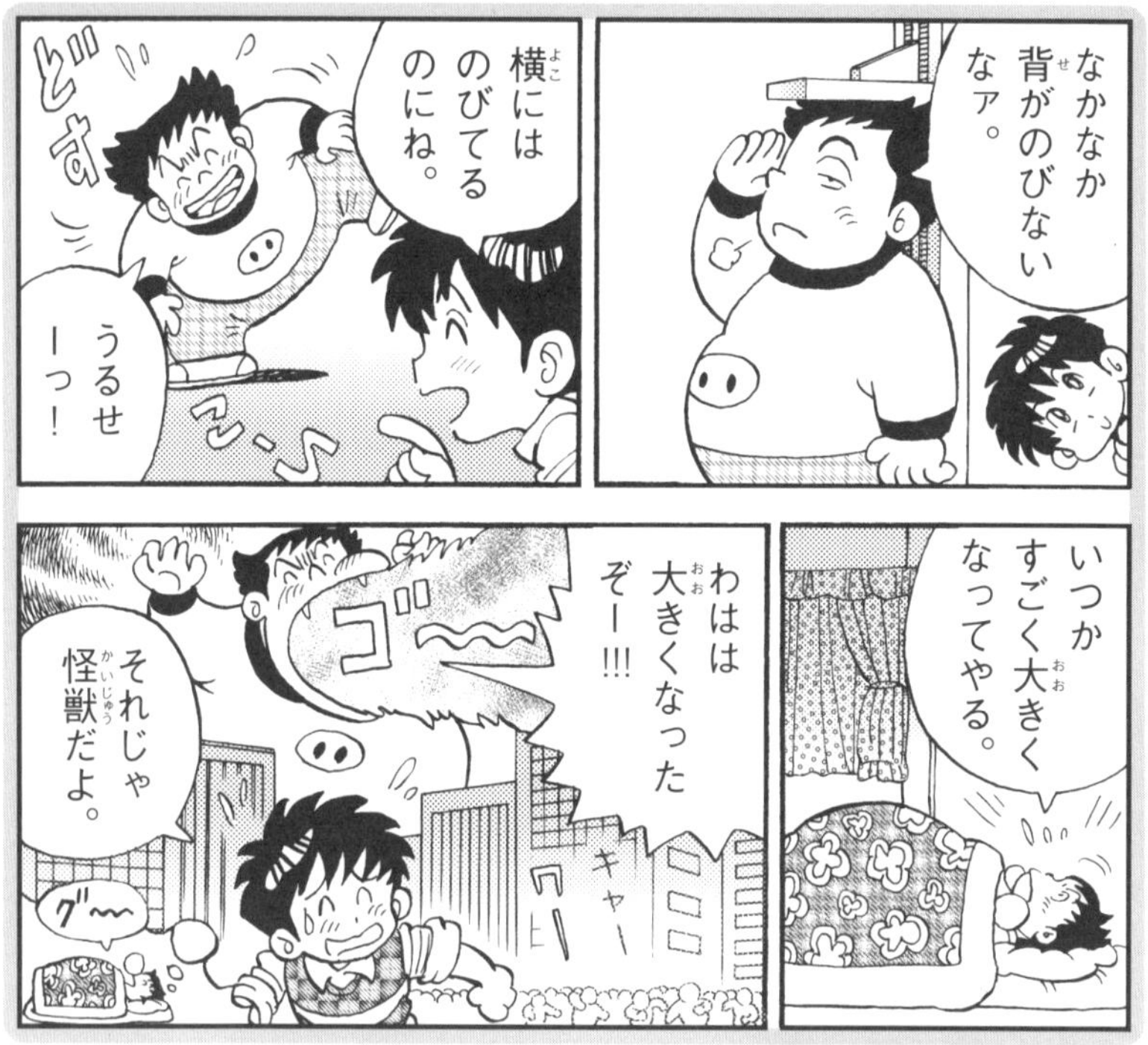
なかなか背《せ》がのびないなァ。
横《よこ》にはのびてるのにね。
どす
うるせーっ！
いつかすごく大《おお》きくなってやる。
わはは大《おお》きくなったぞー!!!
ゴ
キャー
ワー
それじゃ怪獣《かいじゅう》だよ。
グ〜

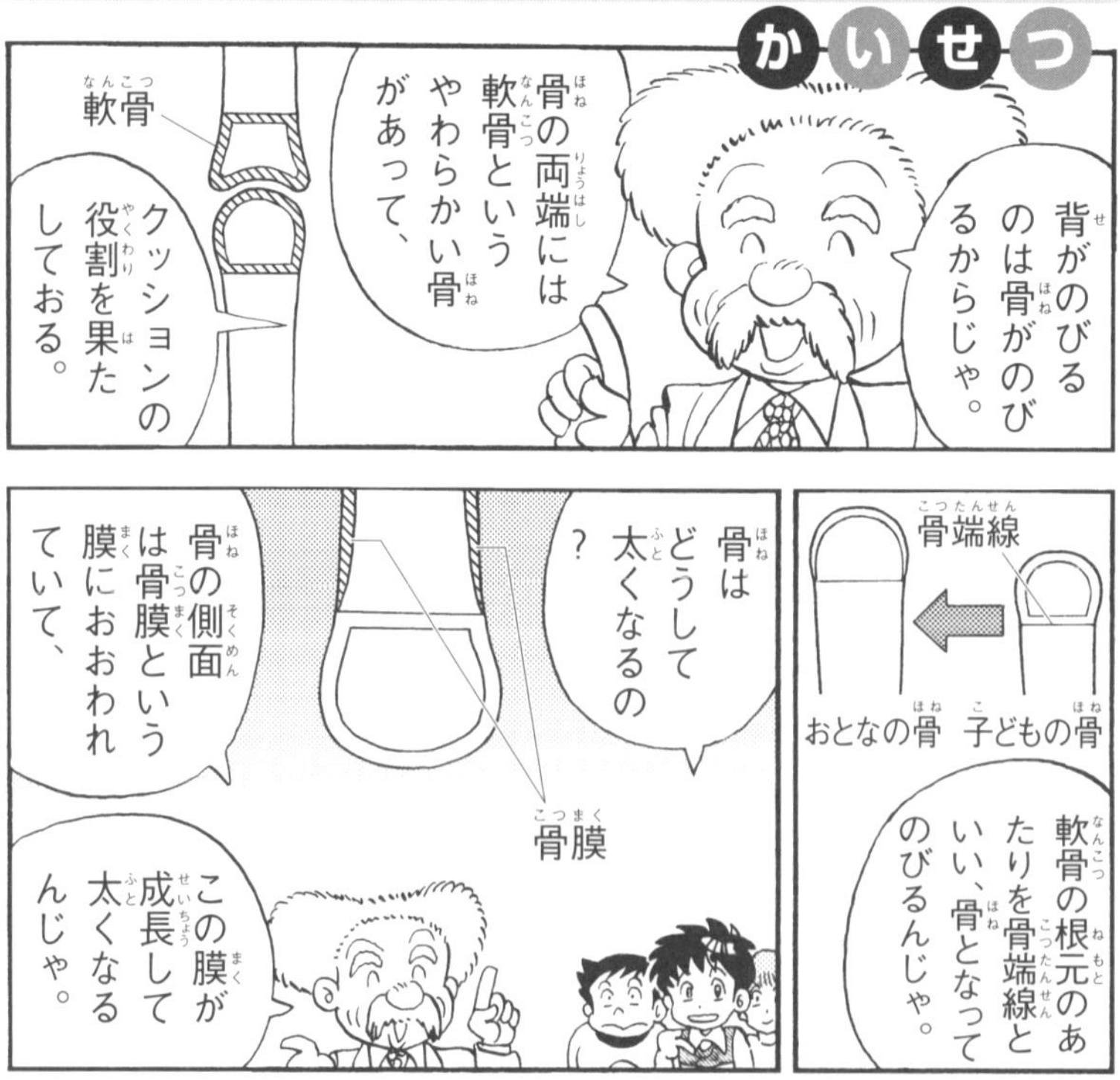
かいせつ
背《せ》がのびるのは骨《ほね》がのびるからじゃ。
骨《ほね》の両端《りょうはし》には軟骨《なんこつ》というやわらかい骨《ほね》があって、
軟骨《なんこつ》
クッションの役割《やくわり》を果《は》たしておる。
骨端線《こったんせん》
おとなの骨《ほね》
子《こ》どもの骨《ほね》
軟骨《なんこつ》の根元《ねもと》のあたりを骨端線《こったんせん》といい、骨《ほね》となってのびるんじゃ。
骨《ほね》はどうして太《ふと》くなるの？
骨《ほね》の側面《そくめん》は骨膜《こつまく》という膜《まく》におおわれていて、
骨膜《こつまく》
この膜《まく》が成長《せいちょう》して太《ふと》くなるんじゃ。

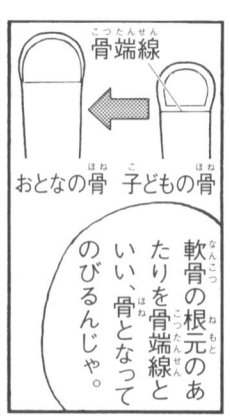

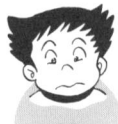

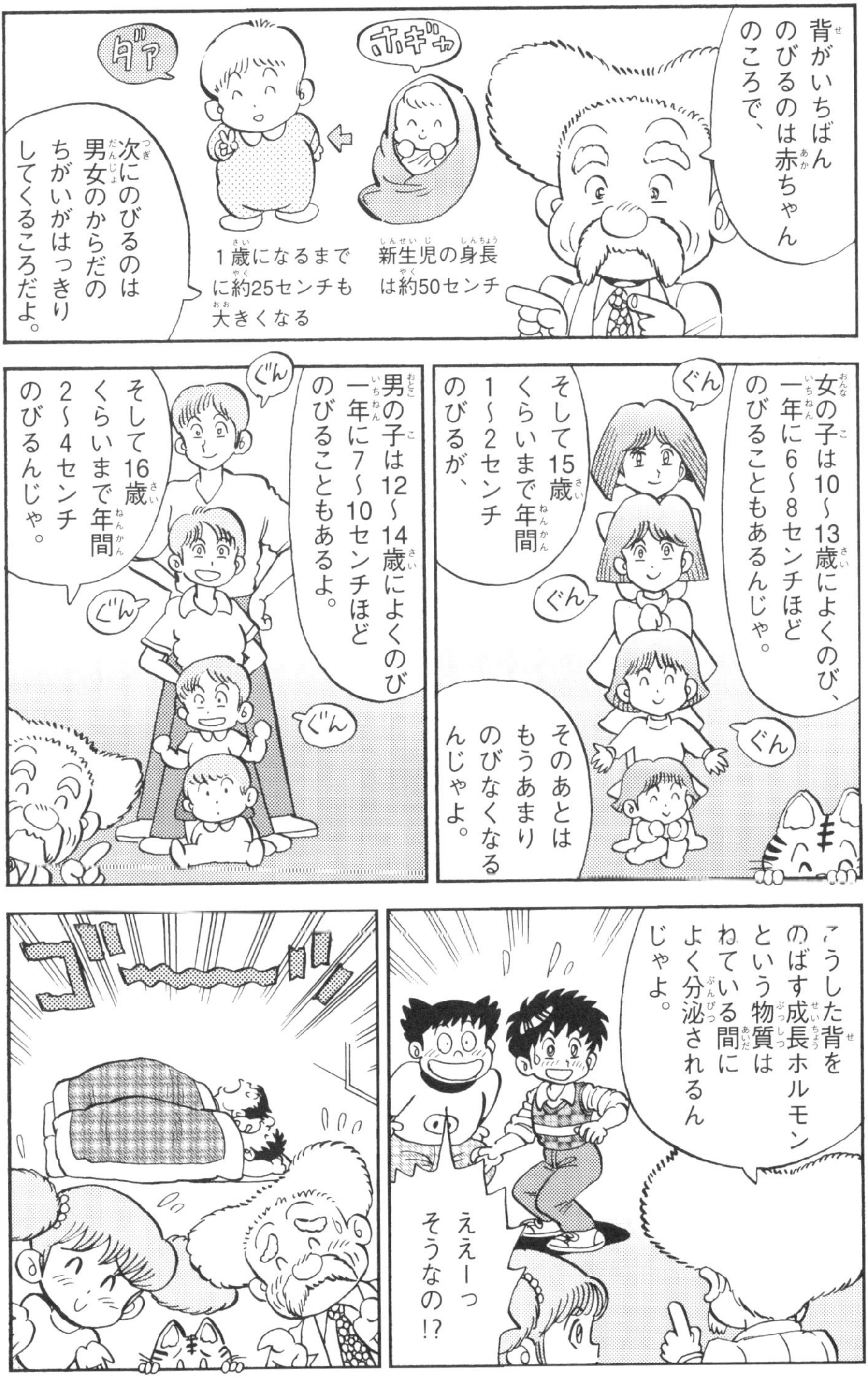
背《せ》がいちばんのびるのは赤《あか》ちゃんのころで、
ホギャ
新生児《しんせいじ》の身長《しんちょう》は約《やく》50センチ
ダァ
1歳《さい》になるまでに約《やく》25センチも大《おお》きくなる
次《つぎ》にのびるのは男女《だんじょ》のからだのちがいがはっきりしてくるころだよ。
女《おんな》の子《こ》は10～13歳《さい》によくのび、一年《いちねん》に6～8センチほどのびることもあるんじゃ。
ぐん
そして15歳《さい》くらいまで年間《ねんかん》1～2センチのびるが、
ぐん
ぐん
そのあとはもうあまりのびなくなるんじゃよ。
男《おとこ》の子《こ》は12～14歳《さい》によくのび一年《いちねん》に7～10センチほどのびることもあるよ。
ぐん
そして16歳《さい》くらいまで年間《ねんかん》2～4センチのびるんじゃ。
ぐん
ぐん
こうした背《せ》をのばす成長《せいちょう》ホルモンという物質《ぶっしつ》はねている間《あいだ》によく分泌《ぶんぴつ》されるんじゃよ。
えぇーっ そうなの!?

まめちしき▼背《せ》をのばすには、ねむるほかに、運動《うんどう》するのがからだにしげきになってよいと言《い》われています。

骨折《こっせつ》しても骨《ほね》がくっつくのはなぜ?

まめちしき▼すねをぶつけるとすごく痛《いた》いのは、太《ふと》い神経《しんけい》がからだの浅《あさ》いところを通《とお》っているからです。

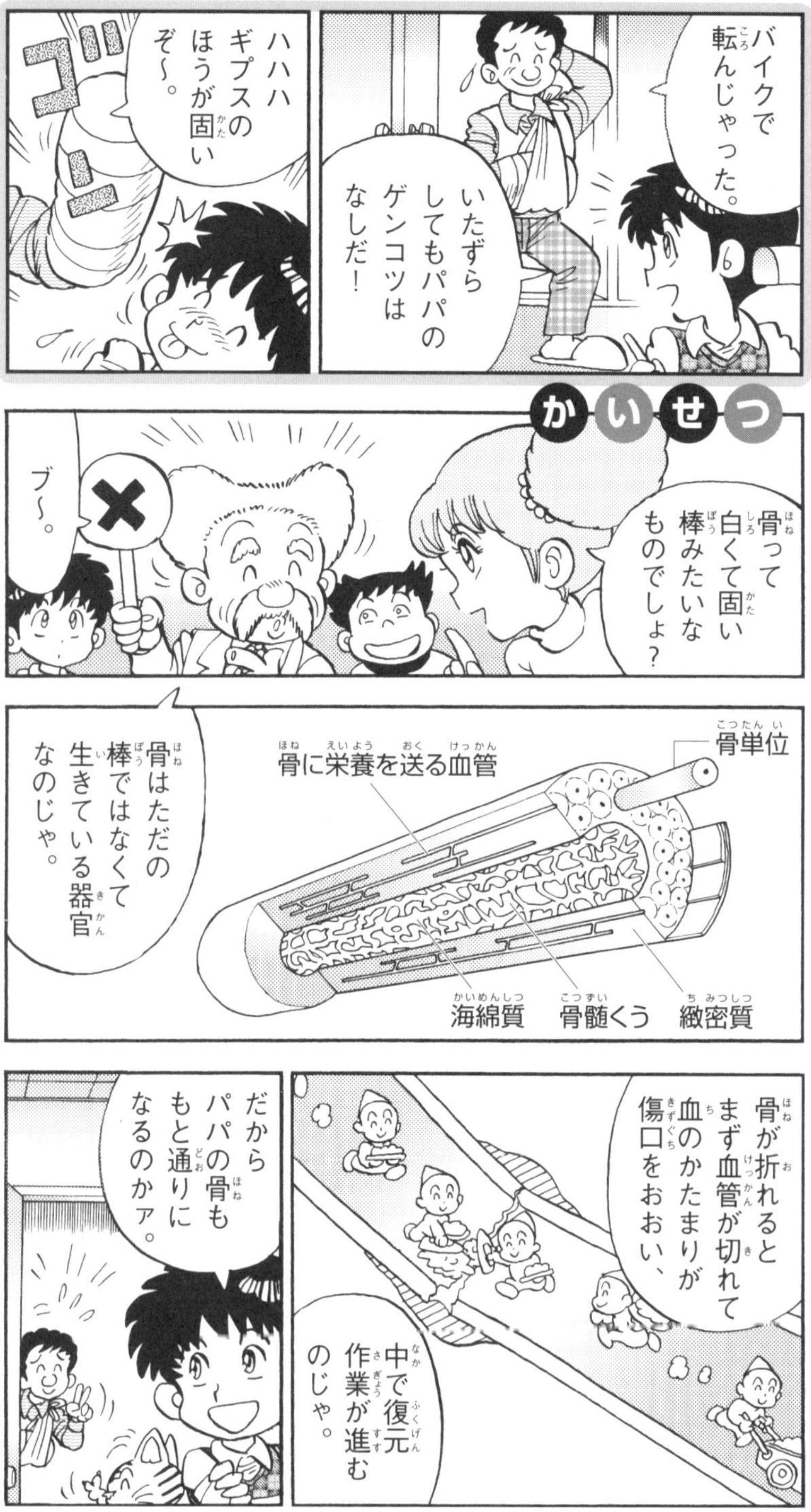
バイクで転《ころ》んじゃった。
いたずらしてもパパのゲンコツはなしだ!
ハハハ ギプスのほうが固《かた》いぞ~。
ゴン
かいせつ
骨《ほね》って白《しろ》くて固《かた》い棒《ぼう》みたいなものでしょ?
ブ~。
骨単位《こつたんい》
骨《ほね》に栄養《えいよう》を送《おく》る血管《けっかん》
海綿質《かいめんしつ》
骨髄《こつずい》くう
緻密質《ちみつしつ》
骨《ほね》はただの棒《ぼう》ではなくて生《い》きている器官《きかん》なのじゃ。
骨《ほね》が折《お》れるとまず血管《けっかん》が切《き》れて血《ち》のかたまりが傷口《きずぐち》をおおい、
中《なか》で復元《ふくげん》作業《さぎょう》が進《すす》むのじゃ。
だからパパの骨《ほね》ももと通《どお》りになるのかァ。

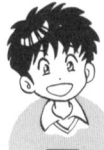

炭酸飲料《たんさんいんりょう》を飲《の》むと骨《ほね》がとけるって本当《ほんとう》なの？

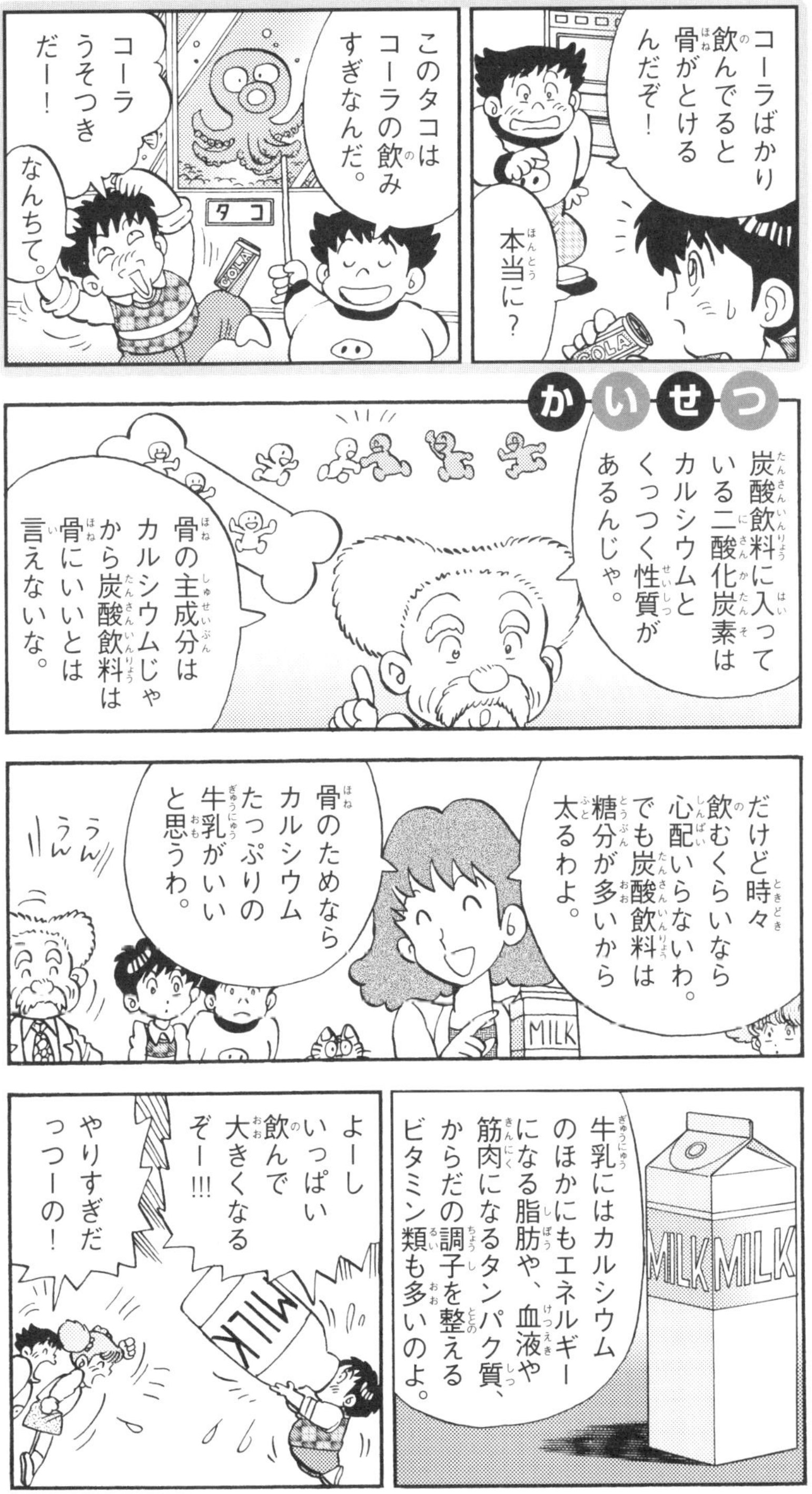
コーラばかり飲《の》んでると骨《ほね》がとけるんだぞ！
本当《ほんとう》に？
COLA
このタコはコーラの飲《の》みすぎなんだ。
コーラうそつきだー！
なんちて。
タコ
COLA
かいせつ
炭酸飲料《たんさんいんりょう》に入《はい》っている二酸化炭素《にさんかたんそ》はカルシウムとくっつく性質《せいしつ》があるんじゃ。
骨《ほね》の主成分《しゅせいぶん》はカルシウムじゃから炭酸飲料《たんさんいんりょう》は骨《ほね》にいいとは言《い》えないな。
だけど時々《ときどき》飲《の》むくらいなら心配《しんぱい》いらないわ。でも炭酸飲料《たんさんいんりょう》は糖分《とうぶん》が多《おお》いから太《ふと》るわよ。
骨《ほね》のためならカルシウムたっぷりの牛乳《ぎゅうにゅう》がいいと思《おも》うわ。
うんうん
MILK
牛乳《ぎゅうにゅう》にはカルシウムのほかにもエネルギーになる脂肪《しぼう》や、血液《けつえき》や筋肉《きんにく》になるタンパク質《しつ》、からだの調子《ちょうし》を整《ととの》えるビタミン類《るい》も多《おお》いのよ。
MILK MILK
よーしいっぱい飲《の》んで大《おお》きくなるぞー!!!
やりすぎだっつーの！
MILK

まめちしき▼栄養《えいよう》が不足《ふそく》すると骨《ほね》もやせてしまいます。カルシウムが失《うしな》われ、もろくなってしまいます。

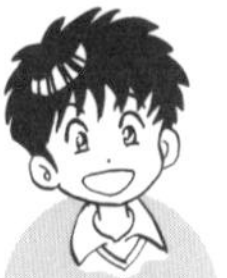

からだをきたえるほど、筋肉《きんにく》がもり上《あ》がるのはなぜ？

まめちしき▼人間《にんげん》の体重《たいじゅう》の半分近《はんぶんちか》くは筋肉《きんにく》です。骨《ほね》は体重《たいじゅう》の約《やく》5分《ぶん》の1です。

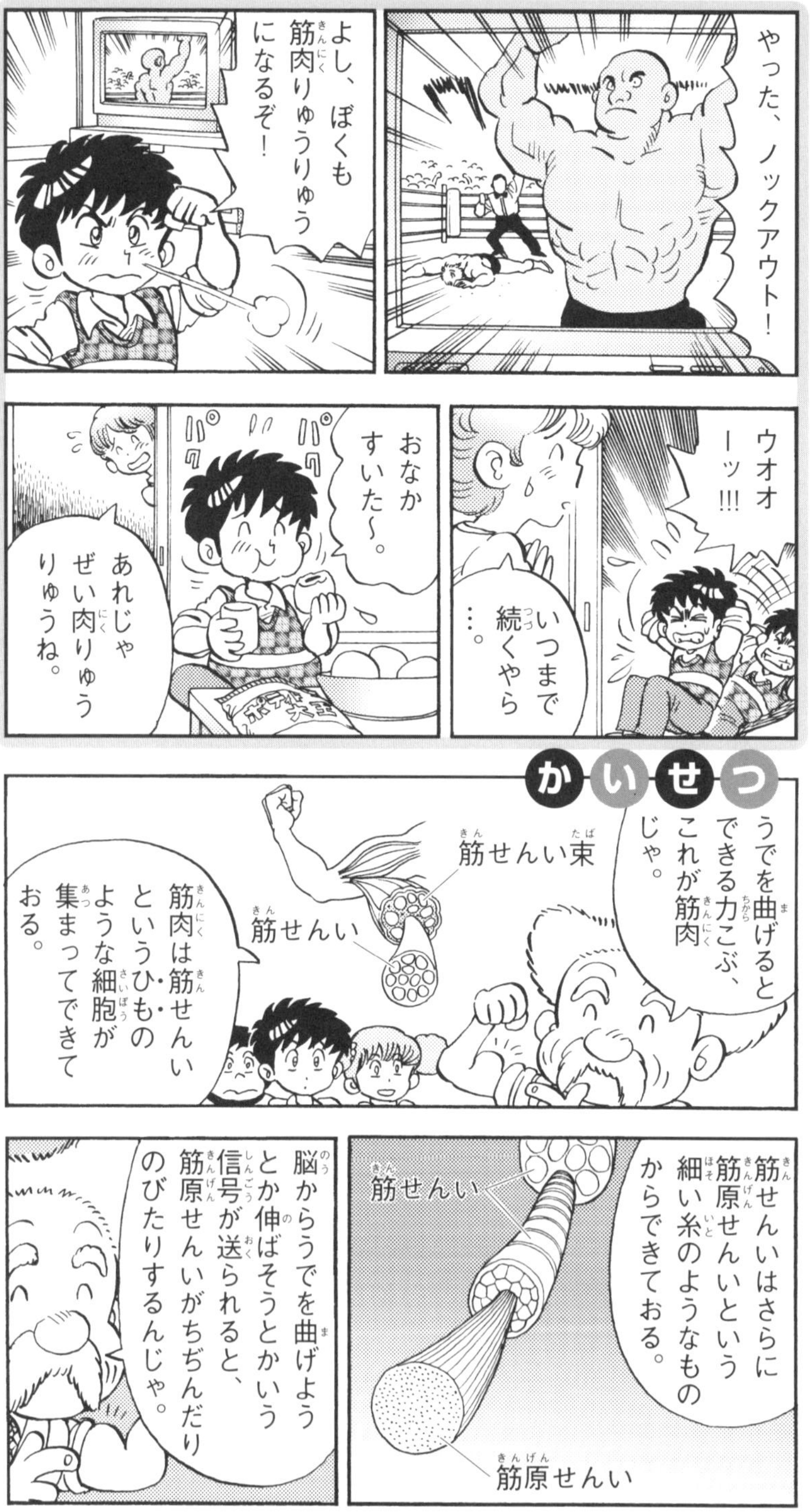
やった、ノックアウト！
よし、ぼくも筋肉《きんにく》りゅうりゅうになるぞ！
ウオオーッ!!!
いつまで続《つづ》くやら…。
おなかすいた〜。
パク
パク
あれじゃぜい肉《にく》りゅうりゅうね。
かいせつ
うでを曲《ま》げるとできる力《ちから》こぶ、これが筋肉《きんにく》じゃ。
筋《きん》せんい束《たば》
筋《きん》せんい
筋肉《きんにく》は筋《きん》せんいというひものような細胞《さいぼう》が集《あつ》まってできておる。
筋《きん》せんいはさらに筋原《きんげん》せんいという細《ほそ》い糸《いと》のようなものからできておる。
筋《きん》せんい
筋原《きんげん》せんい
脳《のう》からうでを曲《ま》げようとか伸《の》ばそうとかいう信号《しんごう》が送《おく》られると、筋原《きんげん》せんいがちぢんだりのびたりするんじゃ。

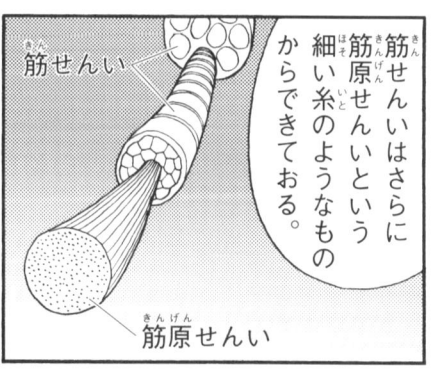

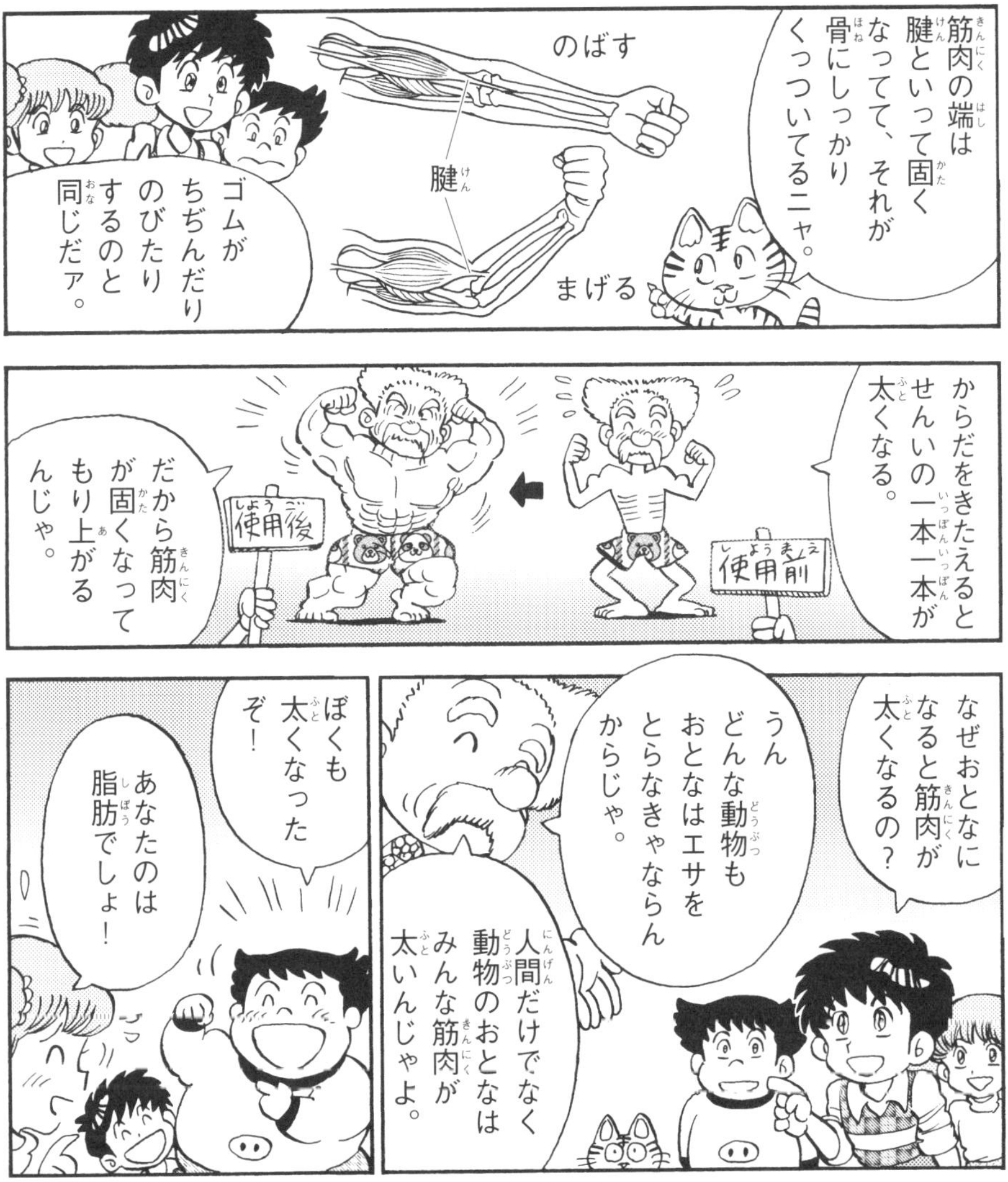
筋肉《きんにく》の端《はし》は腱《けん》となってて固《かた》く骨《ほね》にしっかりくっついてるニャ。
のばす
腱《けん》
まげる
ゴムがちぢんだりのびたりするのと同《おな》じだァ。
からだをきたえるとせんいの一本一本《いっぽんいっぽん》が太《ふと》くなる。
使用前《しようまえ》
使用後《しようご》
だから筋肉《きんにく》が固《かた》くなってもり上《あ》がるんじゃ。
なぜおとなになると筋肉《きんにく》が太《ふと》くなるの?
うん どんな動物《どうぶつ》もおとなはエサをとらなきゃならんからじゃ。
人間《にんげん》だけでなく動物《どうぶつ》のおとなはみんな筋肉《きんにく》が太《ふと》いんじゃよ。
ぼくも太《ふと》くなったぞ!
あなたのは脂肪《しぼう》でしょ!

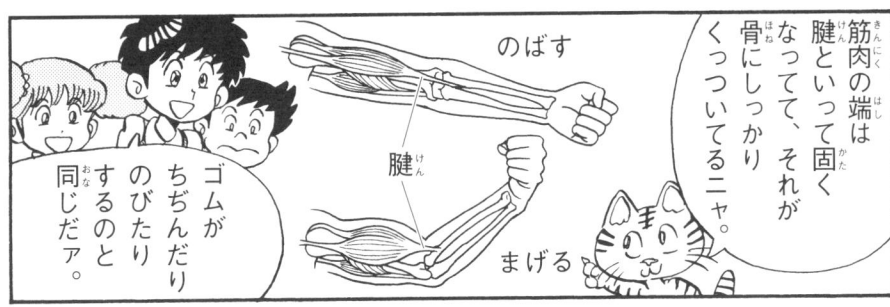

ステップアップ
二種類《にしゅるい》の色《いろ》がある筋肉《きんにく》

筋肉《きんにく》には、反応《はんのう》はおそいが力《ちから》の出《で》る遅筋《ちきん》と、力《ちから》はそれほどではないが早《はや》く反応《はんのう》する速筋《そっきん》がある。遅筋《ちきん》は赤《あか》い色《いろ》をしていて、速筋《そっきん》は白《しろ》っぽい色《いろ》をしている。

同《おな》じ陸上競技《りくじょうきょうぎ》の選手《せんしゅ》でも、長《なが》い距離《きょり》を走《はし》るマラソン選手《せんしゅ》は遅筋《ちきん》が太《ふと》く発《はっ》達《たつ》し、短距離走選手《たんきょりそうせんしゅ》は速筋《そっきん》が太《ふと》く発達《はったつ》している。遅筋《ちきん》と速筋《そっきん》のどちらが多《おお》いかは、ほぼ遺伝《いでん》で決《き》まっていて、訓練《くんれん》しても筋《きん》せんいの数《かず》そのものは、変化《へんか》しないのだ。

まめちしき▼筋肉《きんにく》は水分《すいぶん》とタンパク質《しつ》からできています。その割合《わりあい》は水分《すいぶん》が約《やく》4分《ぶん》の3、タンパク質《しつ》は約《やく》4分《ぶん》の1です。

運動《うんどう》をすると、なぜつかれるの？

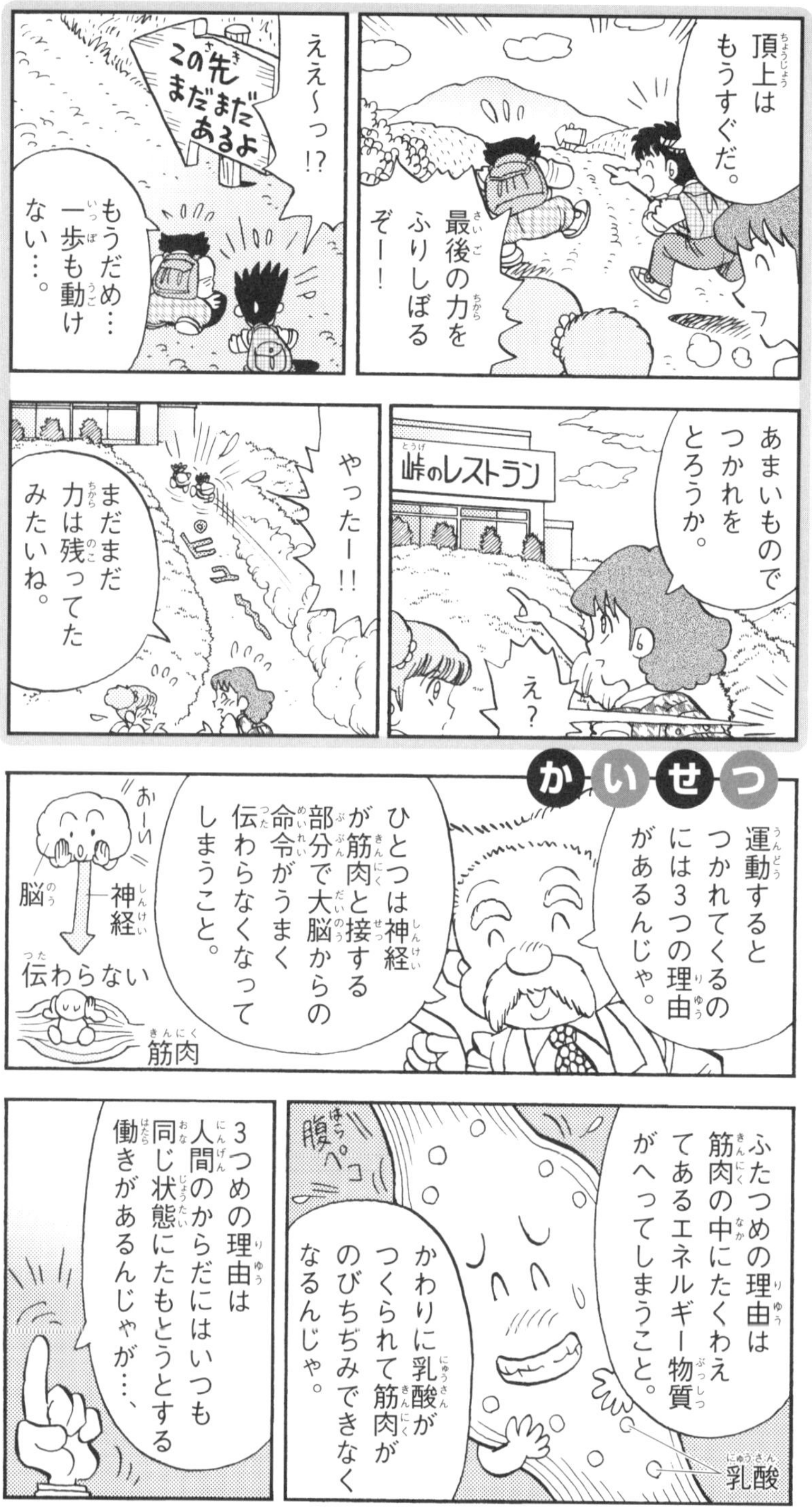
頂上《ちょうじょう》はもうすぐだ。
最後《さいご》の力《ちから》をふりしぼるぞー！
この先《さき》まだまだあるよ
ええ〜っ!?
もうだめ…一歩《いっぽ》も動《うご》けない…。
あまいものでつかれをとろうか。
峠《とうげ》のレストラン
え？
やったー!!
まだまだ力《ちから》は残《のこ》ってたみたいね。
かいせつ
運動《うんどう》するとつかれてくるのには3つの理由《りゆう》があるんじゃ。
ひとつは神経《しんけい》が筋肉《きんにく》と接《せっ》する部分《ぶぶん》で大脳《だいのう》からの命令《めいれい》がうまく伝《つた》わらなくなってしまうこと。
おーい
脳《のう》
神経《しんけい》
伝《つた》わらない
筋肉《きんにく》
ふたつめの理由《りゆう》は筋肉《きんにく》の中《なか》にたくわえてあるエネルギー物質《ぶっしつ》がへってしまうこと。
かわりに乳酸《にゅうさん》がつくられて筋肉《きんにく》がのびちぢみできなくなるんじゃ。
腹《はら》ペコ
乳酸《にゅうさん》
3つめの理由《りゆう》は人間《にんげん》のからだにはいつも同《おな》じ状態《じょうたい》にたもとうとする働《はたら》きがあるんじゃが…、

まめちしき▼足《あし》には、からだのさまざまなツボが集中《しゅうちゅう》しています。その中《なか》には頭《あたま》の働《はたら》きを活発《かっぱつ》にするツボもあるようです。

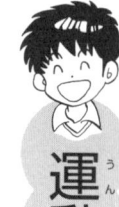

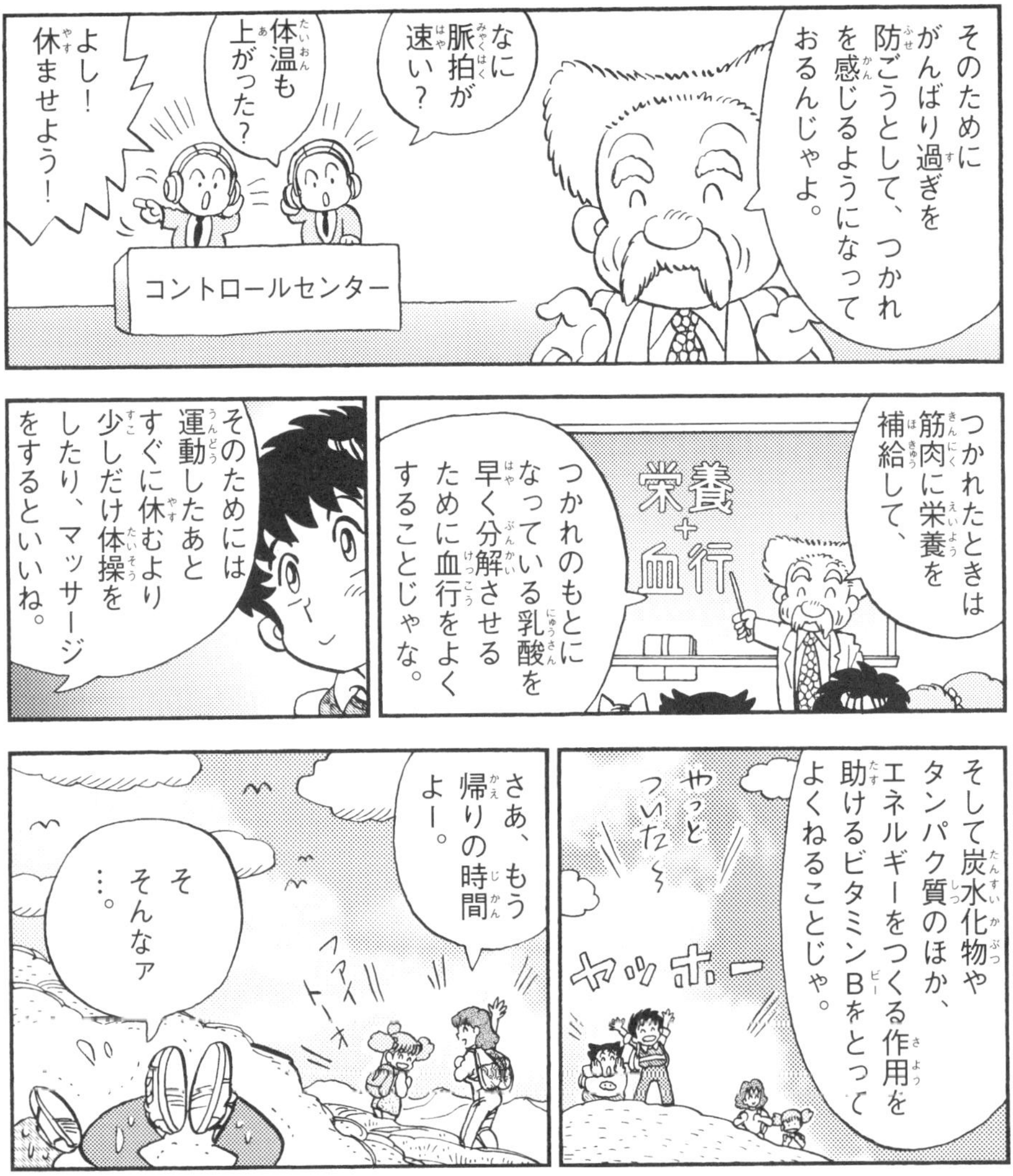
そのためにがんばり過《す》ぎを防《ふせ》ごうとして、つかれを感《かん》じるようになっておるんじゃよ。
なに脈拍《みゃくはく》が速《はや》い？
体温《たいおん》も上《あ》がった？
よし！休《やす》ませよう！
コントロールセンター
つかれたときは筋肉《きんにく》に栄養《えいよう》を補給《ほきゅう》して、
栄養
＋
血行
つかれのもとになっている乳酸《にゅうさん》を早《はや》く分解《ぶんかい》させるために血行《けっこう》をよくすることじゃな。
そのためには運動《うんどう》したあとすぐに休《やす》むより少《すこ》しだけ体操《たいそう》をしたり、マッサージをするといいね。
そして炭水化物《たんすいかぶつ》やタンパク質《しつ》のほか、エネルギーをつくる作用《さよう》を助《たす》けるビタミンB《ビー》をとってよくねることじゃ。
やっとついた～
ヤッホー
さあ、もう帰《かえ》りの時間《じかん》よー。
ファイトーォ
そそんなァ…。

まめちしき▼サポーターをすると、筋肉《きんにく》の冷《ひ》えを防《ふせ》ぎ、静脈《じょうみゃく》の血《ち》の流《なが》れがよくなるため、つかれにくくなります。

ステップアップ

つかれをとる食品《しょくひん》

最近《さいきん》は筋肉《きんにく》をつくるアミノ酸《さん》の入ったスポーツドリンクも売《う》っている。しかし、ふつうの食事《しょくじ》では何《なに》がいいだろう。たとえば梅干《うめぼ》し。ふくまれているクエン酸《さん》がつかれをとる。レモンのビタミンC《シー》もいい。スポーツの試《し》合《あい》には、ぜひ持《も》って行《い》きたい。

ビタミンB群《ビーぐん》もいい。エネルギー生成《せいせい》を助《たす》けてくれる。B1《ビー》はぶた肉《にく》や豆類《まめるい》、B2《ビー》は牛乳《ぎゅうにゅう》、チーズ、もやし、B6《ビー》はいわしやとり肉《にく》、B12《ビー》は卵《たまご》、みそなどに多《おお》い。多《おお》めにとって、早《はや》く回復《かいふく》しよう。

✎まめちしき▼人間《にんげん》は、筋肉《きんにく》が本来《ほんらい》持《も》っている力《ちから》の何分《なんぶん》の1かしか、ふだんは使《つか》っていないと言《い》われています。

はげしい運動《うんどう》をすると、なぜ筋肉痛《きんにくつう》になるの？

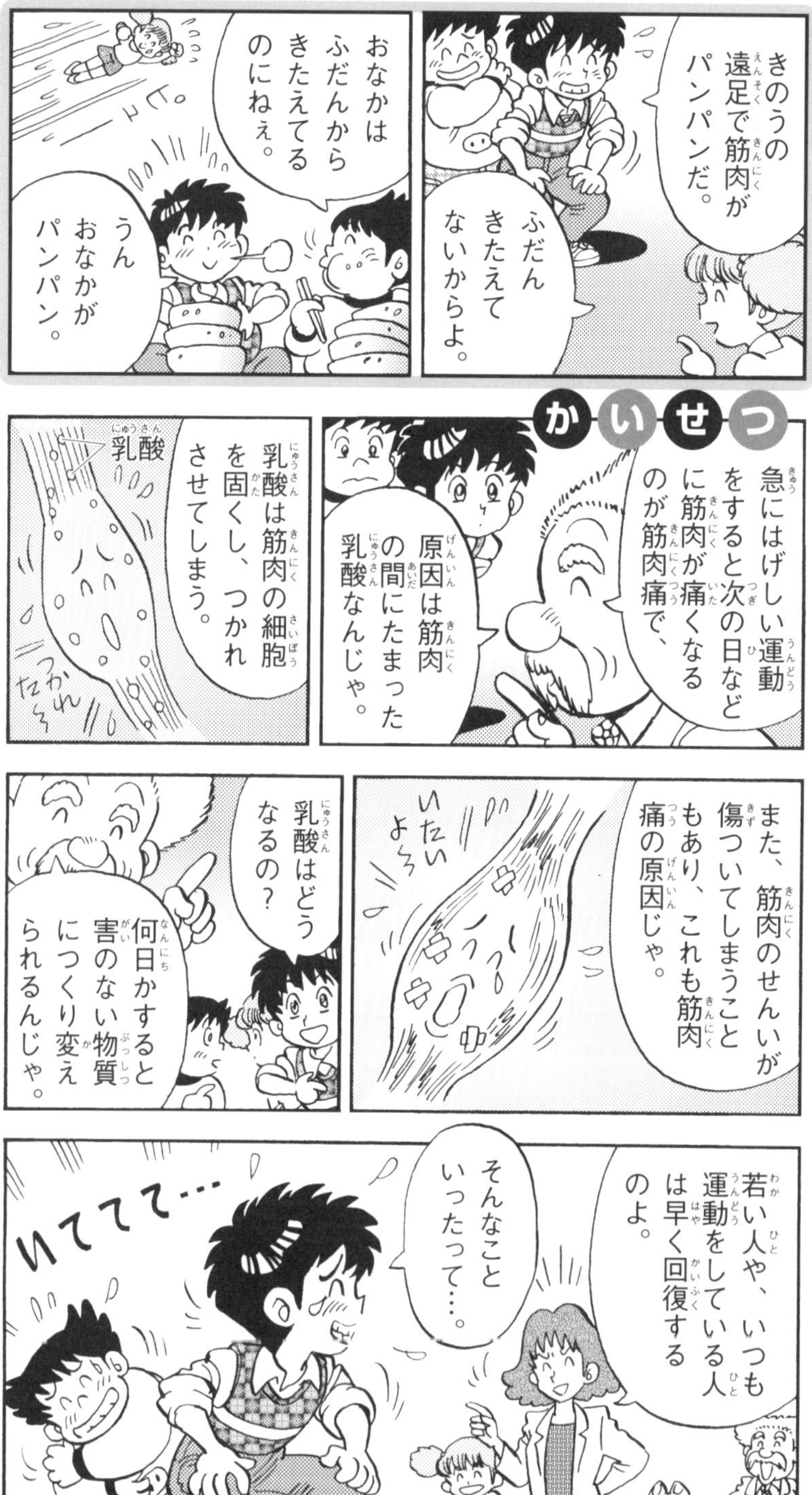
きのうの遠足《えんそく》で筋肉《きんにく》がパンパンだ。
ふだんきたえてないからよ。
おなかはふだんからきたえてるのにねぇ。
うん おなかがパンパン。
かいせつ
急《きゅう》にはげしい運動《うんどう》をすると次《つぎ》の日《ひ》などに筋肉《きんにく》が痛《いた》くなるのが筋肉痛《きんにくつう》で、
原因《げんいん》は筋肉《きんにく》の間《あいだ》にたまった乳酸《にゅうさん》なんじゃ。
乳酸《にゅうさん》は筋肉《きんにく》の細胞《さいぼう》を固《かた》くし、つかれさせてしまう。
乳酸《にゅうさん》
つかれたよ〜
また、筋肉《きんにく》のせんいが傷《きず》ついてしまうこともあり、これも筋肉《きんにく》痛《つう》の原因《げんいん》じゃ。
いたいよ〜
乳酸《にゅうさん》はどうなるの？
何日《なんにち》かすると害《がい》のない物質《ぶっしつ》につくり変《か》えられるんじゃ。
若《わか》い人《ひと》や、いつも運動《うんどう》をしている人《ひと》は早《はや》く回復《かいふく》するのよ。
そんなこといったって…。
いててて…

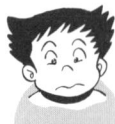

食《た》べてすぐ走《はし》ると、わき腹《ばら》が痛《いた》くなるのはなぜ？

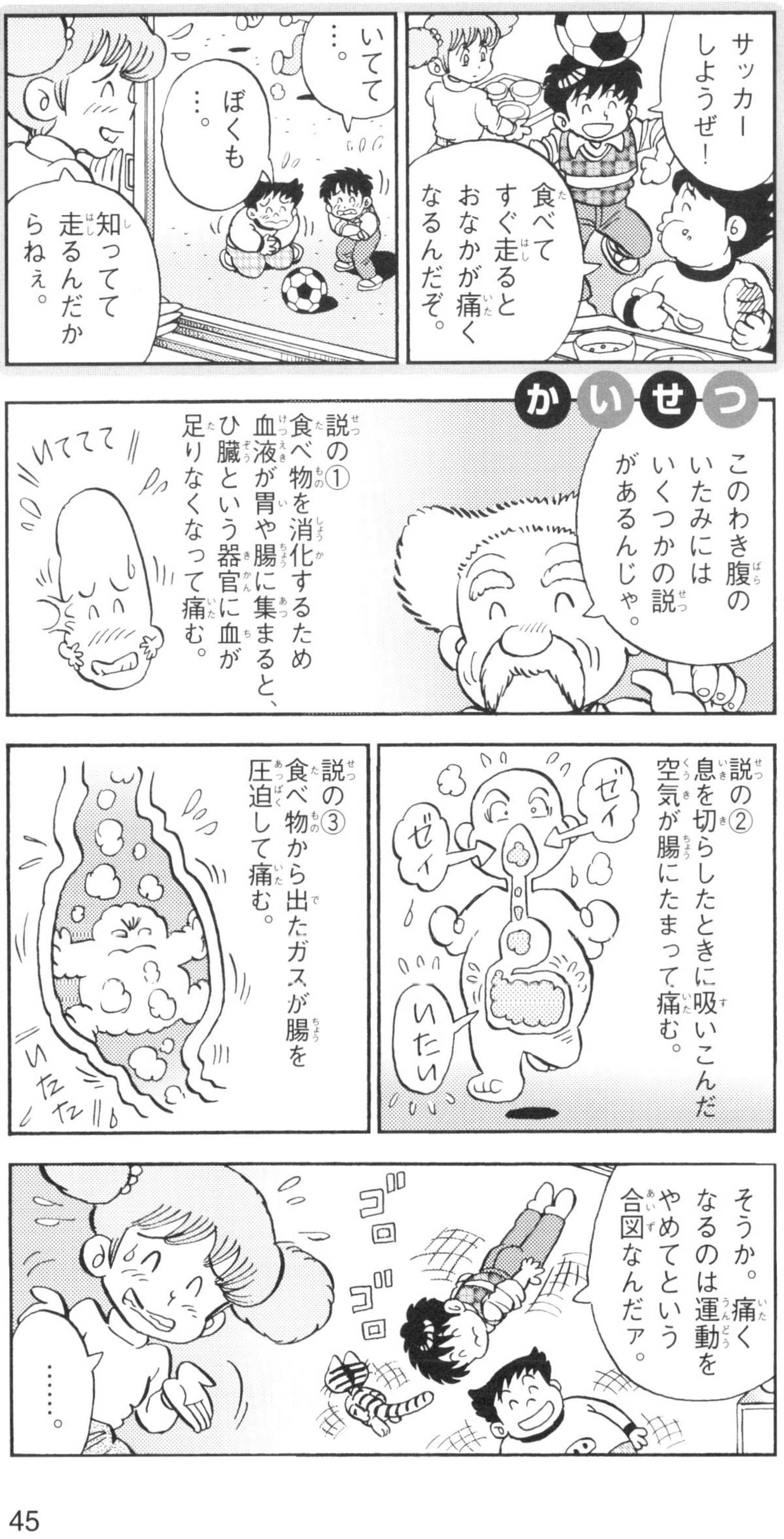
サッカーしようぜ！
食《た》べてすぐ走《はし》るとおなかが痛《いた》くなるんだぞ。
いてて…。
ぼくも…。
知《し》ってて走《はし》るんだからねぇ。
かいせつ
このわき腹《ばら》のいたみにはいくつかの説《せつ》があるんじゃ。
説《せつ》の①食《た》べ物《もの》を消化《しょうか》するため血液《けつえき》が胃《い》や腸《ちょう》に集《あつ》まると、ひ臓《ぞう》という器官《きかん》に血《ち》が足《た》りなくなって痛《いた》む。
いててて
説《せつ》の②息《いき》を切《き》らしたときに吸《す》いこんだ空気《くうき》が腸《ちょう》にたまって痛《いた》む。
ゼイ
ゼイ
いたい
説《せつ》の③食《た》べ物《もの》から出《で》たガスが腸《ちょう》を圧迫《あっぱく》して痛《いた》む。
いたた
そうか。痛《いた》くなるのは運動《うんどう》をやめてという合図《あいず》なんだァ。
ゴロ
ゴロ
……。

まめちしき▼食《た》べてすぐ横《よこ》になると「牛《うし》になる」と言《い》われますが消化《しょうか》にはよいです。ただし眠《ねむ》ると消化《しょうか》不良《ふりょう》をおこします。

指紋《しもん》は何《なん》のためにあるの？

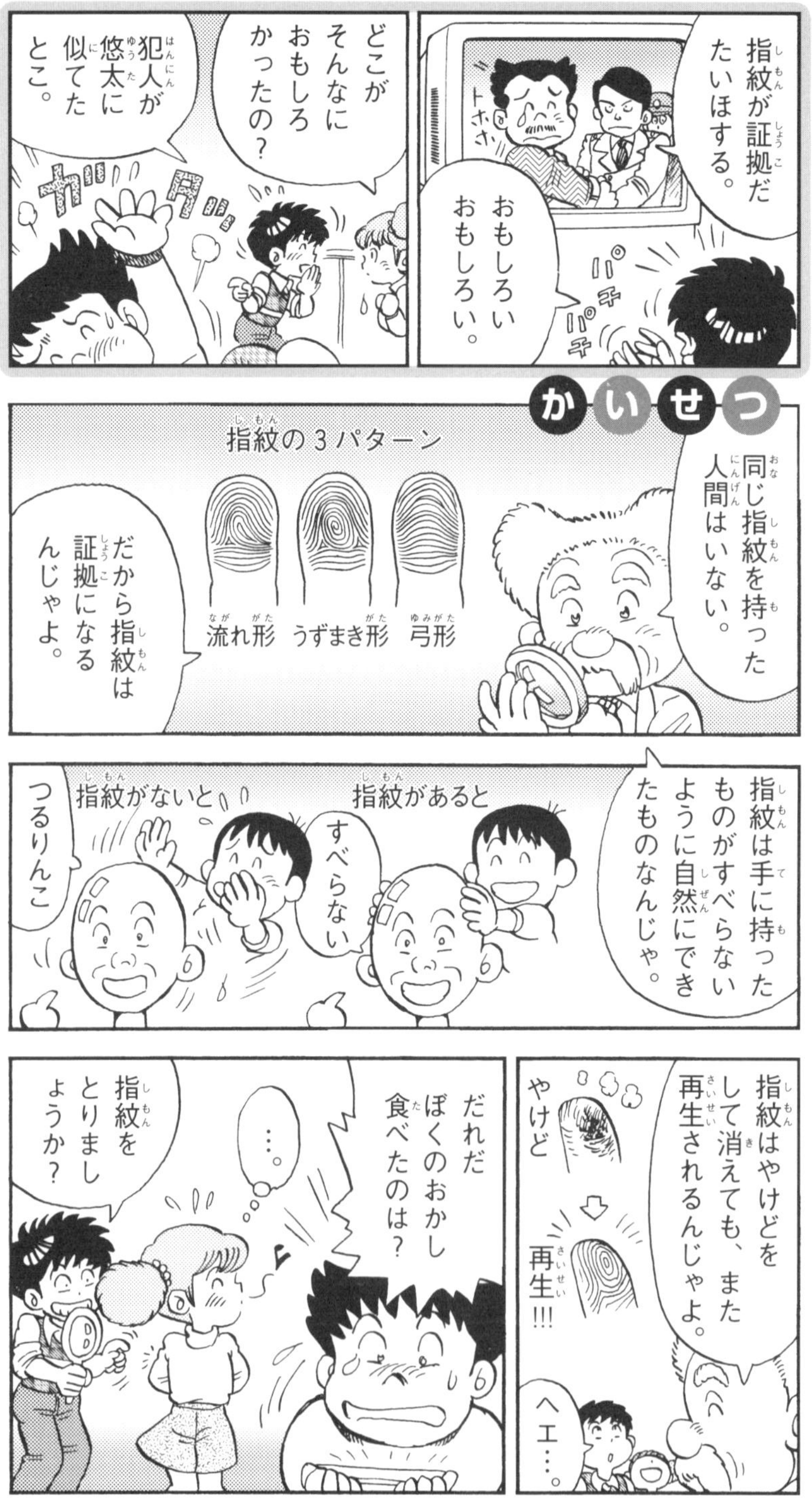

指紋《しもん》が証拠《しょうこ》だ たいほする。
おもしろい おもしろい。
パチ パチ
どこが そんなに おもしろかったの？
犯人《はんにん》が悠太《ゆうた》に似《に》てたとこ。
かいせつ
同《おな》じ指紋《しもん》を持《も》った人間《にんげん》はいない。
指紋《しもん》の３パターン
流《なが》れ形《がた》
うずまき形《がた》
弓形《ゆみがた》
だから指紋《しもん》は証拠《しょうこ》になるんじゃよ。
指紋《しもん》は手《て》に持《も》ったものがすべらないように自然《しぜん》にできたものなんじゃ。
指紋《しもん》があると
すべらない
指紋《しもん》がないと
つるりんこ
指紋《しもん》はやけどをして消《き》えても、また再生《さいせい》されるんじゃよ。
やけど
再生《さいせい》!!!
ヘエ…。
だれだ ぼくのおかし食《た》べたのは？
…。
指紋《しもん》をとりましょうか？

まめちしき▼指紋《しもん》を犯罪捜査《はんざいそうさ》に利用《りよう》するのは、日本《にほん》で、はんこがないとき、ぼ・印《いん》（指紋《しもん》）をおすのがヒントになりました。

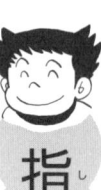

なぜ、つめは切《き》っても痛《いた》くないの？

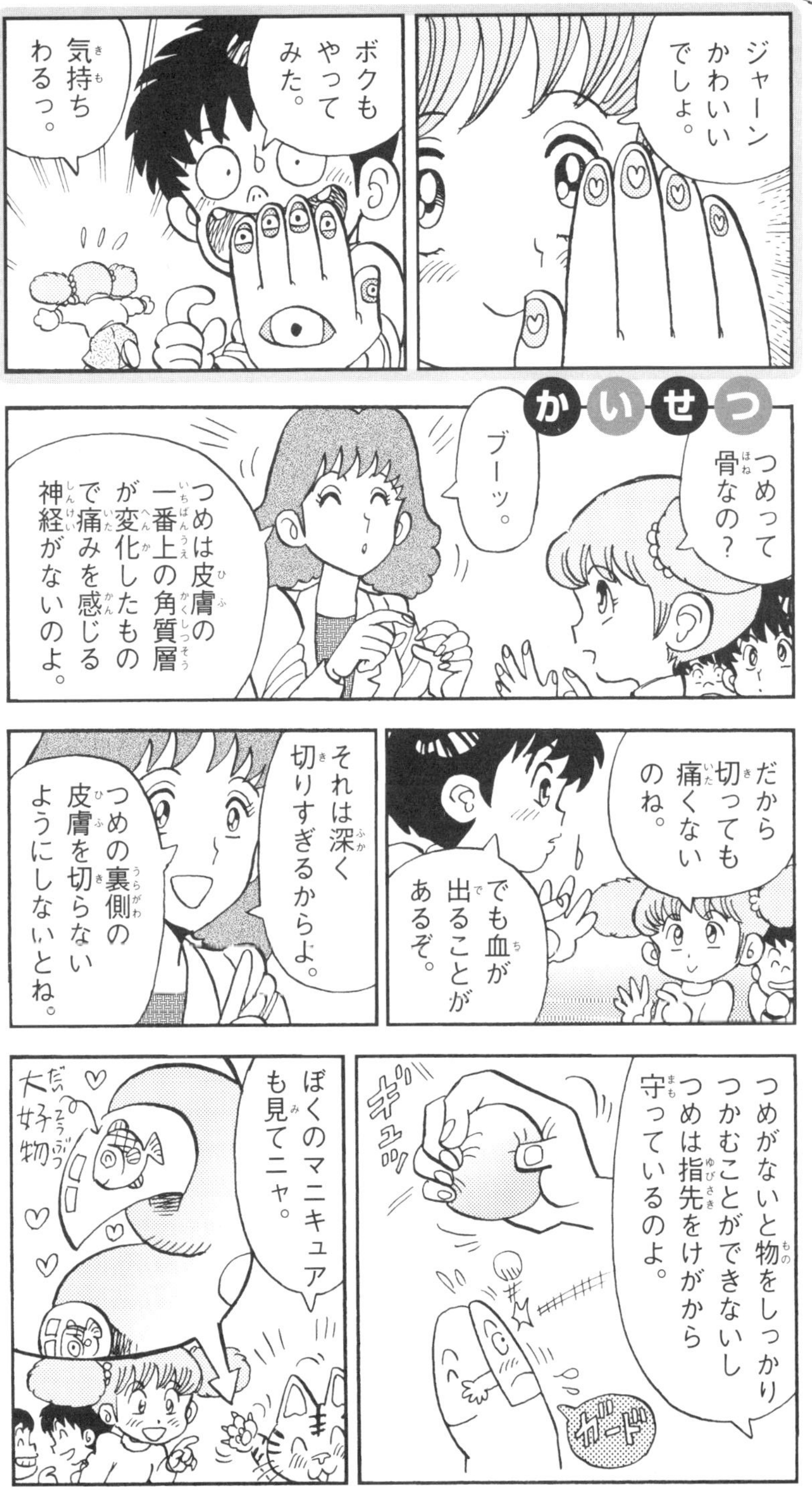
ジャーン
かわいいでしょ。

ボクもやってみた。

気持《きも》ちわるっ。

かいせつ
つめって骨《ほね》なの？

ブーッ。

つめは皮膚《ひふ》の一番上《いちばんうえ》の角質層《かくしつそう》が変化《へんか》したもので痛《いた》みを感《かん》じる神経《しんけい》がないのよ。

だから切《き》っても痛《いた》くないのね。

でも血《ち》が出《で》ることがあるぞ。

それは深《ふか》く切《き》りすぎるからよ。

つめの裏側《うらがわ》の皮膚《ひふ》を切《き》らないようにしないとね。

つめがないと物《もの》をしっかりつかむことができないしつめは指先《ゆびさき》をけがから守《まも》っているのよ。

ギュッ!

ガード
ぼくのマニキュアも見《み》てニャ。

大好物《だいこうぶつ》

まめちしき▼夜《よる》、つめを切《き》るのはよくない、と言《い》われるのは、暗《くら》いところだと切りすぎてしまうから。

つめの根元《ねもと》の白《しろ》い三日月《みかづき》はなあに？

まめちしき▼つめの中《なか》に白《しろ》い星《ほし》ができることがあります。これは病気《びょうき》ではなく、空気《くうき》が入《はい》っただけです。

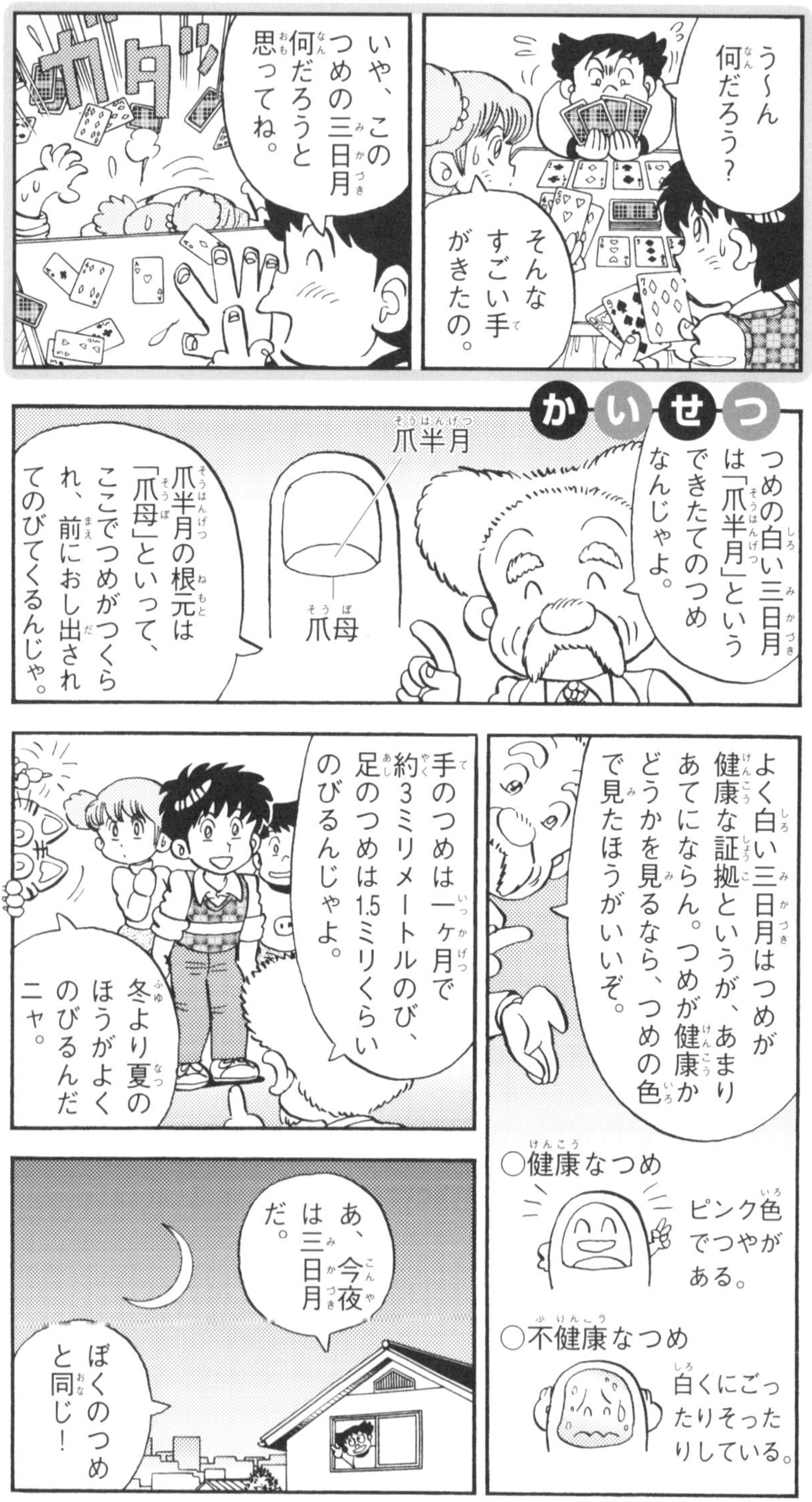

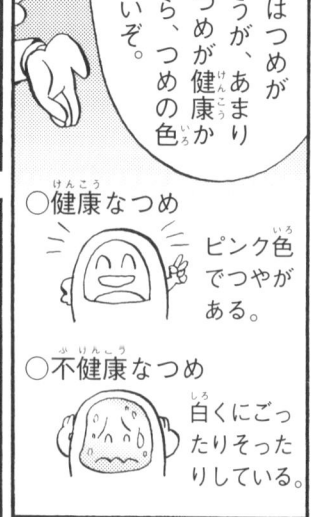

う～ん何《なん》だろう？
そんなすごい手《て》がきたの。
いや、このつめの三日月《みかづき》何《なん》だろうと思《おも》ってね。
かいせつ
つめの白《しろ》い三日月《みかづき》は「爪半月《そうはんげつ》」というできたてのつめなんじゃよ。
爪半月《そうはんげつ》
爪母《そうぼ》
爪半月《そうはんげつ》の根元《ねもと》は「爪母《そうぼ》」といって、ここでつめがつくられ、前《まえ》におし出《だ》されてのびてくるんじゃ。
よく白《しろ》い三日月《みかづき》はつめが健康《けんこう》な証拠《しょうこ》というが、あまりあてにならん。つめが健康《けんこう》かどうかを見《み》るなら、つめの色《いろ》で見《み》たほうがいいぞ。
○健康《けんこう》なつめ
ピンク色《いろ》でつやがある。
○不健康《ふけんこう》なつめ
白《しろ》くにごったりそったりしている。

手《て》のつめは一ヶ月《いっかげつ》で約《やく》3ミリメートルのび、足《あし》のつめは1.5ミリくらいのびるんじゃよ。

冬《ふゆ》より夏《なつ》のほうがよくのびるんだニャ。

あ、今夜《こんや》は三日月《みかづき》だ。

ぼくのつめと同《おな》じ！

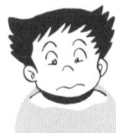

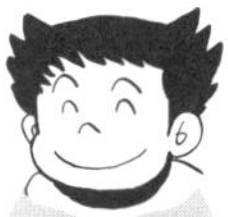

なぜ、右《みぎ》ききの人《ひと》と左《ひだり》ききの人《ひと》がいるの？

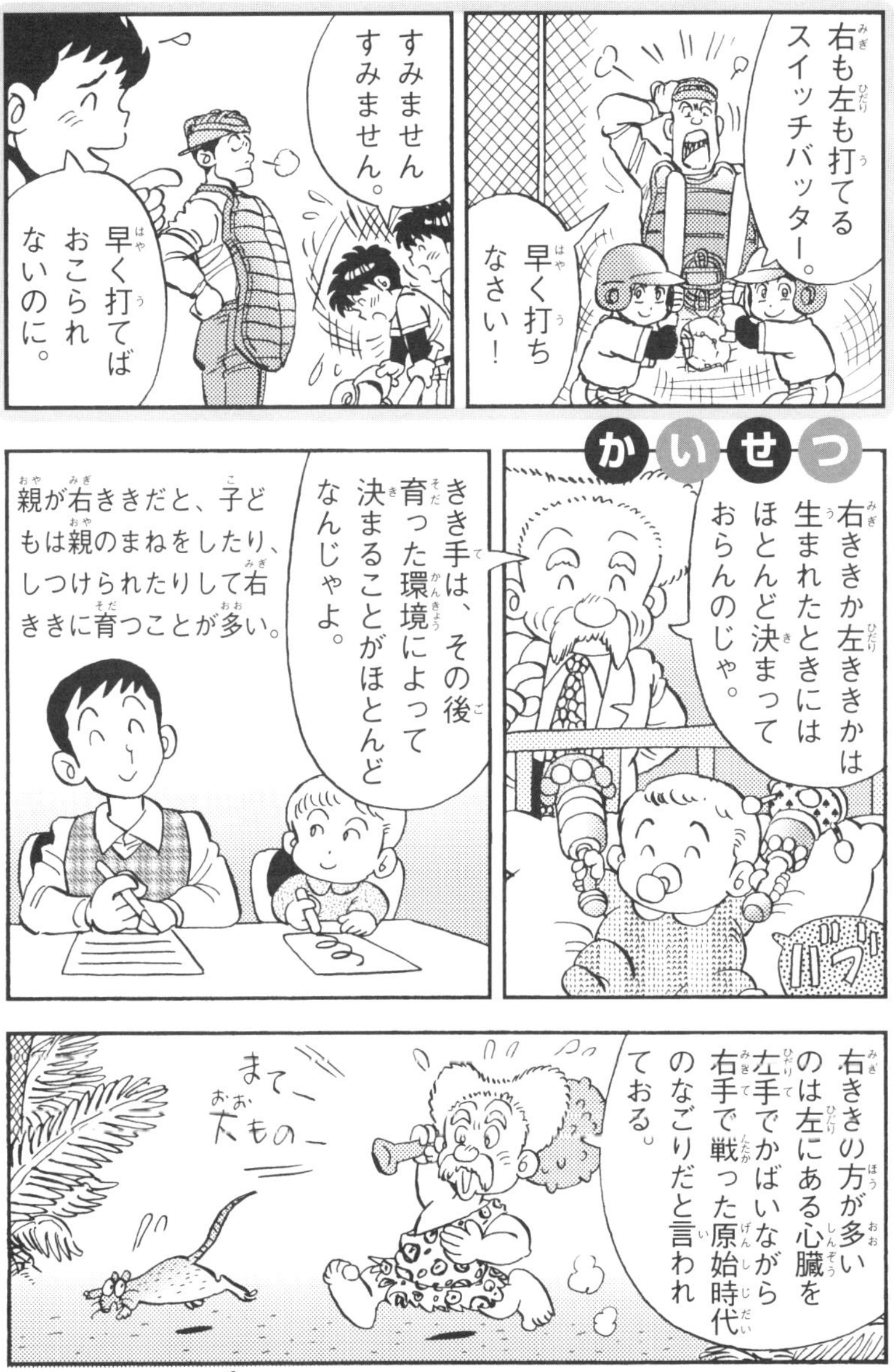
右《みぎ》も左《ひだり》も打《う》てるスイッチバッター。

早《はや》く打《う》ちなさい！

すみませんすみません。

早《はや》く打《う》てばおこられないのに。

かいせつ
右《みぎ》ききか左《ひだり》ききかは生《う》まれたときにはほとんど決《き》まっておらんのじゃ。

バブ
きき手《て》は、その後《ご》育《そだ》った環境《かんきょう》によって決《き》まることがほとんどなんじゃよ。

親《おや》が右《みぎ》ききだと、子《こ》どもは親《おや》のまねをしたり、しつけられたりして右《みぎ》ききに育《そだ》つことが多《おお》い。

右《みぎ》ききの方《ほう》が多《おお》いのは左《ひだり》にある心臓《しんぞう》を左手《ひだりて》でかばいながら右手《みぎて》で戦《たたか》った原始時代《げんしじだい》のなごりだと言《い》われておる。

まて～大《おお》もの～

きき手《て》は無理《むり》に直《なお》さなくていいし訓練次第《くんれんしだい》では両手《りょうて》ききにもなれるのよ。

よし、ぼくもスイッチバッターだ！

あぶない

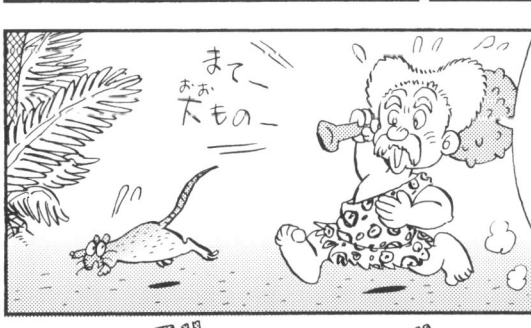

まめちしき▼人《ひと》は左右《さゆう》の手《て》をふりながら歩《ある》きます。これは大昔《おおむかし》、4本《ほん》の足《あし》で歩《ある》いていたなごりです。

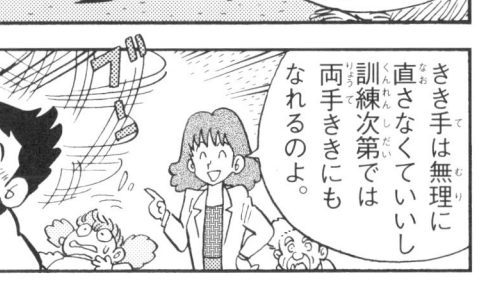

正座《せいざ》をすると、なぜ足《あし》がしびれるの？

まめちしき▼正座《せいざ》は心《こころ》を静《しず》かに落《お》ち着《つ》けるのによいと言《い》われていますが、骨《ほね》の発達《はったつ》のためにはあまりよくありません。

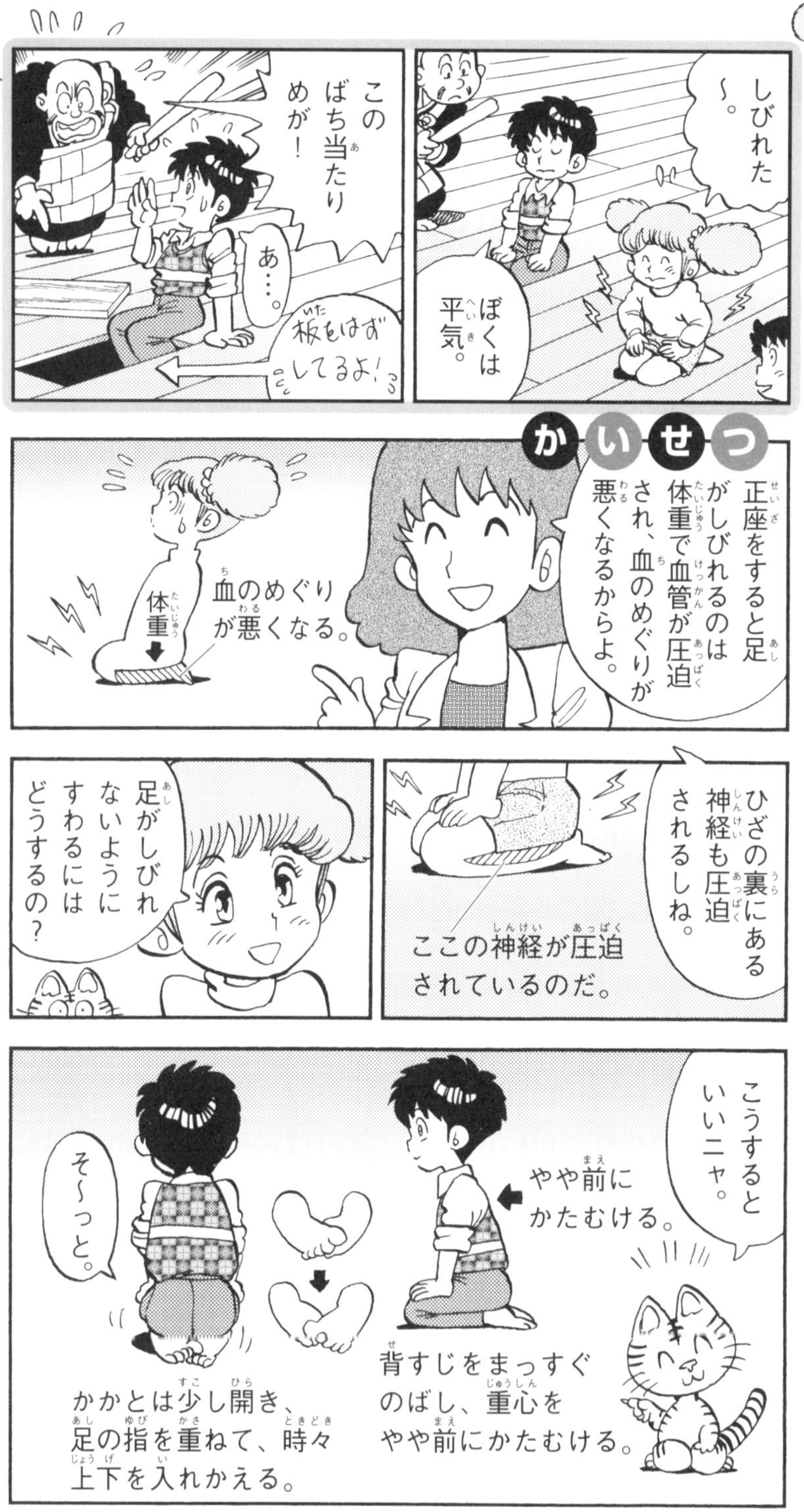
しびれた〜。
ぼくは平気《へいき》。
このばち当《あ》たりめが！
あ…。
板《いた》をはずしてるよ！
かいせつ
正座《せいざ》をすると足《あし》がしびれるのは体重《たいじゅう》で血管《けっかん》が圧迫《あっぱく》され、血《ち》のめぐりが悪《わる》くなるからよ。
血《ち》のめぐりが悪《わる》くなる。
体重《たいじゅう》
ひざの裏《うら》にある神経《しんけい》も圧迫《あっぱく》されるしね。
ここの神経《しんけい》が圧迫《あっぱく》されているのだ。
足《あし》がしびれないようにすわるにはどうするの？
こうするといいニャ。
やや前《まえ》にかたむける。
背《せ》すじをまっすぐのばし、重心《じゅうしん》をやや前《まえ》にかたむける。
そ〜っと。
かかとは少《すこ》し開《ひら》き、足《あし》の指《ゆび》を重《かさ》ねて、時々《ときどき》上下《じょうげ》を入《い》れかえる。

はい、こちら ホンマにすごい 人体研究所《じんたいけんきゅうじょ》!! 2

「骨《ほね》・筋肉《きんにく》・手足《てあし》」についての質問《しつもん》コーナー

? 空手家《からてか》がかわらを割《わ》れるのは、なぜ?

人間《にんげん》の手《て》や足《あし》は、きたえるにつれて、おどろくほど強《つよ》くなる。また、ものすごいスピードで動《うご》くことができるようになる。そのため、かわらも割《わ》れるのじゃ。

? 筋肉《きんにく》をきたえるには、どうすればいいの?

それには運動《うんどう》がいちばん。だけど、よくからだが成長《せいちょう》する子《こ》どものころ、むりな運動《うんどう》をするのはよくない。ほどほどに行《おこな》うのがだいじじゃ。

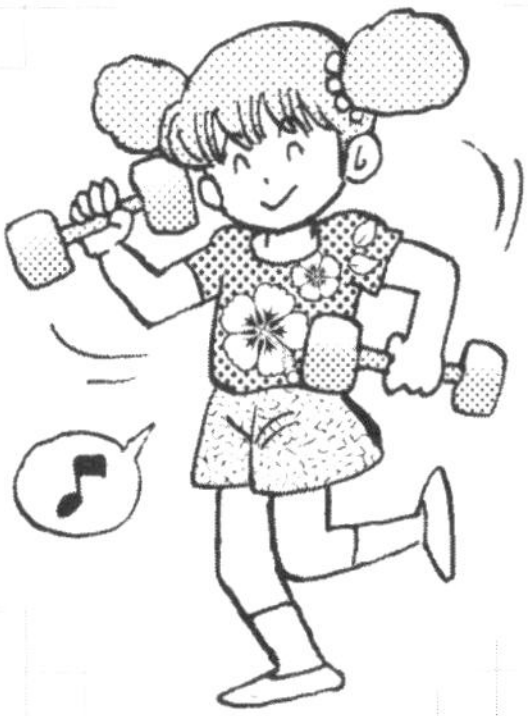

? アキレス腱《けん》のアキレスって、なあに?

アキレスというのは、古代《こだい》ギリシャの神話《しんわ》に登《とう》場《じょう》する勇者《ゆうしゃ》の名前《なまえ》じゃ。アキレスは生《う》まれたとき、母親《ははおや》に特別《とくべつ》な泉《いずみ》につけてもらって不死身《ふじみ》のからだになったのじゃが、母親《ははおや》が足首《あしくび》を持《も》ってつけたので、足首《あしくび》が弱点《じゃくてん》になったんじゃ。それで、人《ひと》の弱《じゃく》点《てん》のことをアキレス腱《けん》というようになったんじゃ。

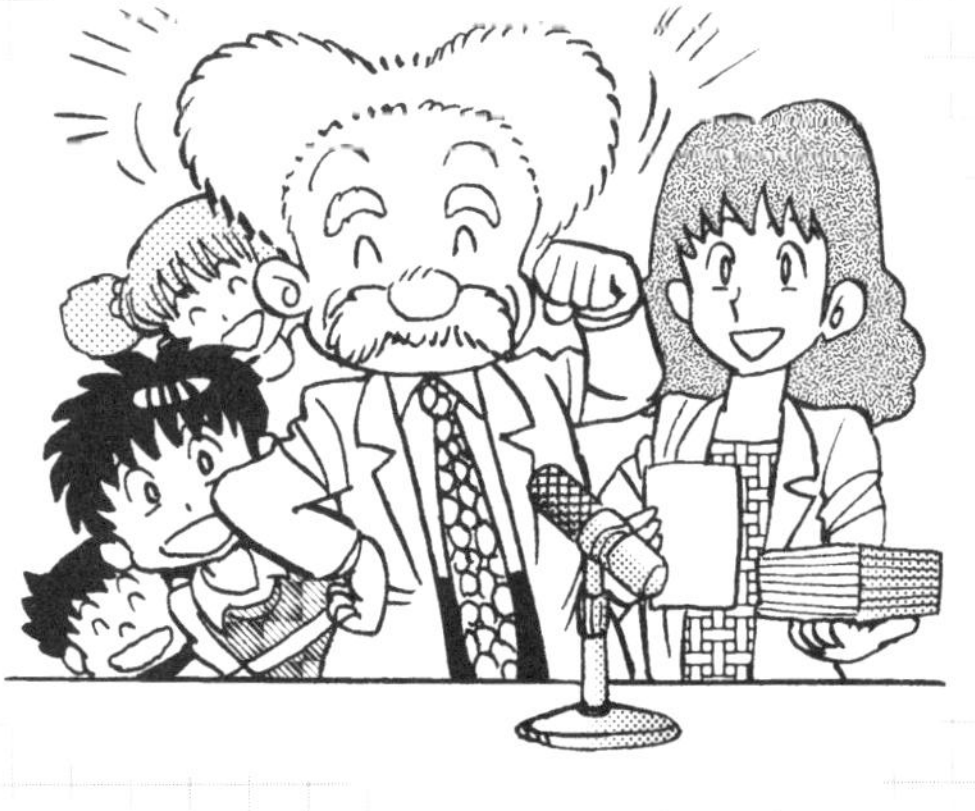

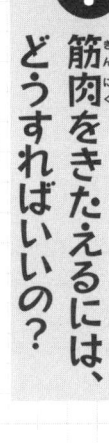

まめちしき▼つき指《ゆび》をしたときは引《ひ》っぱってすますと、ゆがんだまま固《かた》まることがあるので病院《びょういん》に行《い》きましょう。

「骨《ほね》・筋肉《きんにく》・手足《てあし》」についての質問《しつもん》コーナー

まめちしき▼子《こ》どものころは骨《ほね》の数《かず》は350本《ぼん》。おとなになるにつれて骨《ほね》どうしがくっつき、206本《ぼん》ほどになります。

？ 手相《てそう》・うらないって、当《あ》たるの？

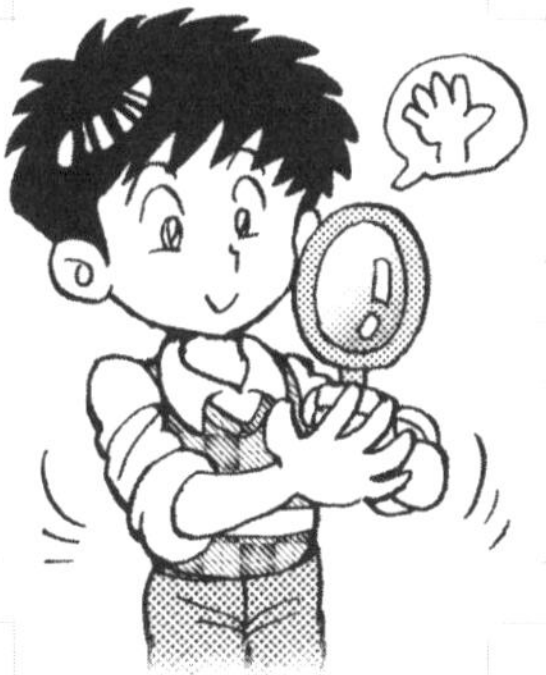

手相《てそう》から人《ひと》の未来《みらい》が読《よ》み取《と》れるという科学的《かがくてき》な裏《うら》づけはない。似《に》た性格《せいかく》の人《ひと》が、似《に》たような手相《てそう》をしているのは、長《なが》い経験《けいけん》から割《わ》り出《だ》されたものじゃろうが、あまり気《き》にしすぎない方《ほう》がよいじゃろう。

？ 扁平足《へんぺいそく》って、治《なお》るの？

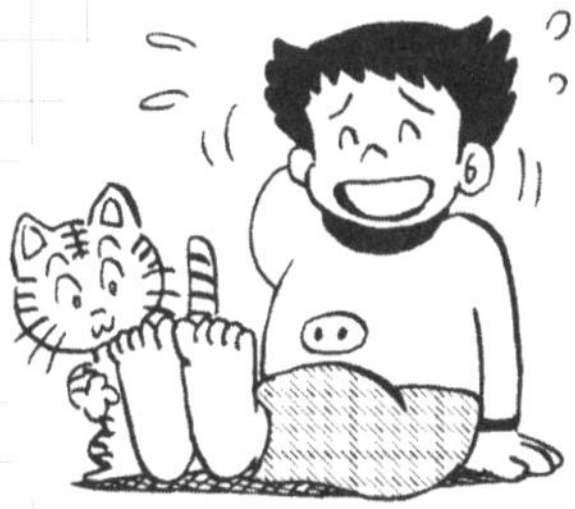

足《あし》の裏《うら》の土《つち》ふまずというへこみがないのが扁平足《へんぺいそく》。土《つち》ふまずがある方《ほう》が運動《うんどう》に適《てき》しておるが、最近《さいきん》は昔《むかし》の人《ひと》ほど歩《ある》かなくなったせいか、扁平足《へんぺいそく》がふえておる。でも、痛《いた》みがあるなら、整形外科《せいけいげか》にかかった方《ほう》がよいぞ。

？ 薬指《くすりゆび》は、なぜ薬指《くすりゆび》というの？

指《ゆび》の中《なか》でいちばん使《つか》わない指《ゆび》が薬指《くすりゆび》だね。使《つか》わないということは、きれいということ。だから、昔《むかし》の人《ひと》は薬《くすり》を混《ま》ぜたりするのに使《つか》ったんだ。それで薬指《くすりゆび》と名前《なまえ》がついたんだよ。

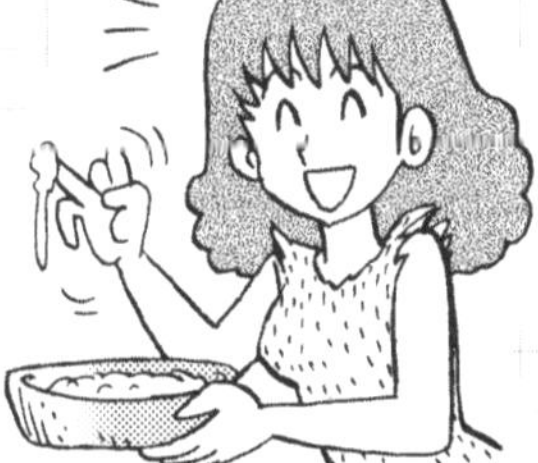

？ 骨《ほね》は固《かた》いのに、なぜ折《お》れるの？

骨《ほね》はカルシウムを主成分《しゅせいぶん》とする、じょうぶなものじゃ。しかし、いくらじょうぶでも、たえられる力《ちから》をこえる力《ちから》が加《くわ》われば折《お》れてしまうぞ。

？ 骨《ほね》はマンガでは白《しろ》いけど、本当《ほんとう》に白《しろ》いの？

ほとんど白《しろ》と言《い》っていいだろうね。白《しろ》に少《すこ》し茶色《ちゃいろ》が混《ま》ざることもあるけどね。

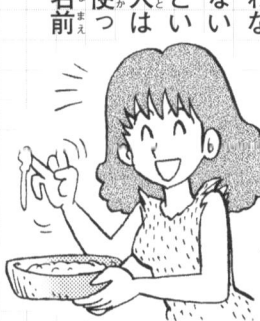

心臓《しんぞう》・血管《けっかん》と肺《はい》のひみつ

よく使《つか》う表現《ひょうげん》▼血《ち》がさわぐ◇こうふんして、じっとしていられないようす。

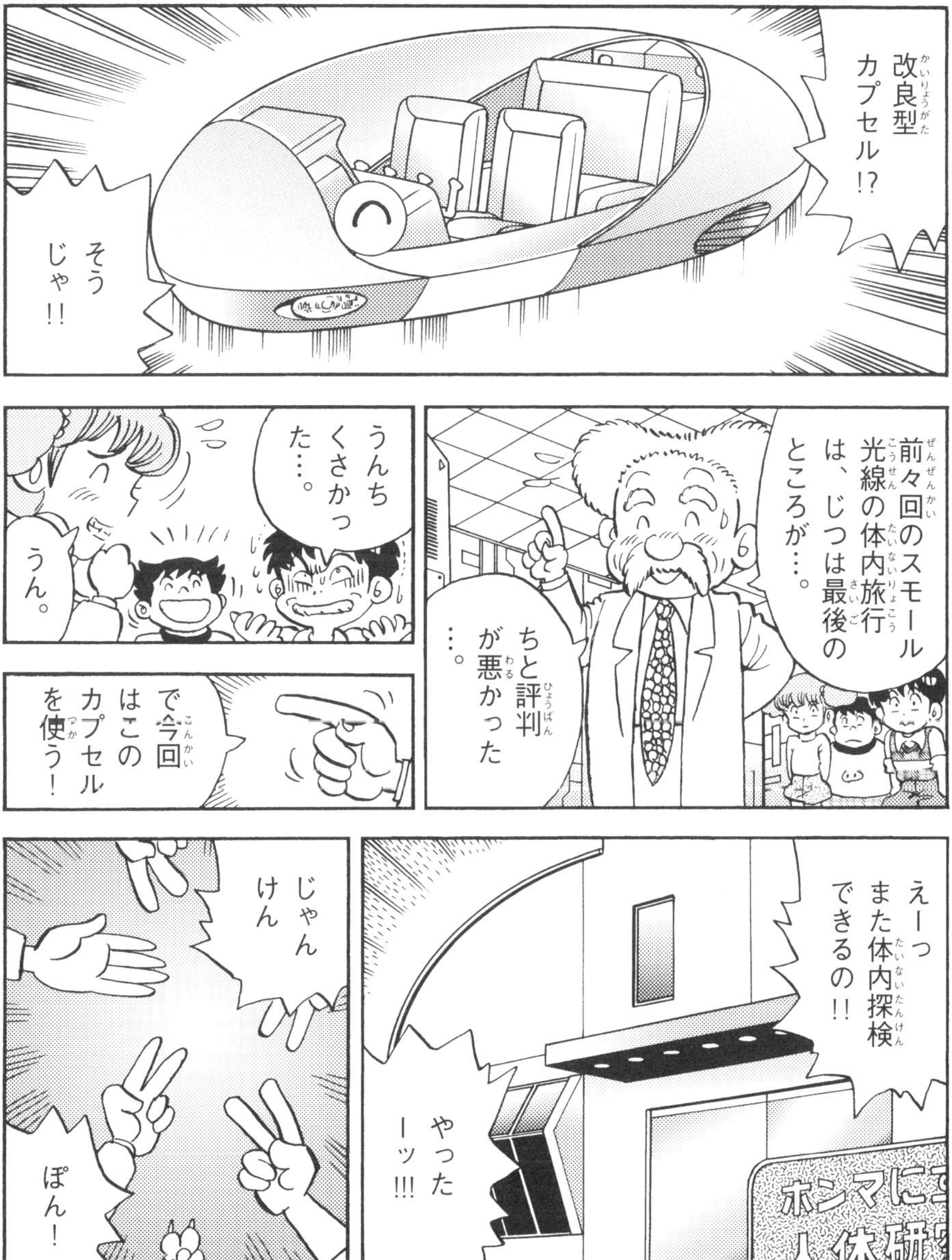

改良型《かいりょうがた》カプセル!?
そうじゃ!!
前々回《ぜんぜんかい》のスモール光線《こうせん》の体内旅行《たいないりょこう》は、じつは最後《さいご》のところが…。
ちと評判《ひょうばん》が悪《わる》かった…。
うんちくさかった…。
うん。
で今回《こんかい》はこのカプセルを使《つか》う!
えーっまた体内探検《たいないたんけん》できるの!!
やったーッ!!!
ホンマに
人体研
じゃんけん
ぽん!

よく使《つか》う表現《ひょうげん》▼血《ち》もなみだもない◇人間《にんげん》としてのやさしさに欠《か》けている冷《つめ》たい性格《せいかく》であること。

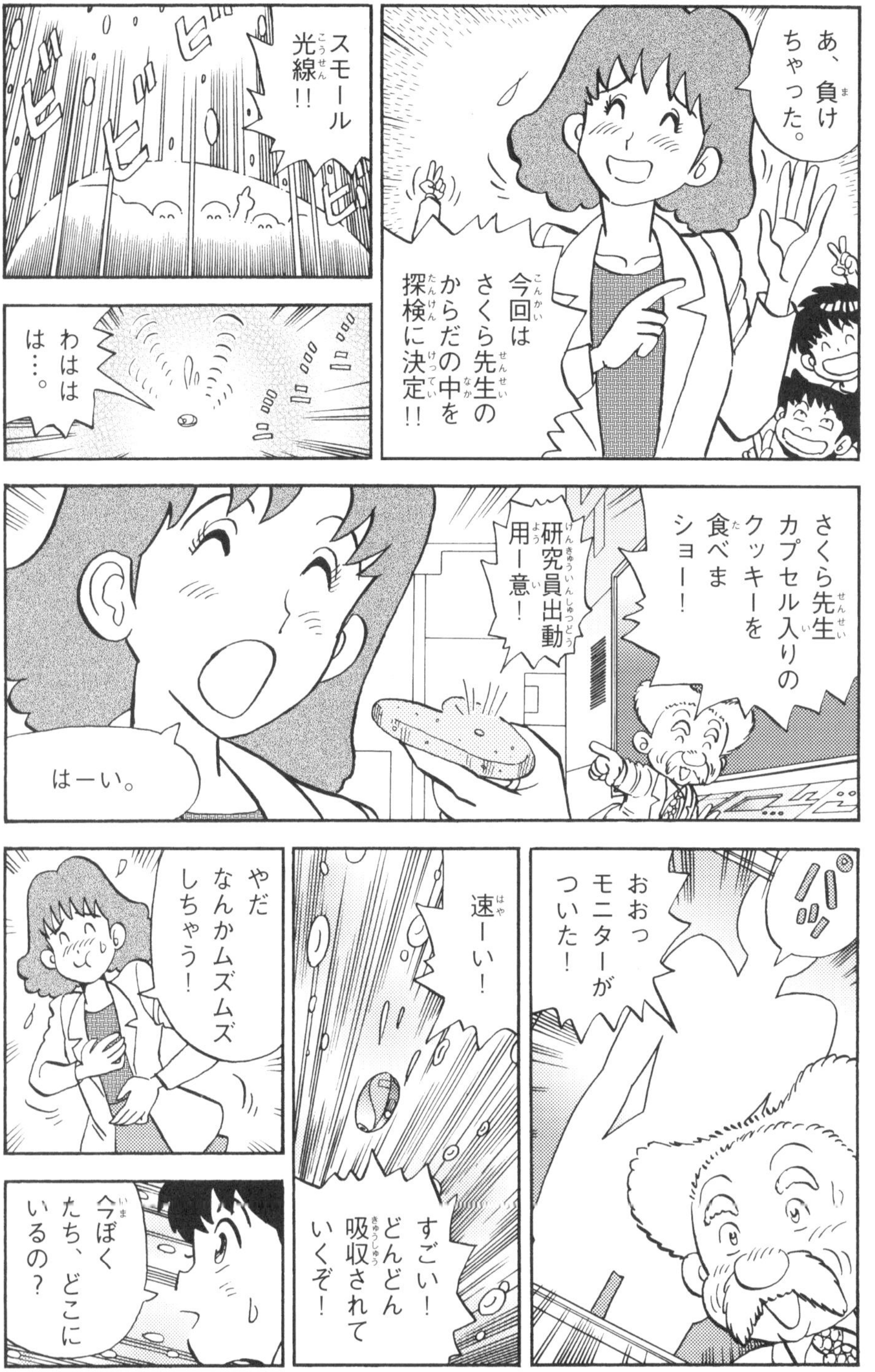

あ、負《ま》けちゃった。
今回《こんかい》はさくら先生《せんせい》のからだの中《なか》を探検《たんけん》に決定《けってい》!!
スモール光線《こうせん》!!
ビビビビビ
わははは…。
さくら先生《せんせい》カプセル入《い》りのクッキーを食《た》べまショー!
研究員出動《けんきゅういんしゅつどう》用《よう》ー意《い》!
はーい。
パッ
おおっモニターがついた!
速《はや》ーい!
すごい!どんどん吸収《きゅうしゅう》されていくぞ!
やだなんかムズムズしちゃう!
今《いま》ぼくたち、どこにいるの?

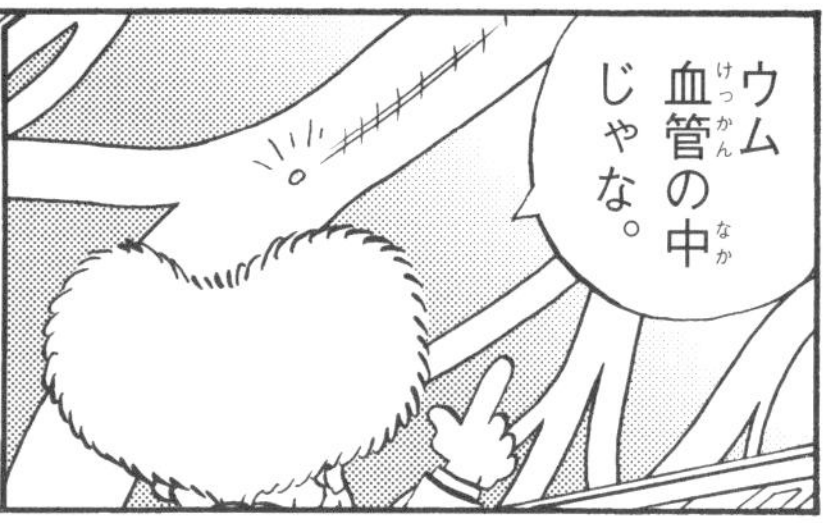
ウム
血管《けっかん》の中《なか》
じゃな。

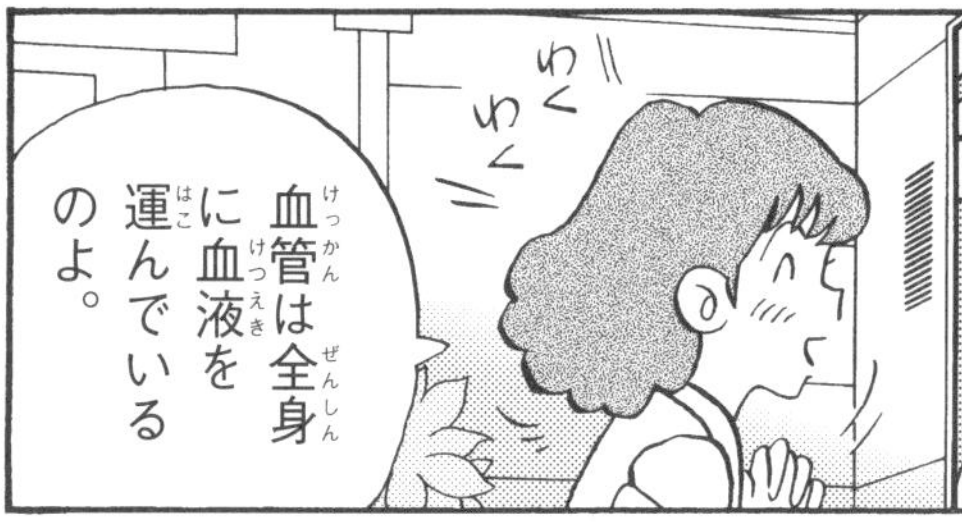
わく
わく
血管《けっかん》は全身《ぜんしん》
に血液《けつえき》を
運《はこ》んでいる
のよ。

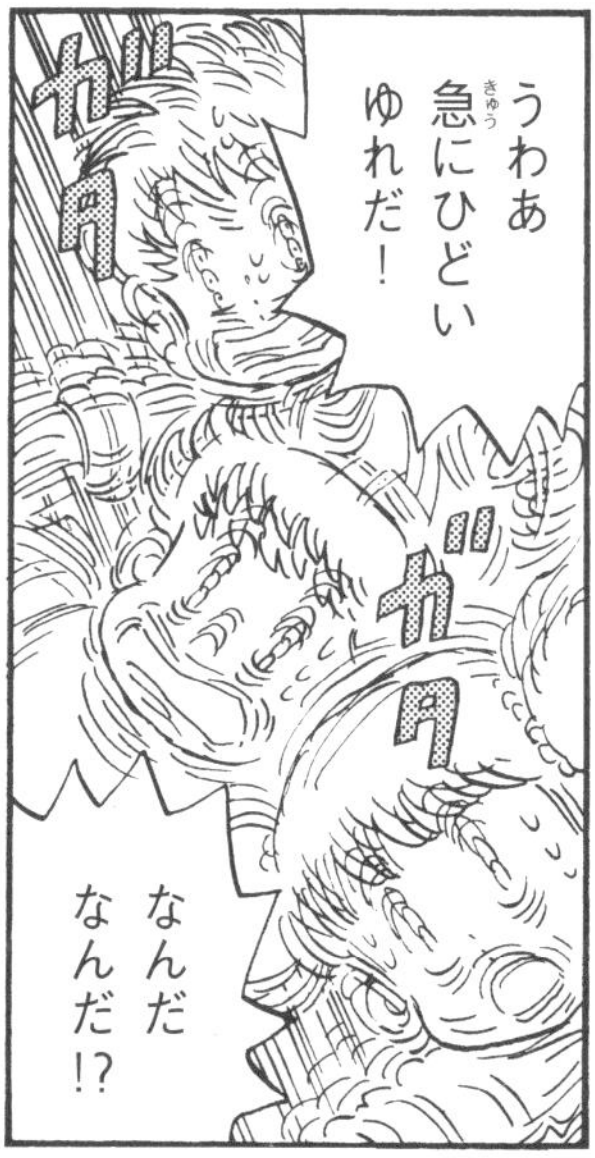
ガク
ガク
うわあ
急《きゅう》にひどい
ゆれだ!
なんだ
なんだ!?

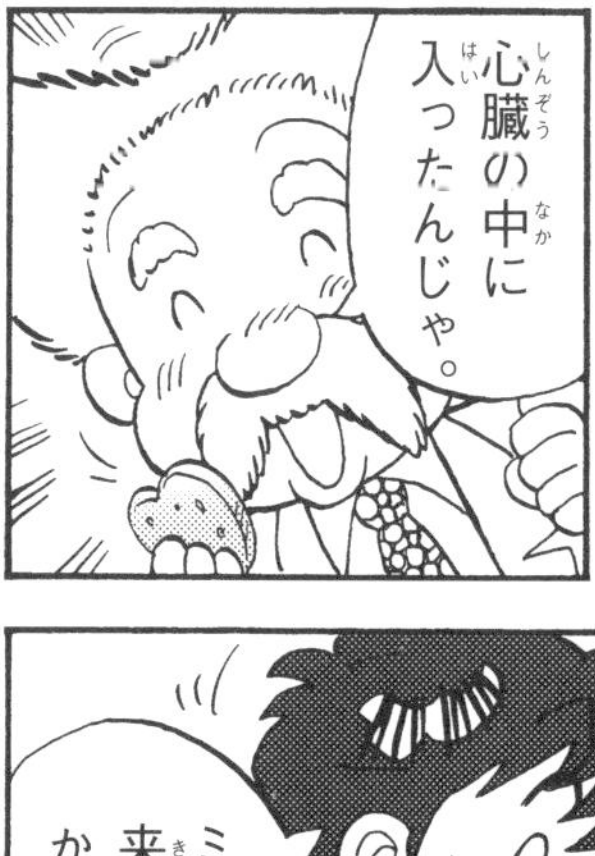
心臓《しんぞう》の中《なか》に
入《はい》ったんじゃ。

●全身《ぜんしん》の血管《けっかん》

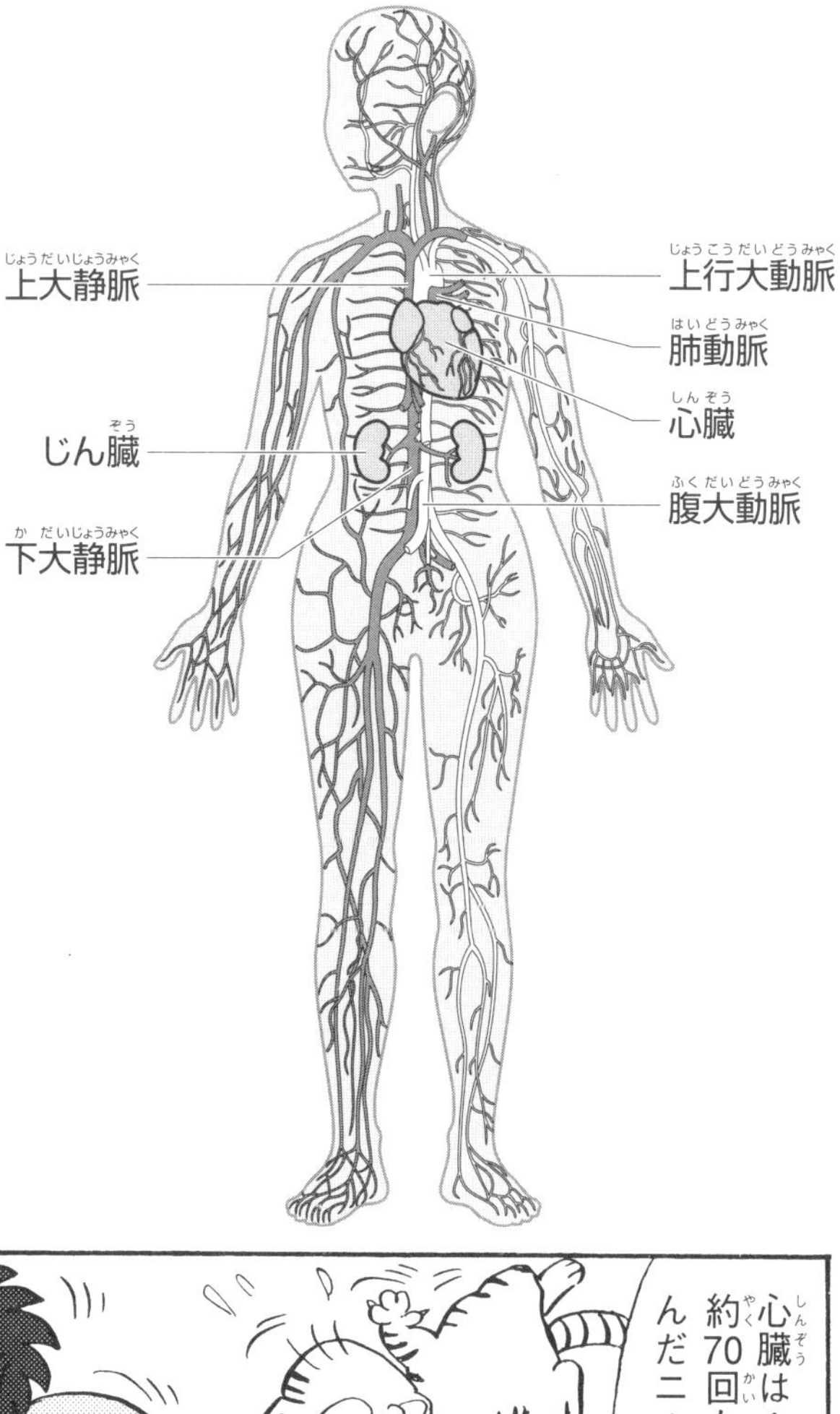
上大静脈《じょうだいじょうみゃく》
じん臓《ぞう》
下大静脈《かだいじょうみゃく》
上行大動脈《じょうこうだいどうみゃく》
肺動脈《はいどうみゃく》
心臓《しんぞう》
腹大動脈《ふくだいどうみゃく》

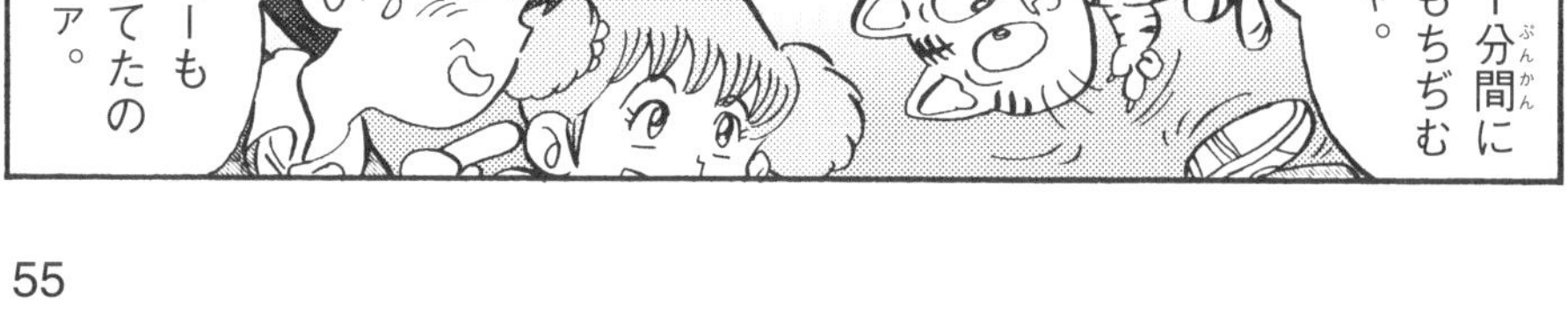
心臓《しんぞう》は1分間《ぶんかん》に
約《やく》70回《かい》もちぢむ
んだニャ。
ミーも
来《き》てたの
かァ。

よく使《つか》う表現《ひょうげん》▼胸《むね》をふくらます◇喜《よろこ》びや希望《きぼう》で心《こころ》がいっぱいになるようす。

●心臓《しんぞう》のつくり

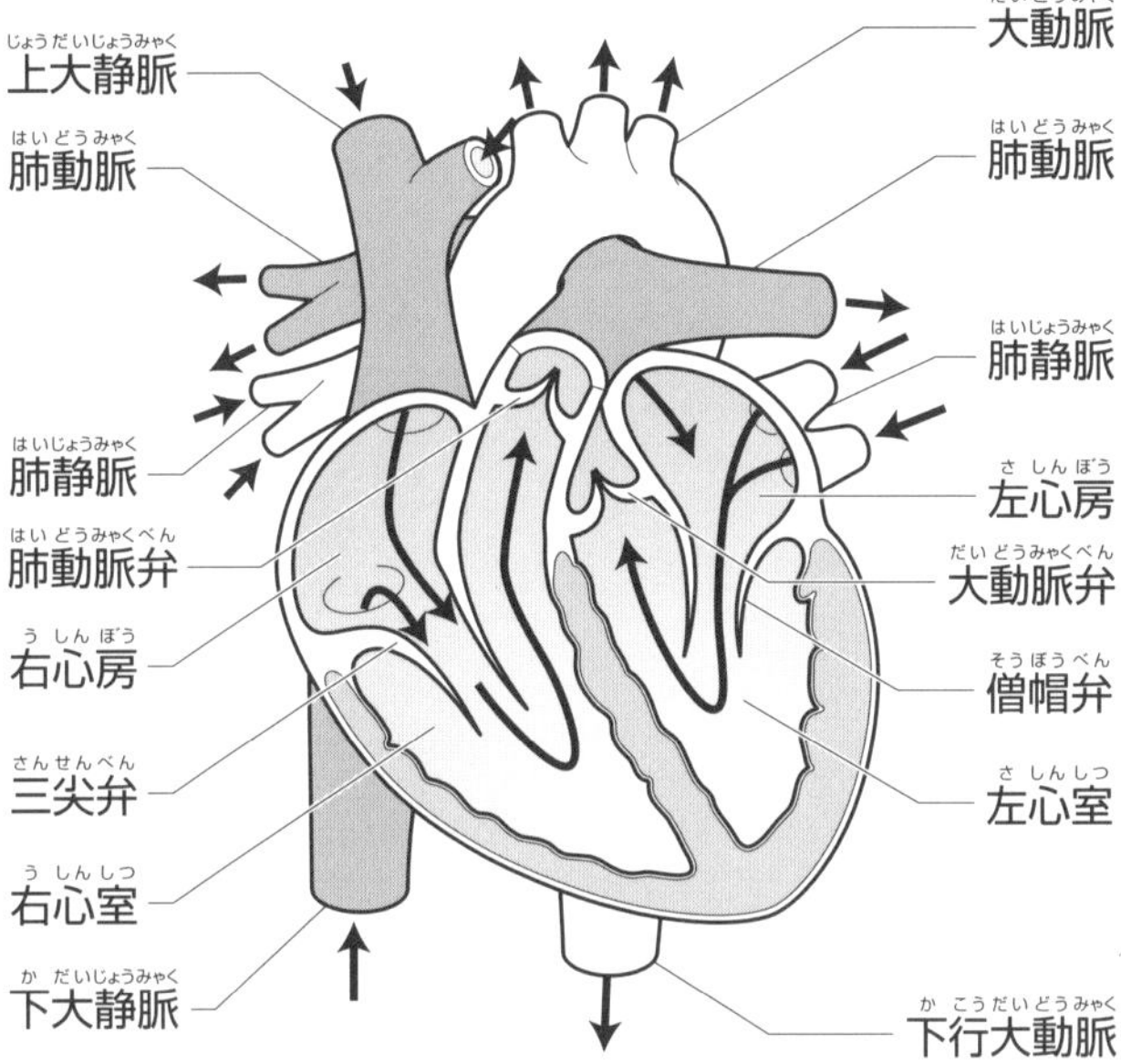
大動脈《だいどうみゃく》
上大静脈《じょうだいじょうみゃく》
肺動脈《はいどうみゃく》
肺動脈《はいどうみゃく》
肺静脈《はいじょうみゃく》
肺静脈《はいじょうみゃく》
左心房《さしんぼう》
肺動脈弁《はいどうみゃくべん》
大動脈弁《だいどうみゃくべん》
右心房《うしんぼう》
僧帽弁《そうぼうべん》
三尖弁《さんせんべん》
左心室《さしんしつ》
右心室《うしんしつ》
下大静脈《かだいじょうみゃく》
下行大動脈《かこうだいどうみゃく》

成人《せいじん》で一日《いちにち》に7200リットルの血液《けつえき》を送《おく》り出《だ》すんじゃ。
すごーいがんばれわたしの心臓《しんぞう》！

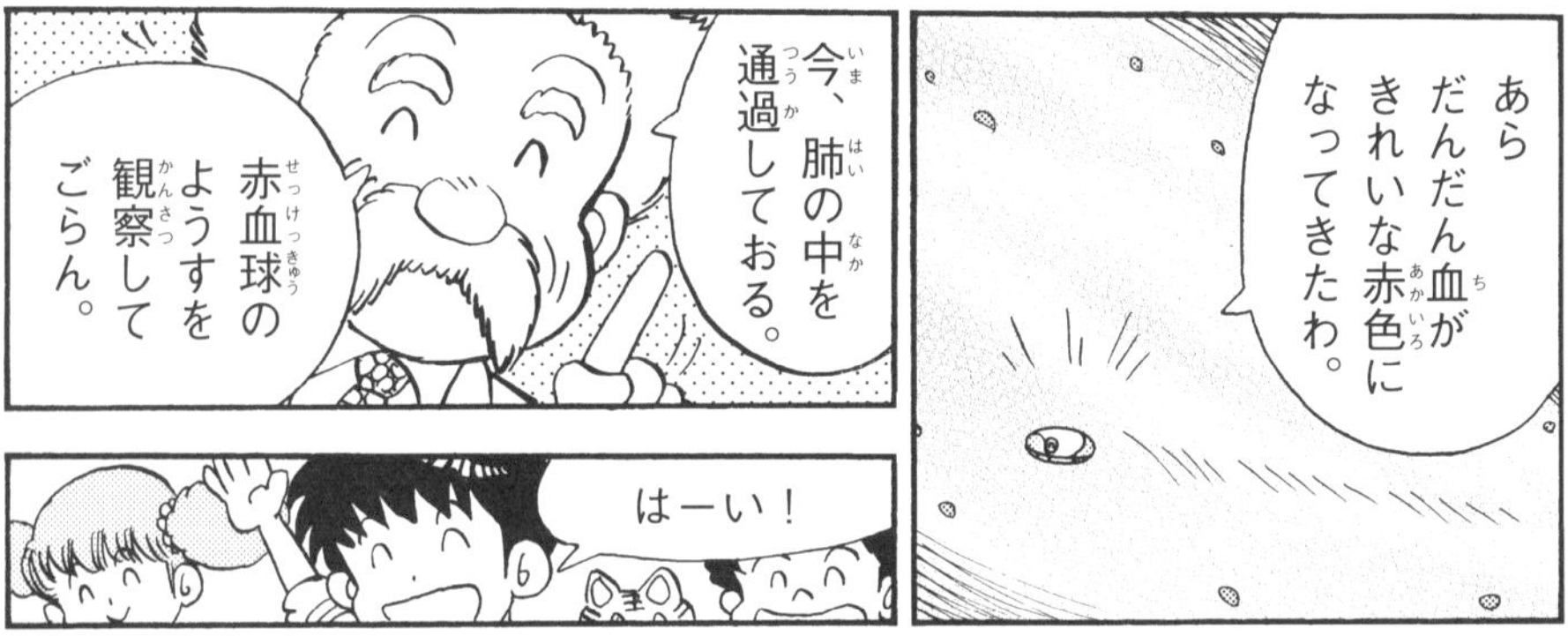
あらだんだん血《ち》がきれいな赤色《あかいろ》になってきたわ。
今《いま》、肺《はい》の中《なか》を通過《つうか》しておる。
赤血球《せっけっきゅう》のようすを観察《かんさつ》してごらん。
はーい！

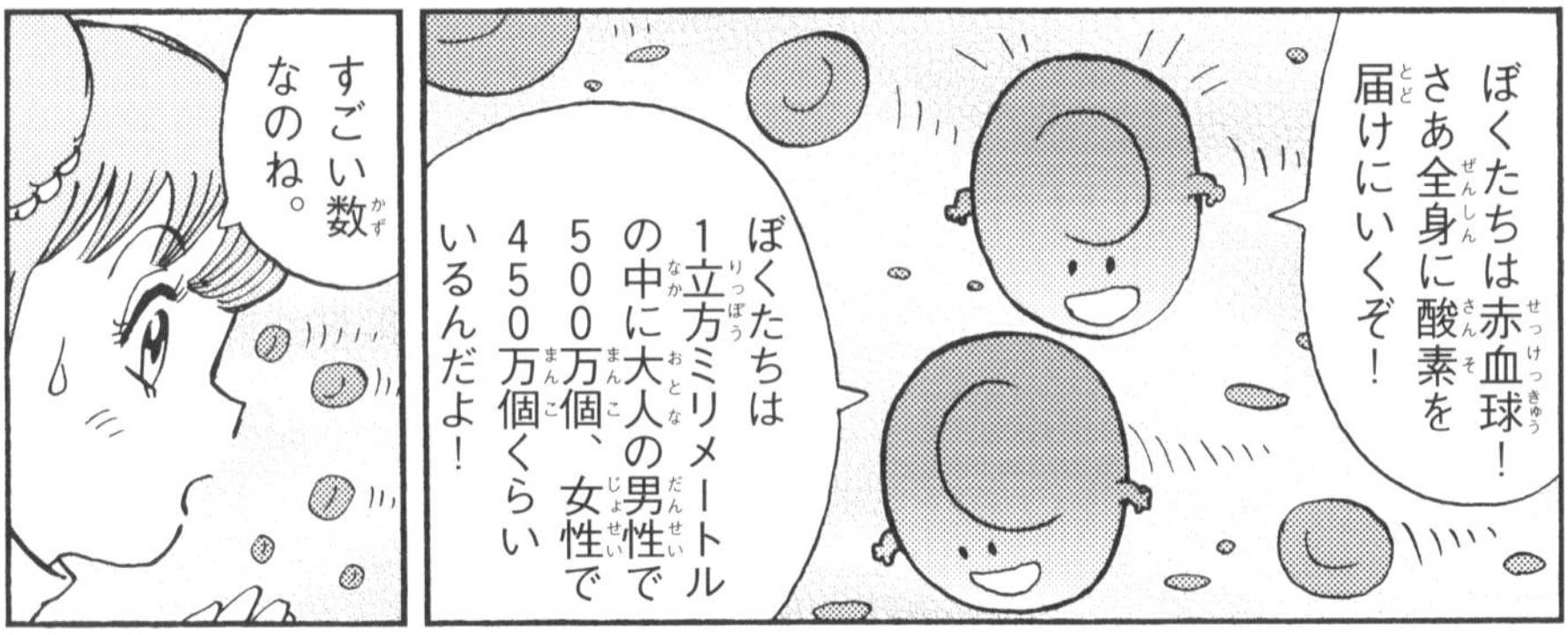
ぼくたちは赤血球《せっけっきゅう》！さあ全身《ぜんしん》に酸素《さんそ》を届《とど》けにいくぞ！
ぼくたちは1立方《りっぽう》ミリメートルの中《なか》に大人《おとな》の男性《だんせい》で500万個《まんこ》、女性《じょせい》で450万個《まんこ》くらいいるんだよ！
すごい数《かず》なのね。

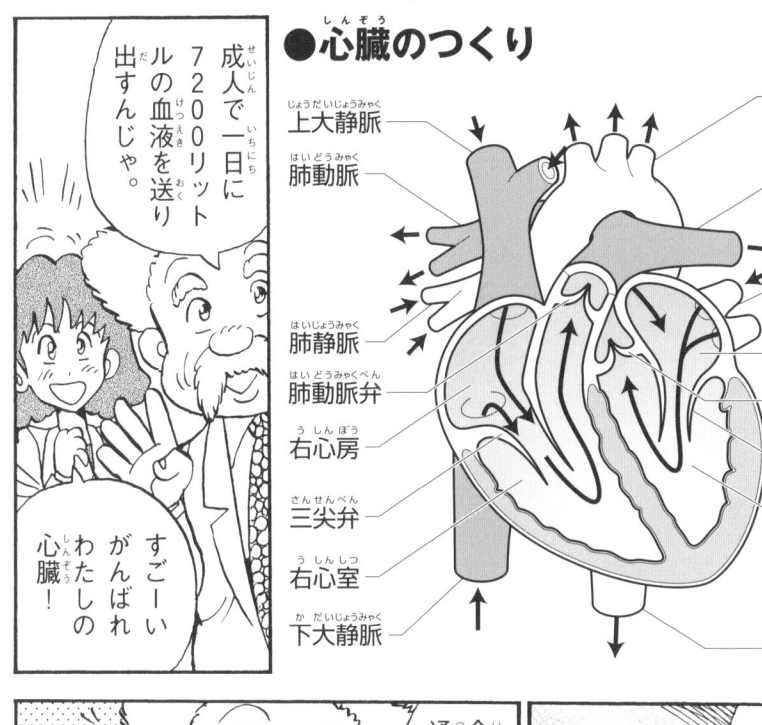

よく使《つか》う表現《ひょうげん》▼胸《むね》がいっぱいになる◇よろこびや感動《かんどう》で、心《こころ》が満《み》たされるようすです。

よく使《つか》う表現《ひょうげん》▼心《こころ》を許《ゆる》す◇気持《きも》ちを大《おお》きくして、あいてを受《う》け入《い》れること。信用《しんよう》すること。

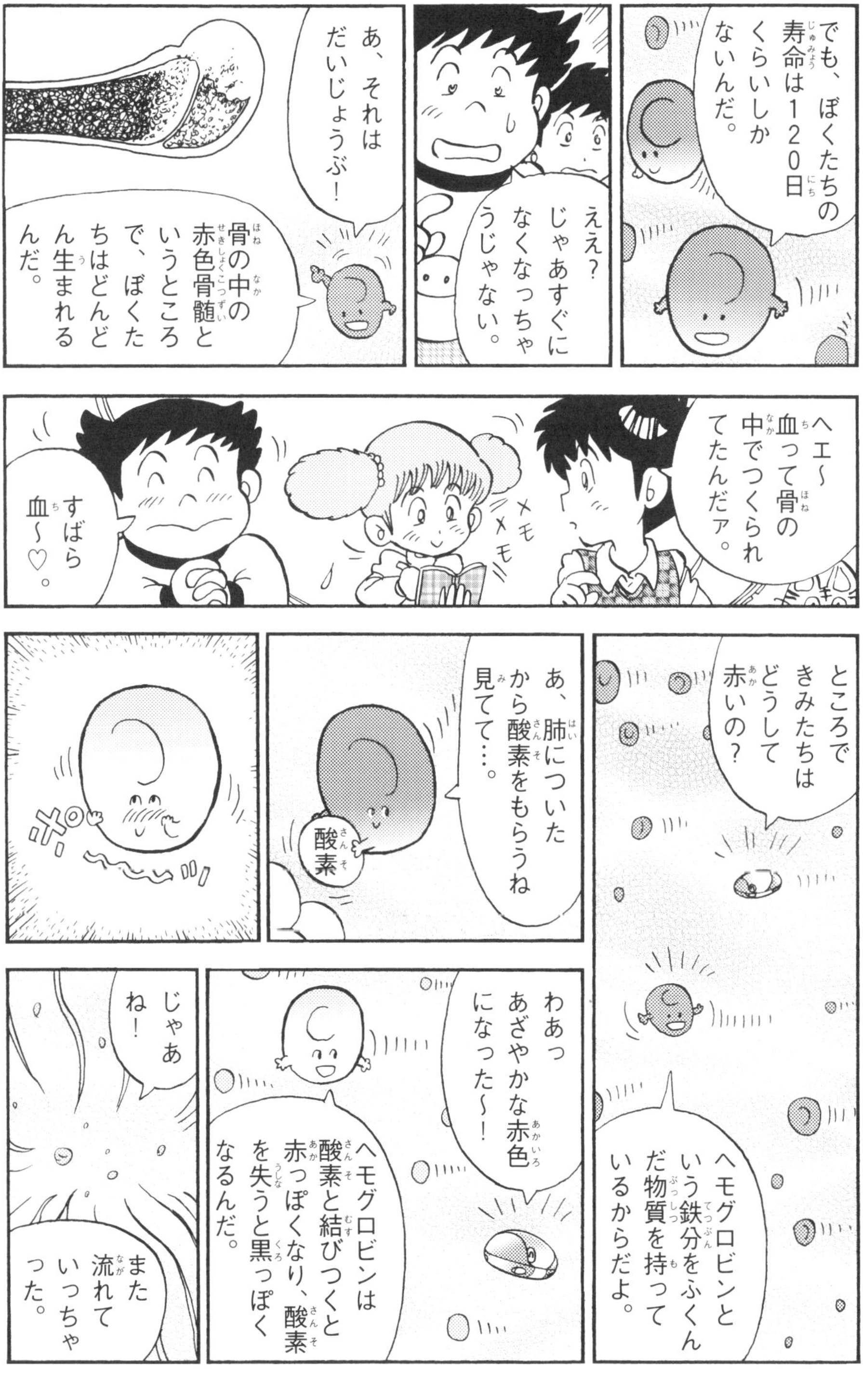
でも、ぼくたちの寿命《じゅみょう》は120日《にち》くらいしかないんだ。
ええ？じゃあすぐになくなっちゃうじゃない。
あ、それはだいじょうぶ！
骨《ほね》の中《なか》の赤色骨髄《せきしょくこつずい》というところで、ぼくたちはどんどん生《う》まれるんだ。
ヘェ〜血《ち》って骨《ほね》の中《なか》でつくられてたんだァ。
メモ
メモ
すばら血《ち》〜♡。
ところできみたちはどうして赤《あか》いの？
あ、肺《はい》についたから酸素《さんそ》をもらうね見《み》てて…。
酸素《さんそ》
ポッ
ヘモグロビンという鉄分《てつぶん》をふくんだ物質《ぶっしつ》を持《も》っているからだよ。
わあっあざやかな赤色《あかいろ》になった〜！
ヘモグロビンは酸素《さんそ》と結《むす》びつくと赤《あか》っぽくなり、酸素《さんそ》を失《うしな》うと黒《くろ》っぽくなるんだ。
じゃあね！
また流《なが》れていっちゃった。

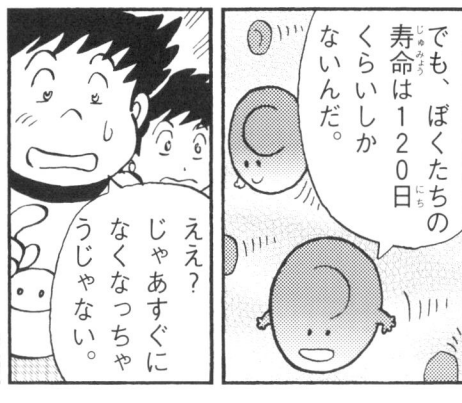

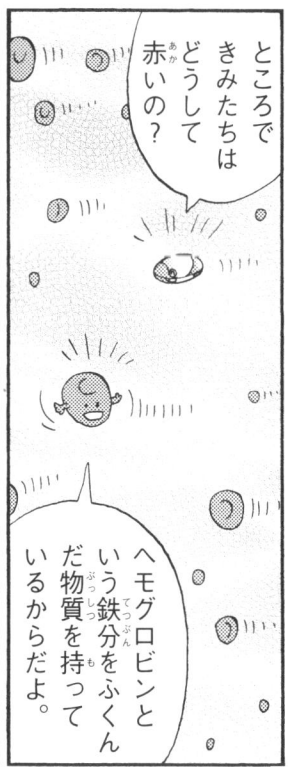

よく使《つか》う表現《ひょうげん》▼息《いき》をのむ◇ハッとおどろくようす。

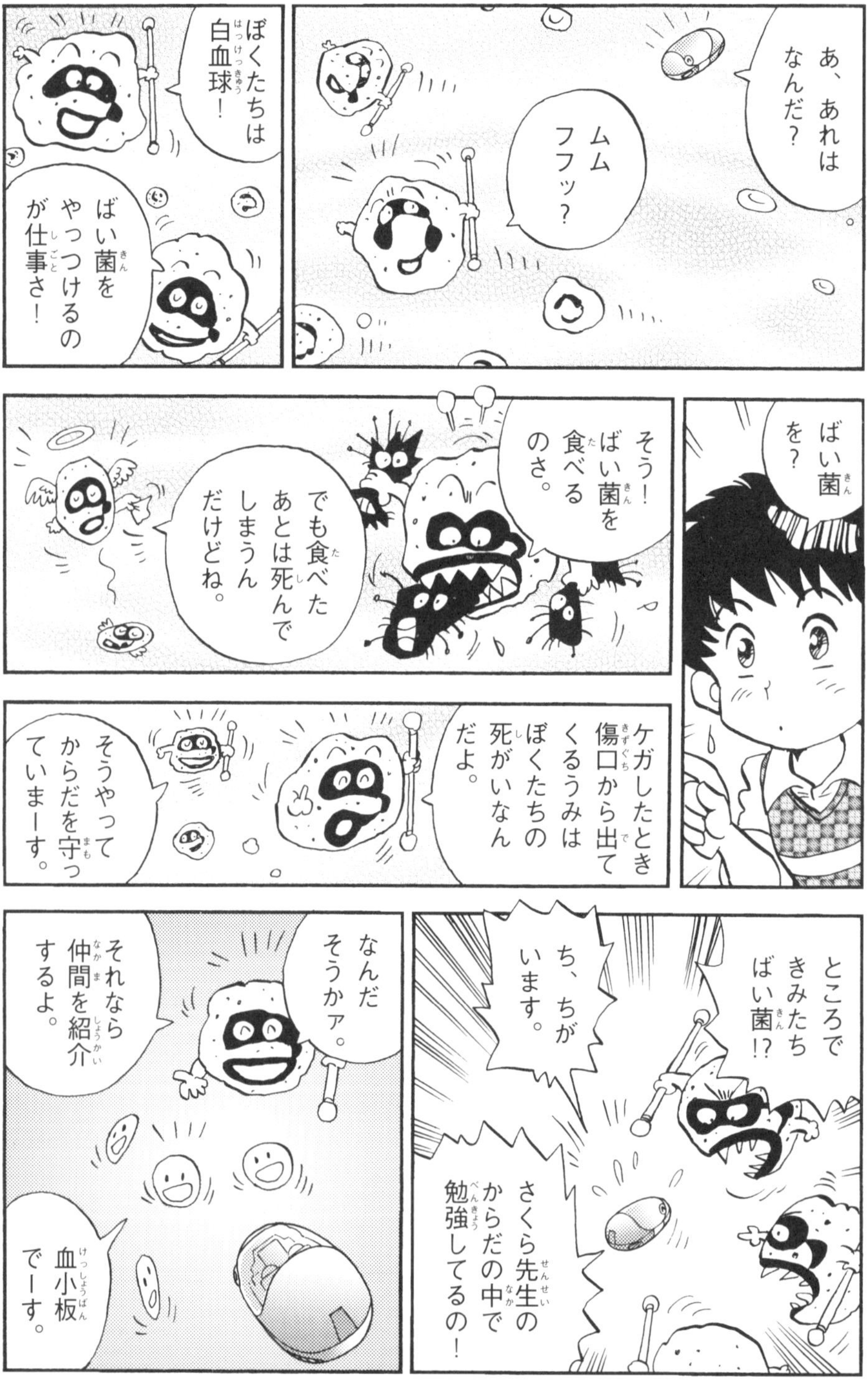

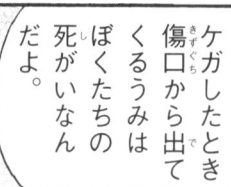

あ、あれはなんだ？
ムムフフッ？
ぼくたちは白血球《はっけっきゅう》！
ばい菌《きん》をやっつけるのが仕事《しごと》さ！
ばい菌《きん》を？
そう！ばい菌《きん》を食《た》べるのさ。
でも食《た》べたあとは死《し》んでしまうんだけどね。
ケガしたとき傷口《きずぐち》から出《で》てくるうみはぼくたちの死《し》がいなんだよ。
そうやってからだを守《まも》っていまーす。
ところできみたちばい菌《きん》!?
ち、ちがいます。
さくら先生《せんせい》のからだの中《なか》で勉強《べんきょう》してるの！
なんだそうかァ。
それなら仲間《なかま》を紹介《しょうかい》するよ。
血小板《けっしょうばん》でーす。

よく使《つか》う表現《ひょうげん》▼息《いき》が合《あ》う◇ふたり以上《いじょう》の人《ひと》の気持《きも》ちがぴったり合《あ》うようす。

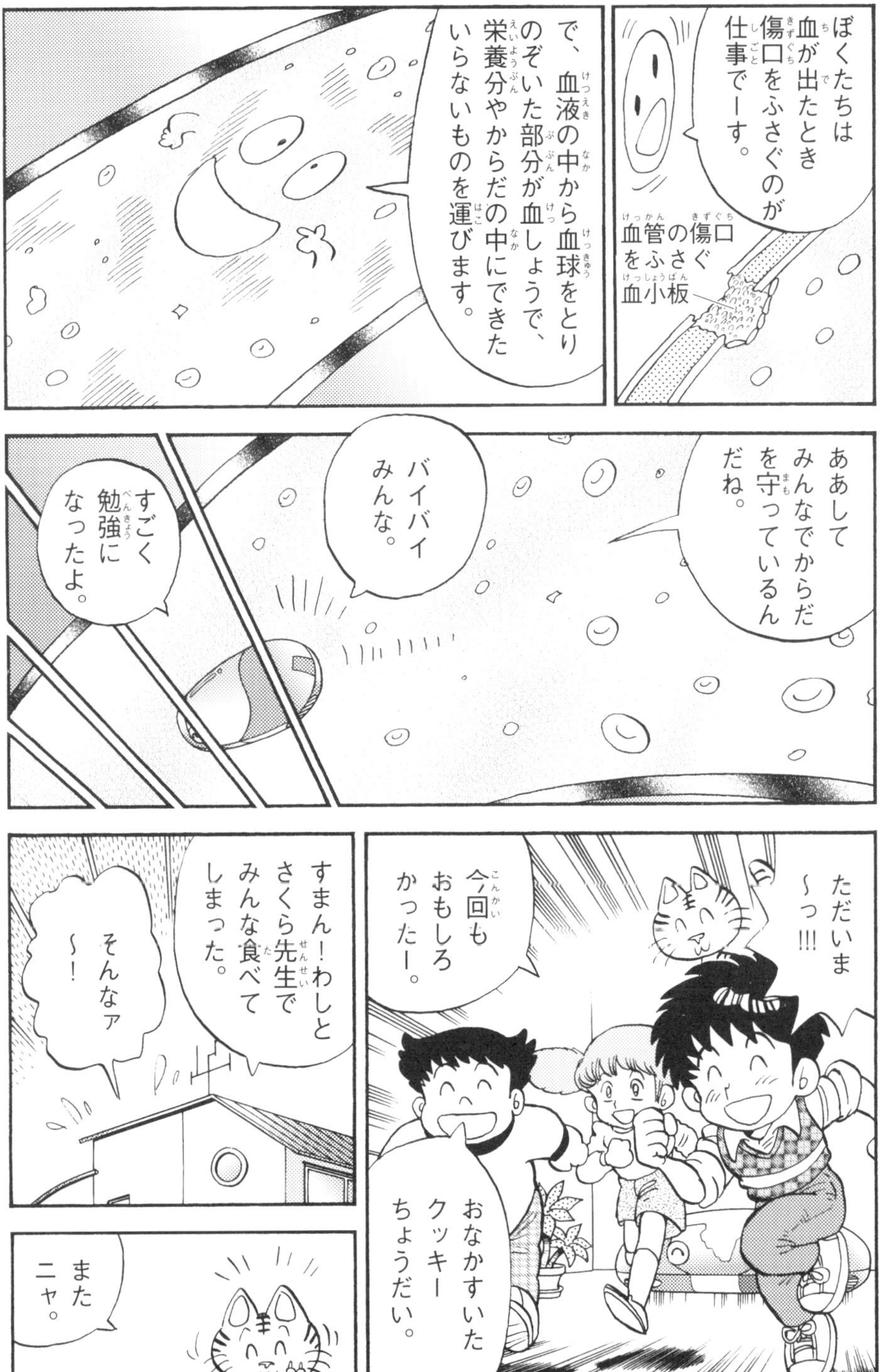
ぼくたちは血《ち》が出《で》たとき傷口《きずぐち》をふさぐのが仕事《しごと》でーす。

血管《けっかん》の傷口《きずぐち》をふさぐ血小板《けっしょうばん》
で、血液《けつえき》の中《なか》から血球《けっきゅう》をとりのぞいた部分《ぶぶん》が血《けっ》しょうで、栄養分《えいようぶん》やからだの中《なか》にできたいらないものを運《はこ》びます。

ああしてみんなでからだを守《まも》っているんだね。

バイバイみんな。

すごく勉強《べんきょう》になったよ。

ただいま〜っ!!!

今回《こんかい》もおもしろかったー。

おなかすいたクッキーちょうだい。

すまん!わしとさくら先生《せんせい》でみんな食《た》べてしまった。

そんなァ〜〜!

またニャ。

血管《けっかん》は、どうして青《あお》く見《み》えるの？

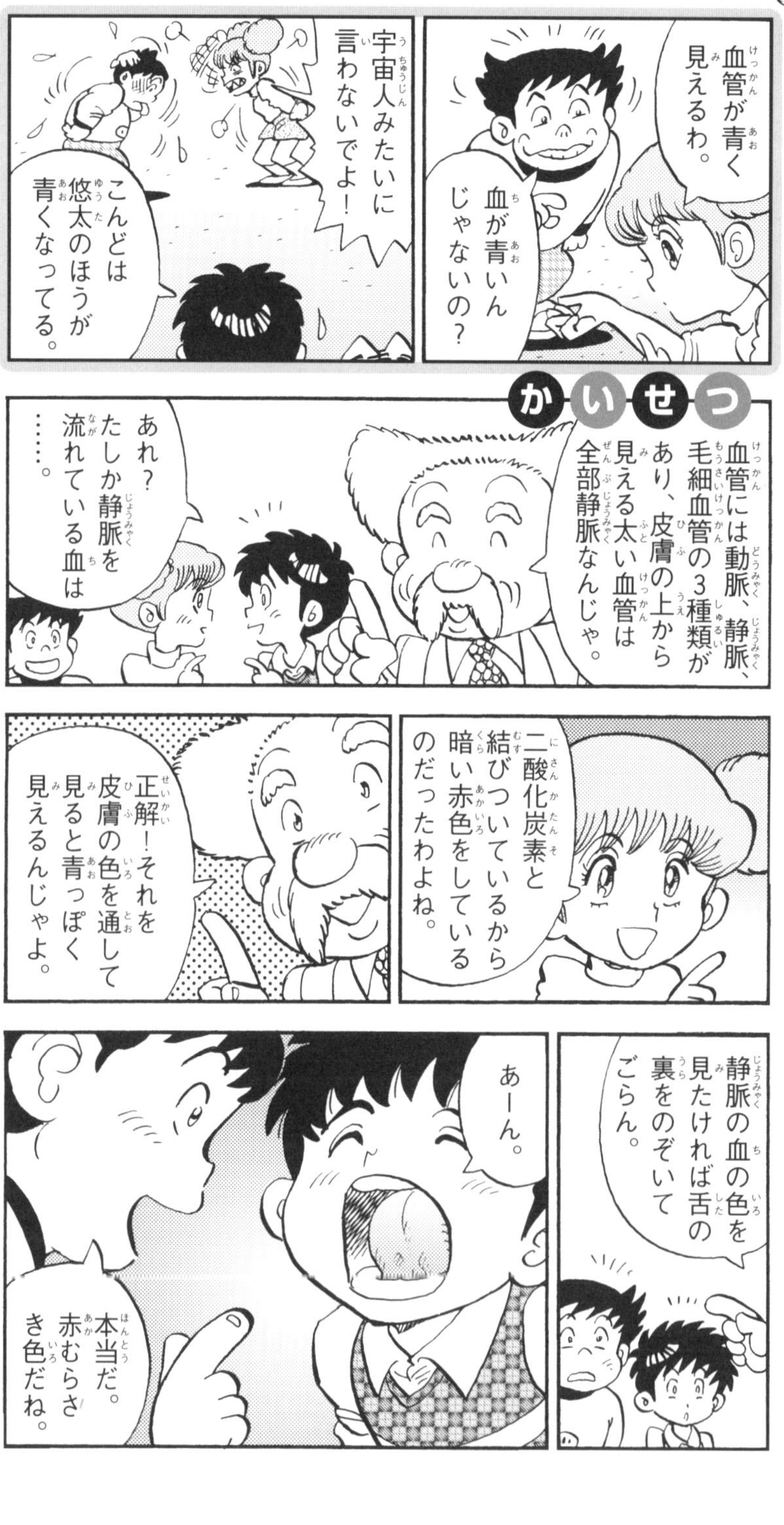

血管《けっかん》が青《あお》く見《み》えるわ。

血《ち》が青《あお》いんじゃないの？

宇宙人《うちゅうじん》みたいに言《い》わないでよ！

こんどは悠太《ゆうた》のほうが青《あお》くなってる。

かいせつ
血管《けっかん》には動脈《どうみゃく》、静脈《じょうみゃく》、毛細血管《もうさいけっかん》の3種類《しゅるい》があり、皮膚《ひふ》の上《うえ》から見《み》える太《ふと》い血管《けっかん》は全部静脈《ぜんぶじょうみゃく》なんじゃ。

あれ？たしか静脈《じょうみゃく》を流《なが》れている血《ち》は……。

二酸化炭素《にさんかたんそ》と結《むす》びついているから暗《くら》い赤色《あかいろ》をしているのだったわよね。

正解《せいかい》！それを皮膚《ひふ》の色《いろ》を通《とお》して見《み》ると青《あお》っぽく見《み》えるんじゃよ。

静脈《じょうみゃく》の血《ち》の色《いろ》を見《み》たければ舌《した》の裏《うら》をのぞいてごらん。

あーん。

本当《ほんとう》だ。赤《あか》むらさき色《いろ》だね。


まめちしき▼イカやタコの場合《ばあい》、ヘモグロビンではなくヘモシアニンという成分《せいぶん》がふくまれ、血液《けつえき》は青《あお》い色《いろ》をしています。

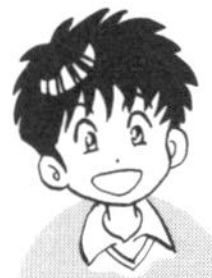

ぶつけると、なぜあざやこぶになるの?

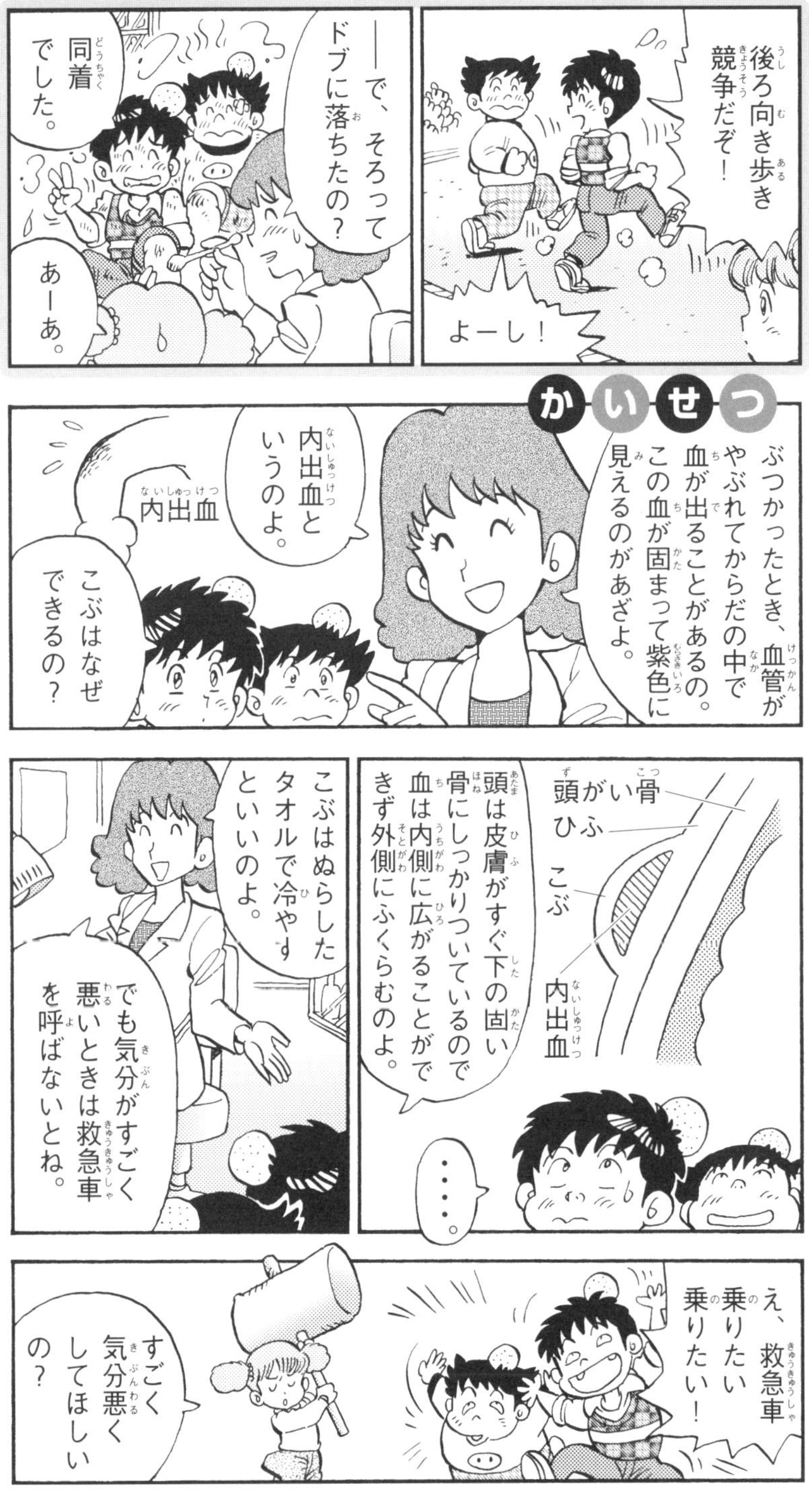
後《うし》ろ向《む》き歩《ある》き競争《きょうそう》だぞ!
よーし!
——で、そろってドブに落《お》ちたの?
同着《どうちゃく》でした。
あーあ。
かいせつ
ぶつかったとき、血管《けっかん》がやぶれてからだの中《なか》で血《ち》が出《で》ることがあるの。この血《ち》が固《かた》まって紫色《むらさきいろ》に見《み》えるのがあざよ。
内出血《ないしゅっけつ》というのよ。
内出血《ないしゅっけつ》
こぶはなぜできるの?
頭《ず》がい骨《こつ》
ひふ
こぶ
内出血《ないしゅっけつ》
頭《あたま》は皮膚《ひふ》がすぐ下《した》の固《かた》い骨《ほね》にしっかりついているので血《ち》は内側《うちがわ》に広《ひろ》がることができず外側《そとがわ》にふくらむのよ。
……。
こぶはぬらしたタオルで冷《ひ》やすといいのよ。
でも気分《きぶん》がすごく悪《わる》いときは救急車《きゅうきゅうしゃ》を呼《よ》ばないとね。
え、救急車《きゅうきゅうしゃ》乗《の》りたい乗《の》りたい!
すごく気分《きぶん》悪《わる》くしてほしいの?

まめちしき▼白血球《はっけっきゅう》は細菌《さいきん》を食《た》べると死《し》んでしまいますが、赤血球《せっけっきゅう》は約《やく》4カ月間《かげつかん》、生《い》きて働《はたら》き続《つづ》けます。

走《はし》ると、なぜ胸《むね》がドキドキするの?

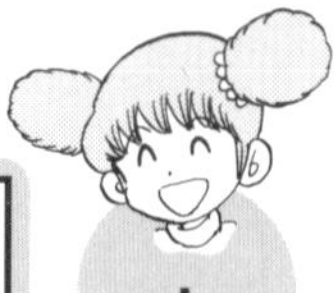

まめちしき▼スポーツをすると心臓《しんぞう》の力《ちから》が強《つよ》くなるため、ふつうの人《ひと》よりも心臓《しんぞう》の動《うご》く回数《かいすう》がへっていきます。

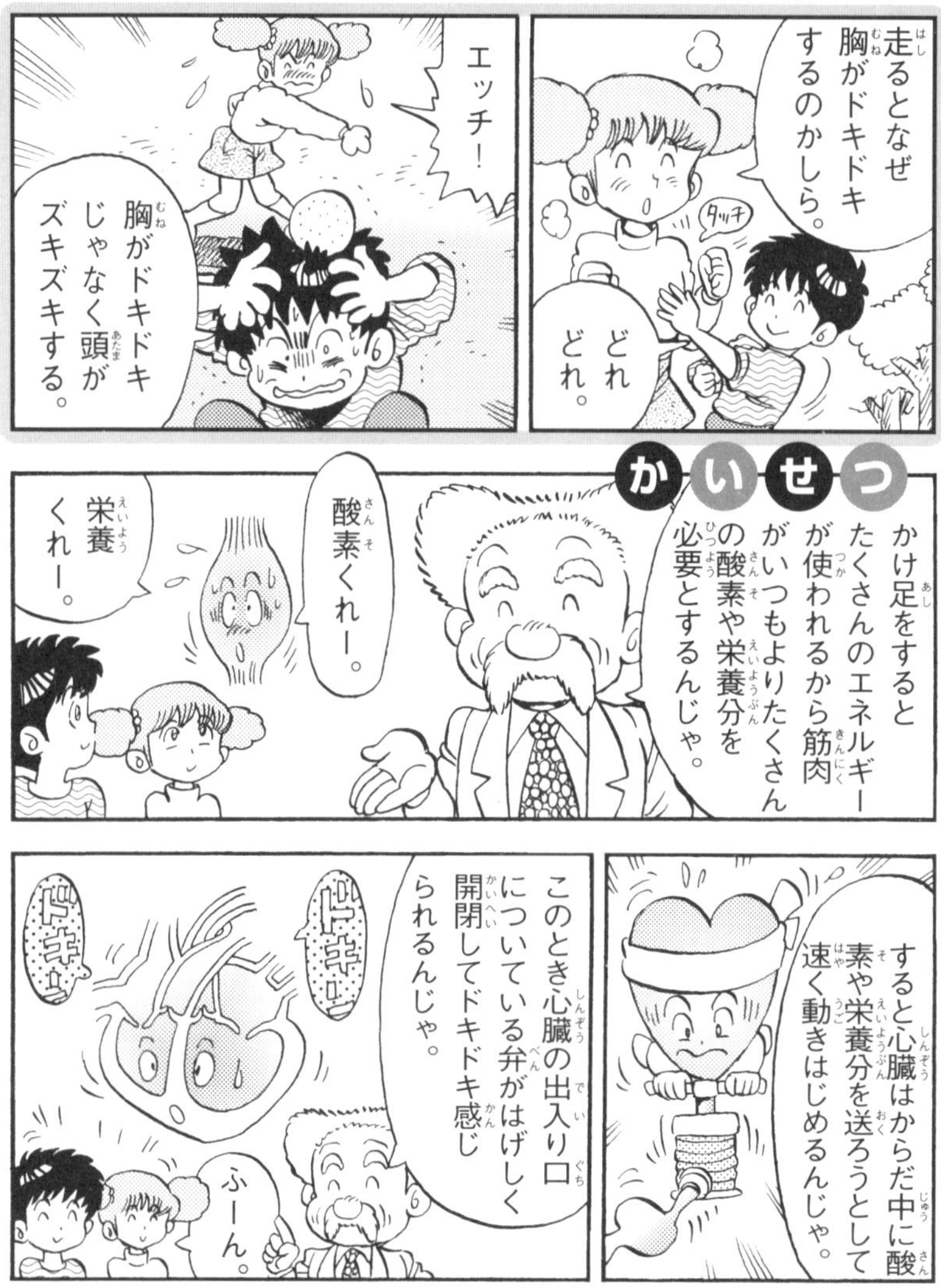
走《はし》るとなぜ胸《むね》がドキドキするのかしら。
タッチ
どれどれ。
エッチ!
胸《むね》がドキドキじゃなく頭《あたま》がズキズキする。
かいせつ
かけ足《あし》をするとたくさんのエネルギーが使《つか》われるから筋肉《きんにく》がいつもよりたくさんの酸素《さんそ》や栄養分《えいようぶん》を必要《ひつよう》とするんじゃ。
酸素《さんそ》くれー。
栄養《えいよう》くれー。
すると心臓《しんぞう》はからだ中《じゅう》に酸素《さんそ》や栄養分《えいようぶん》を送《おく》ろうとして速《はや》く動《うご》きはじめるんじゃ。
このとき心臓《しんぞう》の出入《でい》り口《ぐち》についている弁《べん》がはげしく開閉《かいへい》してドキドキ感《かん》じられるんじゃ。
ドキ
ドキ
ふーん。

ステップアップ

びっくりすると、胸《むね》がドキドキするわけは?

びっくりすると交感神《こうかんしん》経《けい》という神経《しんけい》が刺激《しげき》されて、心臓《しんぞう》に刺激《しげき》が行《ゆ》き、心臓《しんぞう》の鼓動《こどう》が早《はや》まる。交《こう》感神経《かんしんけい》は、原始時代《げんしじだい》から戦《たたか》いに向《む》けて、心《こころ》とからだをスタンバイさせる神《しん》経《けい》だった。

逆《ぎゃく》に、副交感神経《ふくこうかんしんけい》という神経《しんけい》は、心《こころ》とからだをリラックスさせる働《はたら》きをする。神経《しんけい》や脳《のう》と心臓《しんぞう》は、密接《みっせつ》につながって、働《はたら》いているんだ。

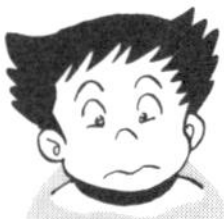

血《ち》は、どのくらいのスピードで流《なが》れているの？

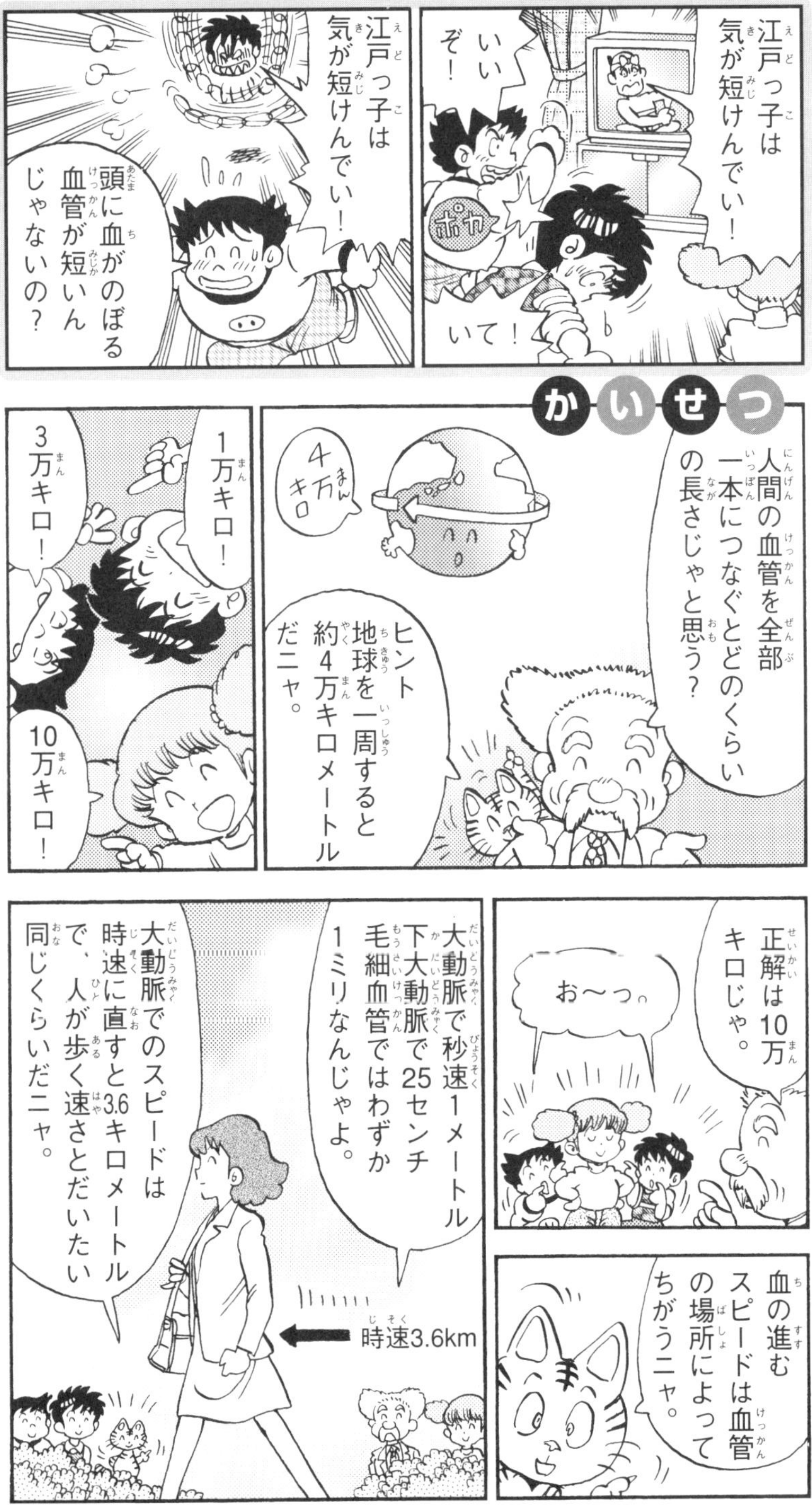
江戸《えど》っ子《こ》は気《き》が短《みじ》けんでい！

いいぞ！

ポカ
いて！

江戸《えど》っ子《こ》は気《き》が短《みじ》けんでい！

頭《あたま》に血《ち》がのぼる血管《けっかん》が短《みじか》いんじゃないの？

かいせつ
人間《にんげん》の血管《けっかん》を全部《ぜんぶ》一本《いっぽん》につなぐとどのくらいの長《なが》さじゃと思《おも》う？

4万《まん》キロ
ヒント 地球《ちきゅう》を一周《いっしゅう》すると約《やく》4万《まん》キロメートルだニャ。

1万《まん》キロ！

3万《まん》キロ！

10万《まん》キロ！

正解《せいかい》は10万《まん》キロじゃ。

お〜っ。

血《ち》の進《すす》むスピードは血管《けっかん》の場所《ばしょ》によってちがうニャ。

大動脈《だいどうみゃく》で秒速《びょうそく》1メートル 下大動脈《かだいどうみゃく》で25センチ 毛細血管《もうさいけっかん》ではわずか1ミリなんじゃよ。

大動脈《だいどうみゃく》でのスピードは時速《じそく》に直《なお》すと3.6キロメートルで、人《ひと》が歩《ある》く速《はや》さとだいたい同《おな》じくらいだニャ。

時速《じそく》3.6km

まめちしき▼りはつ店《てん》の看板《かんばん》は、青《あお》が静脈《じょうみゃく》を、赤《あか》が動脈《どうみゃく》を表《あらわ》しています。昔《むかし》、りはつ店《てん》が外科医《げかい》をしていたなごりです。

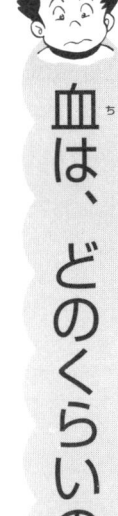

血液型《けつえきがた》は、なぜあるの？

まめちしき▼血液《けつえき》の量《りょう》は、体重《たいじゅう》1キログラムあたり70～80ミリリットルで、体重《たいじゅう》の約《やく》13分《ぶん》の1です。

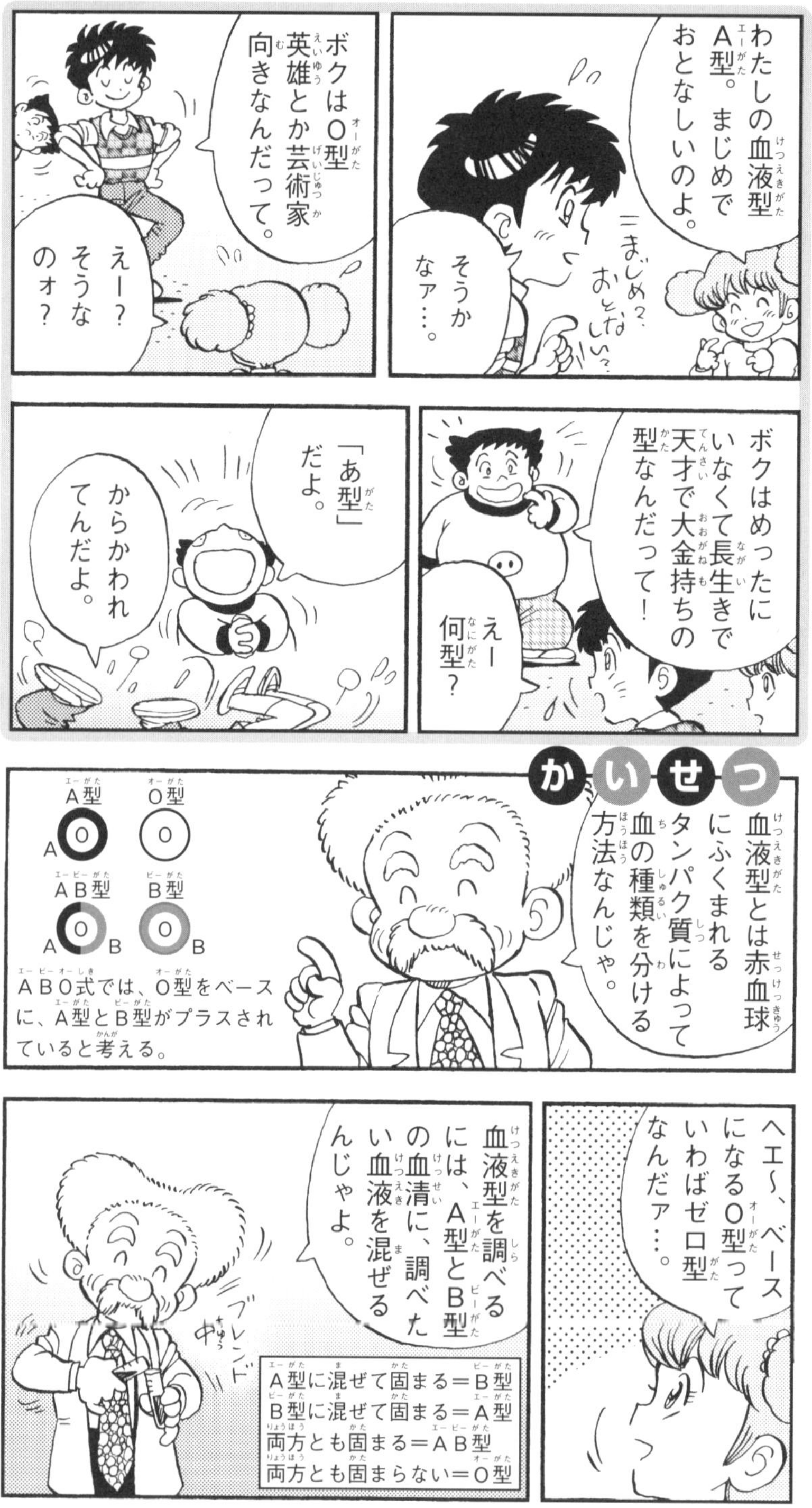
わたしの血液型《けつえきがた》A型《エーがた》。まじめでおとなしいのよ。
そうかなァ…。
まじめ？おとなしい？
ボクはO型《オーがた》英雄《えいゆう》とか芸術家《げいじゅつか》向《む》きなんだって。
えー？そうなのォ？
ボクはめったにいなくて長生《ながい》きで天才《てんさい》で大金持《おおがねも》ちの型《かた》なんだって！
えー何型《なにがた》？
「あ型《がた》」だよ。
からかわれてんだよ。
かいせつ
血液型《けつえきがた》とは赤血球《せっけっきゅう》にふくまれるタンパク質《しつ》によって血《ち》の種類《しゅるい》を分《わ》ける方法《ほうほう》なんじゃ。
A型《エーがた》
O型《オーがた》
AB型《エービーがた》
B型《ビーがた》
A
B
ＡＢＯ式《エービーオーしき》では、Ｏ型《オーがた》をベースに、Ａ型《エーがた》とＢ型《ビーがた》がプラスされていると考《かんが》える。
ヘエ～、ベースになるO型《オーがた》っていわばゼロ型《がた》なんだァ…。
血液型《けつえきがた》を調《しら》べるには、A型《エーがた》とB型《ビーがた》の血清《けっせい》に、調《しら》べたい血液《けつえき》を混《ま》ぜるんじゃよ。
ブレンド中《ちゅう》
A型《エーがた》に混《ま》ぜて固《かた》まる＝B型《ビーがた》
B型《ビーがた》に混《ま》ぜて固《かた》まる＝A型《エーがた》
両方《りょうほう》とも固《かた》まる＝AB型《エービーがた》
両方《りょうほう》とも固《かた》まらない＝O型《オーがた》

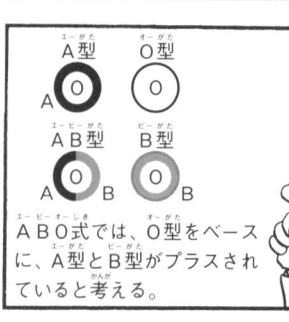

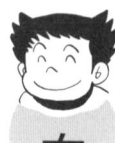

血液《けつえき》は、自分《じぶん》に合《あ》わない型《かた》の血液《けつえき》が入《はい》ってくると異物《いぶつ》として攻撃《こうげき》して固《かた》まるんじゃ。
へんなのがいるぞやっつけろ！
A
B
A

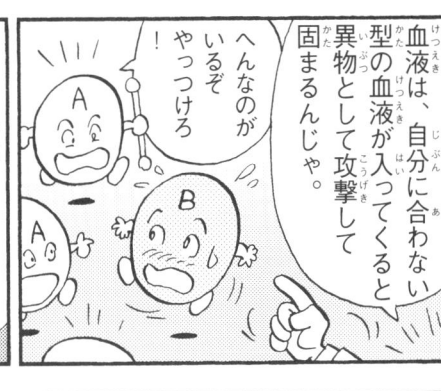

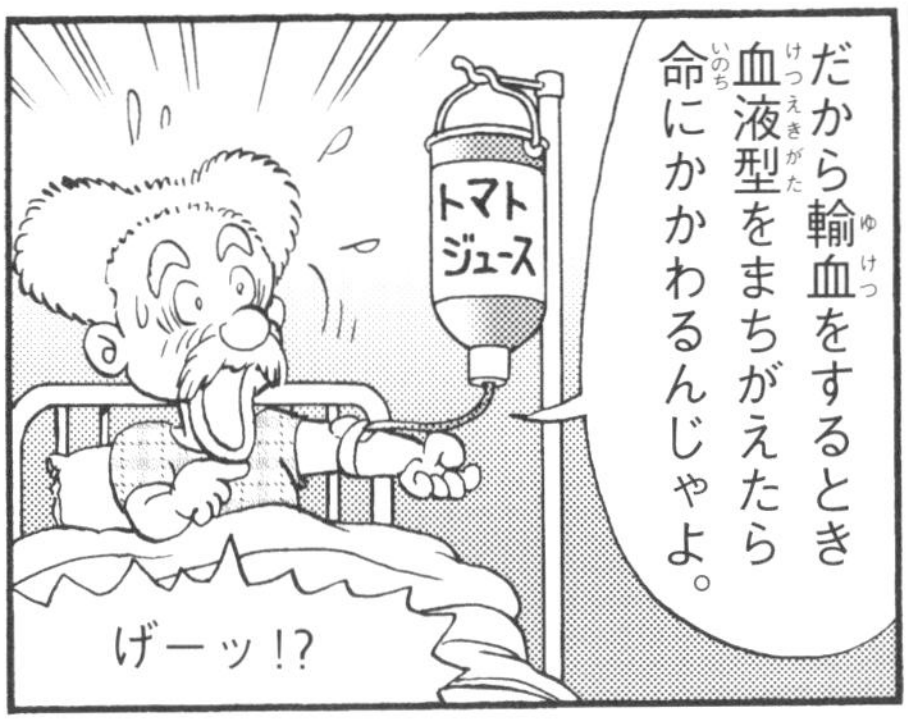
だから輸血《ゆけつ》をするとき血液型《けつえきがた》をまちがえたら命《いのち》にかかわるんじゃよ。
トマトジュース
げーッ!?

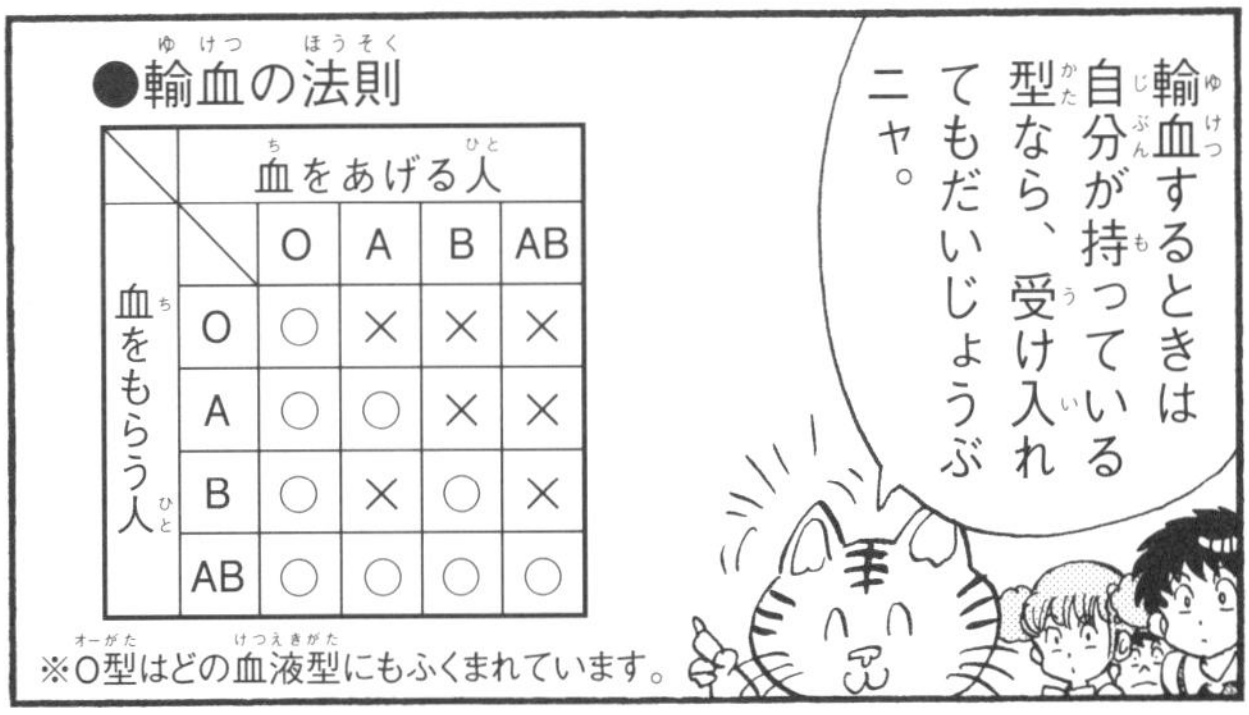
輸血《ゆけつ》するときは自分《じぶん》が持《も》っている型《かた》なら、受《う》け入《い》れてもだいじょうぶニャ。

●輸血《ゆけつ》の法則《ほうそく》

	血《ち》をあげる人《ひと》			
血《ち》をもらう人《ひと》	O	A	B	AB
O	○	×	×	×
A	○	○	×	×
B	○	×	○	×
AB	○	○	○	○

※O型《オーがた》はどの血液型《けつえきがた》にもふくまれています。

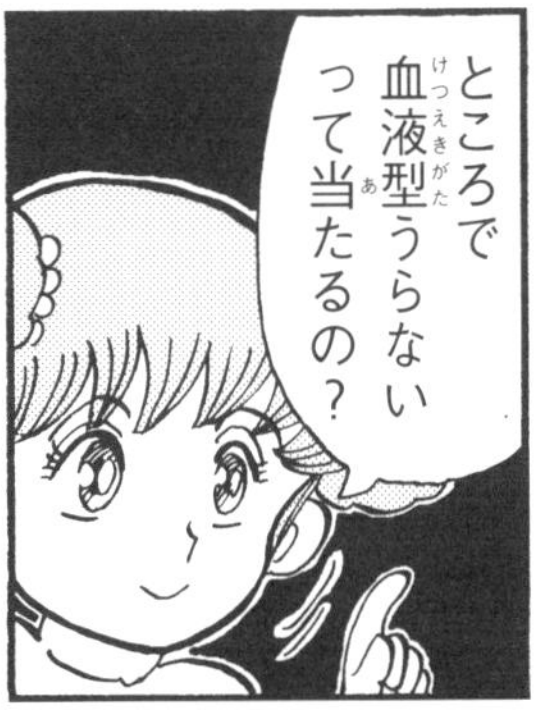
ところで血液型《けつえきがた》うらないって当《あ》たるの？

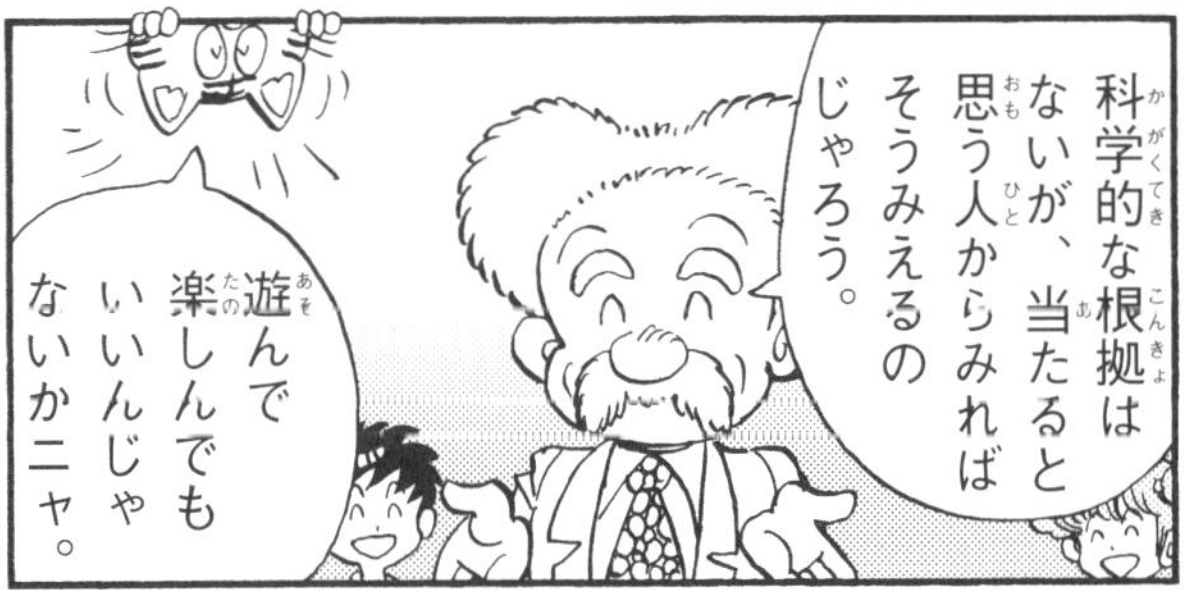
科学的《かがくてき》な根拠《こんきょ》はないが、当《あ》たると思《おも》う人《ひと》からみればそうみえるのじゃろう。
遊《あそ》んで楽《たの》しんでもいいんじゃないかニャ。

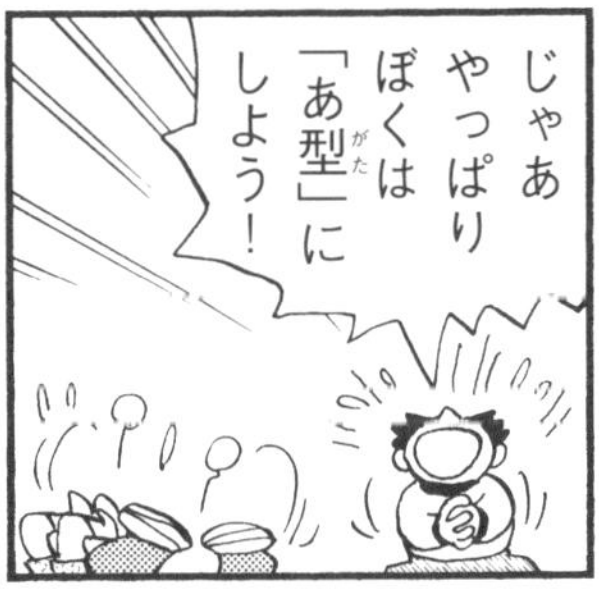
じゃあやっぱりぼくは「あ型《がた》」にしよう！

ステップアップ

ABO《エービーオー》式《しき》以外《いがい》の血液型《けつえきがた》

血液型《けつえきがた》には、ＲＨ《アールエイチ》式《しき》やＭＨ《エムエイチ》式《しき》などの分《わ》け方《かた》もあります。とくにＲＨ《アールエイチ》式《しき》はよく知《し》られています。ほとんどの人《ひと》はＲＨ＋《アールエイチプラス》型《がた》ですが、２００〜２５０人《にん》にひとりの割合《わりあい》でＲＨ－《アールエイチマイナス》の人《ひと》がいます。ＲＨ－《アールエイチマイナス》の人《ひと》にＲＨ＋《アールエイチプラス》の人《ひと》の血液《けつえき》を輸血《ゆけつ》すると固《かた》まってしまい、たいへん危険《きけん》です。

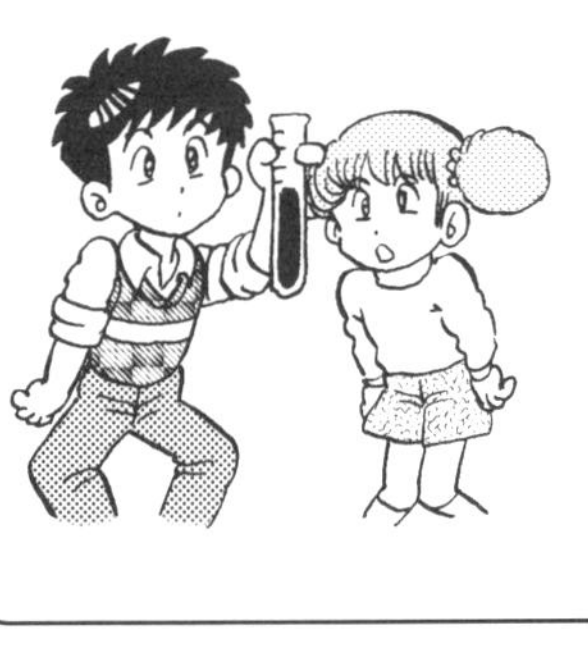

まめちしき▼大《おお》きなけがで出血《しゅっけつ》をして、からだ全体《ぜんたい》の血液《けつえき》の3分《ぶん》の1が短時間《たんじかん》になくなると、生命《せいめい》が危険《きけん》になります。

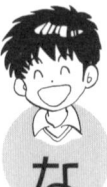

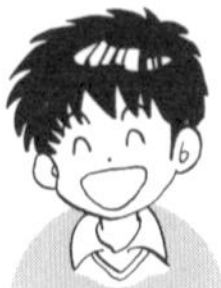

まめちしき▼心臓《しんぞう》の大《おお》きさは、ふつう、その人《ひと》のにぎりこぶしと同《おな》じくらいです。

なぜ、おふろに長《なが》く入《はい》るとめまいがするの？

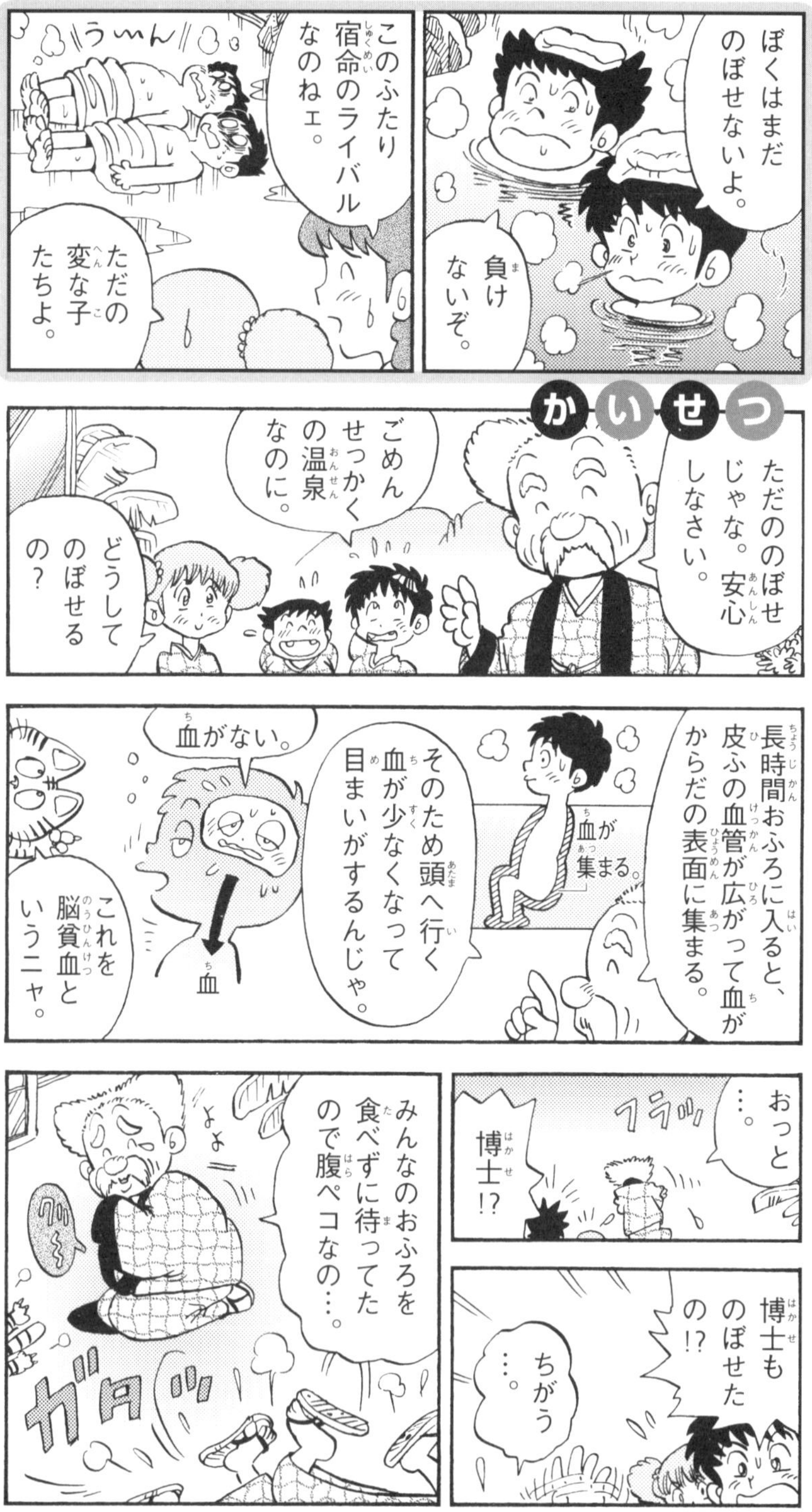

ぼくはまだのぼせないよ。
負《ま》けないぞ。
このふたり宿命《しゅくめい》のライバルなのねェ。
ただの変《へん》な子《こ》たちよ。
かいせつ
ただののぼせじゃな。安心《あんしん》しなさい。
ごめんせっかくの温泉《おんせん》なのに。
どうしてのぼせるの？
長時間《ちょうじかん》おふろに入《はい》ると、皮《ひ》ふの血管《けっかん》が広《ひろ》がって血《ち》がからだの表面《ひょうめん》に集《あつ》まる。
血《ち》が集《あつ》まる。
そのため頭《あたま》へ行《い》く血《ち》が少《すく》なくなって目《め》まいがするんじゃ。
血《ち》がない。
血《ち》
これを脳貧血《のうひんけつ》というニャ。
おっと…。
フラッ
博士《はかせ》!?
博士《はかせ》ものぼせたの!?
ちがう…。
みんなのおふろを食《た》べずに待《ま》ってたので腹《はら》ペコなの…。
よよ
ガタッ

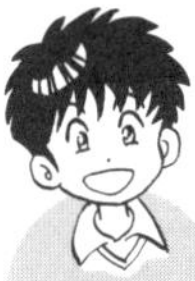

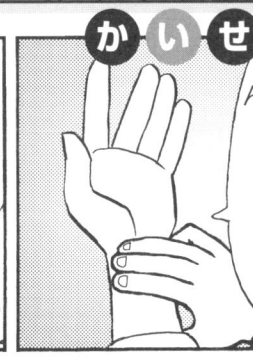

「みゃくをとる」って、どういうこと?

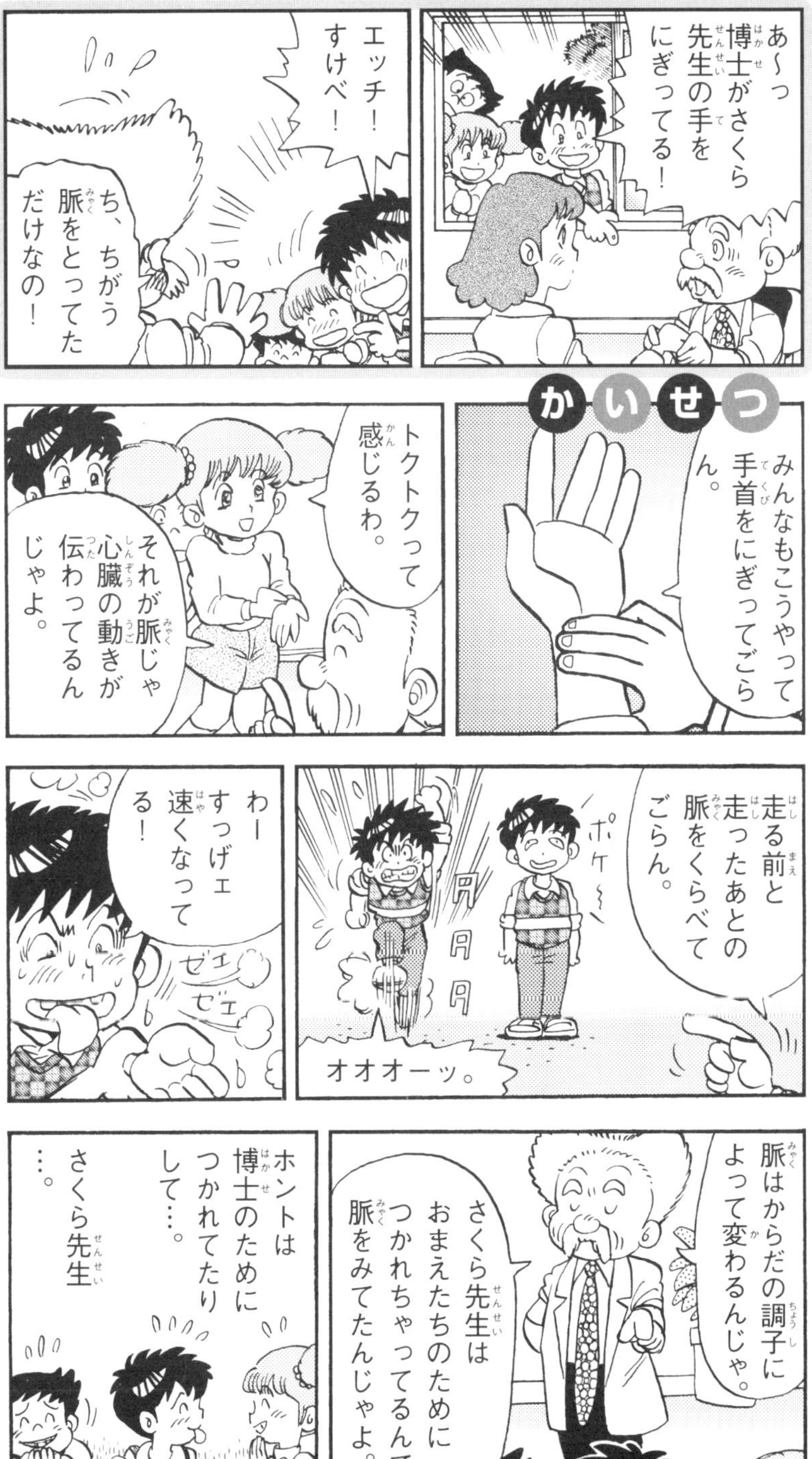
あ〜っ博士《はかせ》がさくら先生《せんせい》の手《て》をにぎってる!
エッチ!すけべ!
ち、ちがう脈《みゃく》をとってただけなの!
かいせつ
みんなもこうやって手首《てくび》をにぎってごらん。
トクトクって感《かん》じるわ。
それが脈《みゃく》じゃ心臓《しんぞう》の動《うご》きが伝《つた》わってるんじゃよ。
走《はし》る前《まえ》と走《はし》ったあとの脈《みゃく》をくらべてごらん。
ポケ〜
オオオーッ。
わーすっげェ速《はや》くなってる!
ゼェ
ゼェ
脈《みゃく》はからだの調子《ちょうし》によって変《か》わるんじゃ。
さくら先生《せんせい》はおまえたちのためにつかれちゃってるんで脈《みゃく》をみてたんじゃよ。
ホントは博士《はかせ》のためにつかれてたりして…。
さくら先生《せんせい》…。

まめちしき▼脈拍数《みゃくはくすう》はからだの小《ちい》さな動物《どうぶつ》ほど多《おお》く、1分間《ぶんかん》にゾウは20回《かい》、人間《にんげん》は60〜80回《かい》、ハツカネズミは600〜700回《かい》です。

なぜ、息《いき》を吸《す》ったり、はいたりするの？

まめちしき▼人間《にんげん》がくしゃみをして息《いき》をふき出《だ》す速《はや》さは、時速《じそく》300キロメートル以上《いじょう》。新幹線《しんかんせん》よりも速《はや》いです。

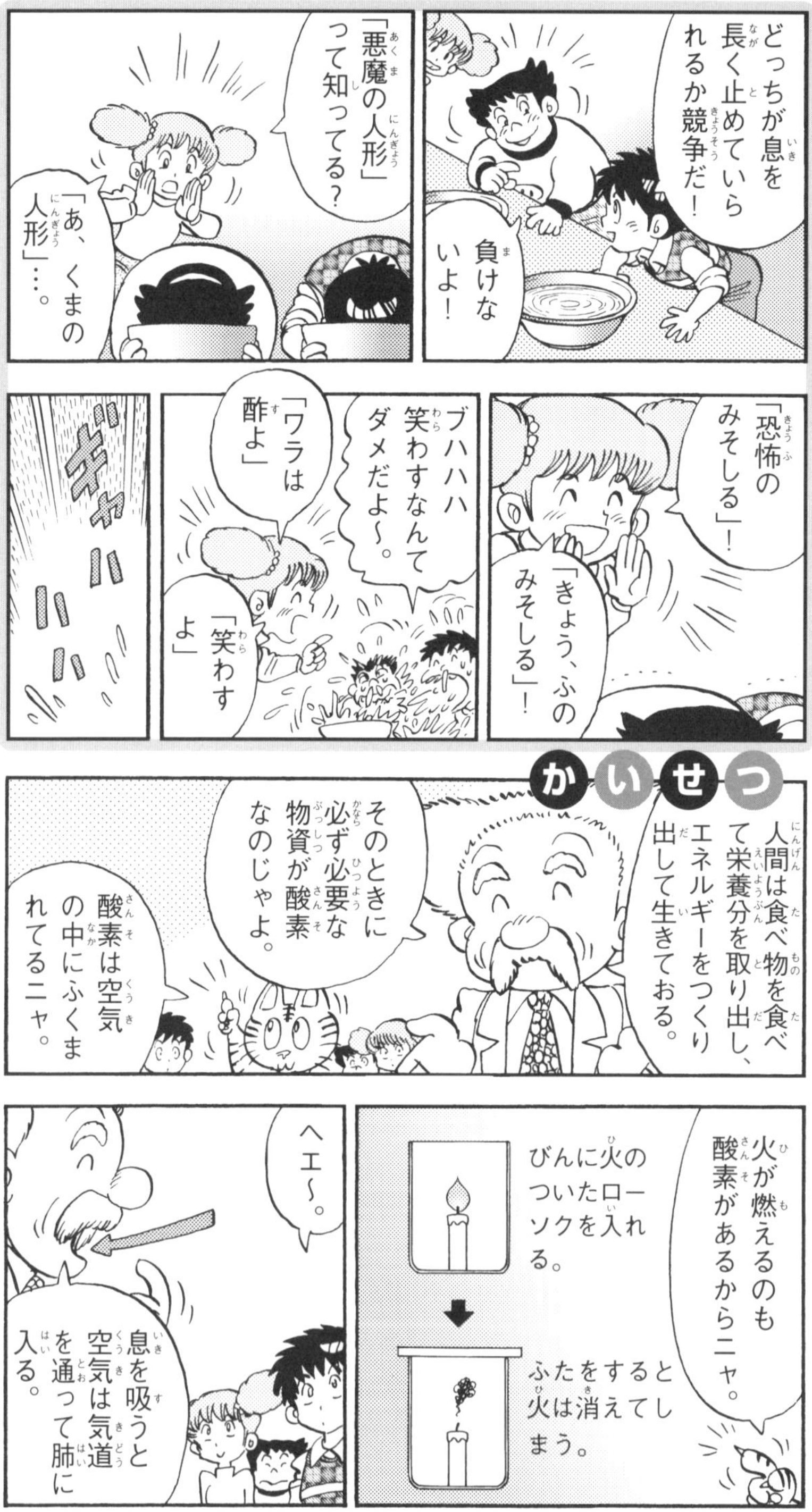
どっちが息《いき》を長《なが》く止《と》めていられるか競争《きょうそう》だ！
負《ま》けないよ！
「悪魔《あくま》の人形《にんぎょう》」って知《し》ってる？
「あ、くまの人形《にんぎょう》」…。
「恐怖《きょうふ》のみそしる」！
「きょう、ふのみそしる」！
ブハハハ笑《わら》わすなんてダメだよ〜。
「ワラは酢《す》よ」
「笑《わら》わすよ」
ギャハハハ
かいせつ
人間《にんげん》は食《た》べ物《もの》を食《た》べて栄養分《えいようぶん》を取《と》り出《だ》し、エネルギーをつくり出《だ》して生《い》きておる。
そのときに必《かなら》ず必要《ひつよう》な物資《ぶっしつ》が酸素《さんそ》なのじゃよ。
酸素《さんそ》は空気《くうき》の中《なか》にふくまれてるニャ。
火《ひ》が燃《も》えるのも酸素《さんそ》があるからニャ。
びんに火《ひ》のついたローソクを入《い》れる。
ふたをすると火《ひ》は消《き》えてしまう。
ヘエ〜。
息《いき》を吸《す》うと空気《くうき》は気道《きどう》を通《とお》って肺《はい》に入《はい》る。

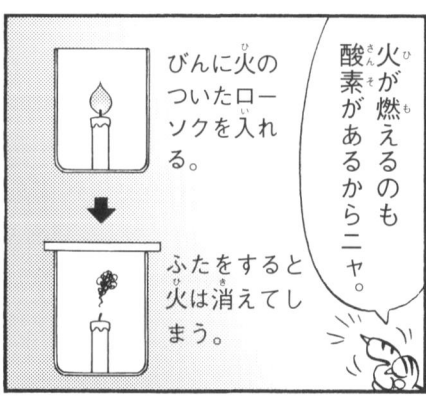

まめちしき▼長《なが》い距離《きょり》を速歩《はやある》きで歩《ある》くと、体内《たいない》のブドウ糖《とう》や脂肪《しぼう》が酸素《さんそ》と結《むす》びついて消費《しょうひ》され、ダイエットによいです。

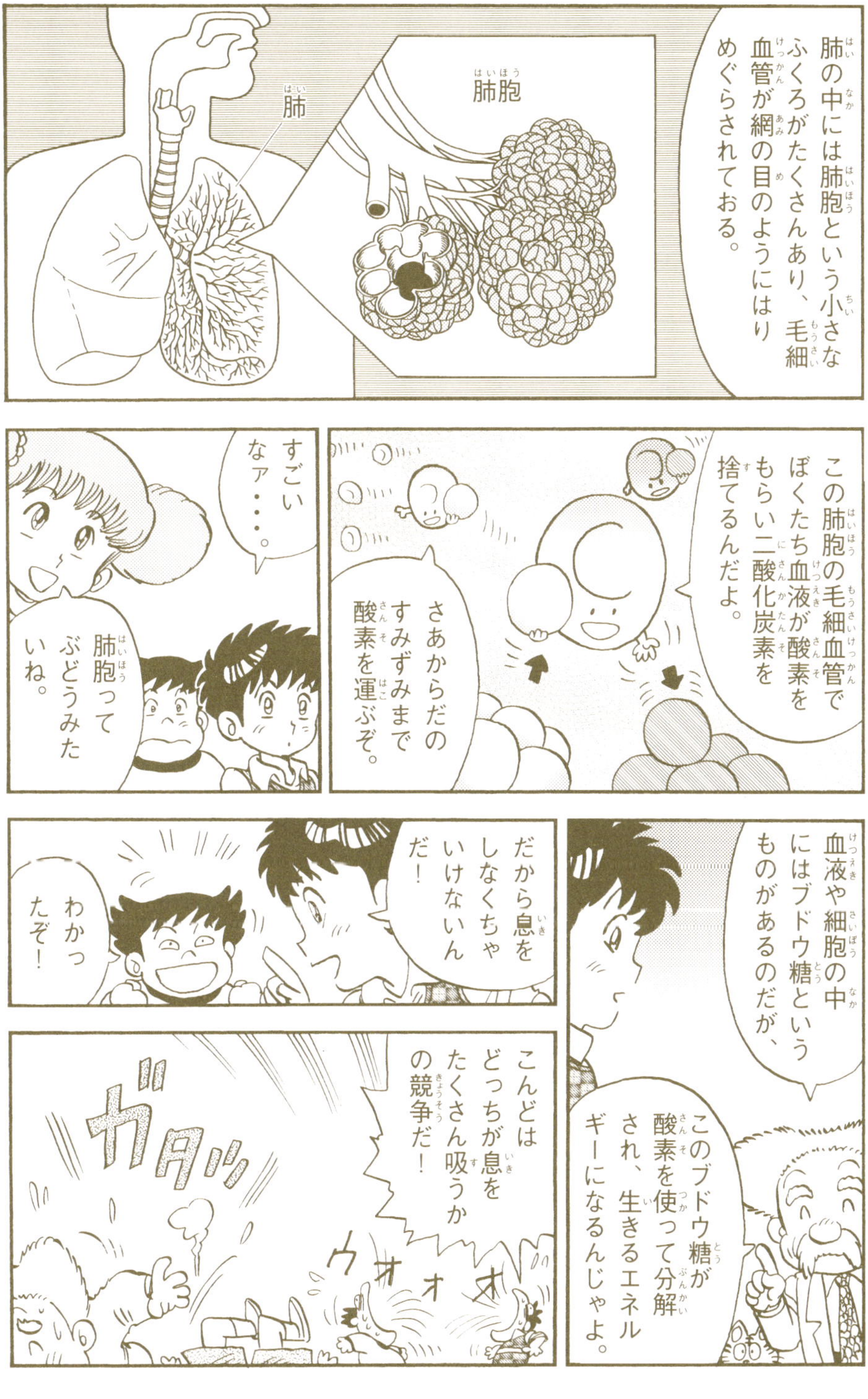
肺《はい》の中《なか》には肺胞《はいほう》という小《ちい》さなふくろがたくさんあり、毛細《もうさい》血管《けっかん》が網《あみ》の目《め》のようにはりめぐらされておる。
肺胞《はいほう》
肺《はい》
この肺胞《はいほう》の毛細血管《もうさいけっかん》でぼくたち血液《けつえき》が酸素《さんそ》をもらい二酸化炭素《にさんかたんそ》を捨《す》てるんだよ。
さあからだのすみずみまで酸素《さんそ》を運《はこ》ぶぞ。
すごいなァ・・・・。
肺胞《はいほう》ってぶどうみたいね。
血液《けつえき》や細胞《さいぼう》の中《なか》にはブドウ糖《とう》というものがあるのだが、
このブドウ糖《とう》が酸素《さんそ》を使《つか》って分解《ぶんかい》され、生《い》きるエネルギーになるんじゃよ。
だから息《いき》をしなくちゃいけないんだ！
わかったぞ！
こんどはどっちが息《いき》をたくさん吸《す》うかの競争《きょうそう》だ！
ガタッ
ウオオオ

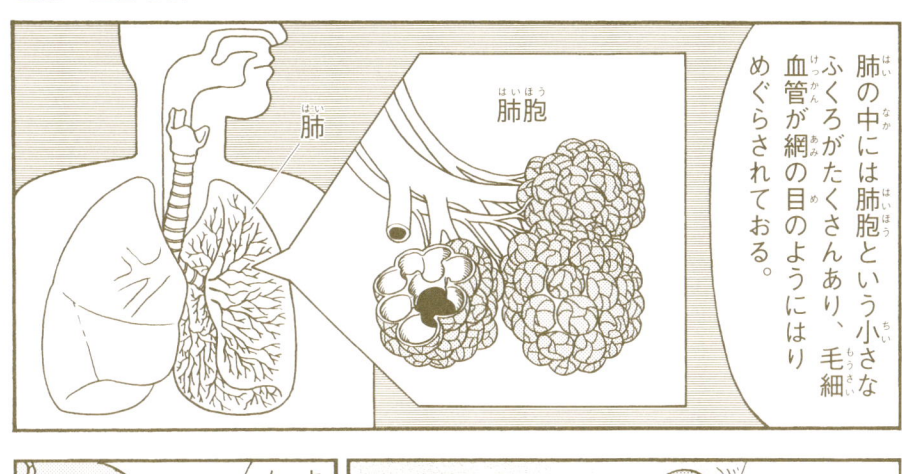

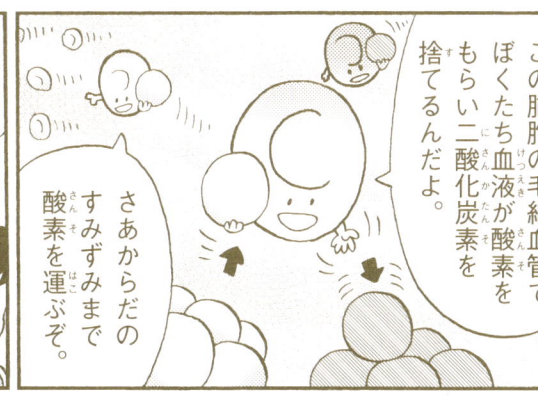

はい、こちら ホンマにすごい 人体研究所《じんたいけんきゅうじょ》!! 3

「心臓《しんぞう》・血管《けっかん》・肺《はい》」についての質問《しつもん》コーナー

？ 心臓《しんぞう》はおとなになると、大《おお》きくなるの？

もちろん大《おお》きくなる。からだに合《あ》ったサイズに成長《せいちょう》するんじゃ。

？ かさぶたは、なぜできるの？

血《ち》の中《なか》には血小板《けっしょうばん》という細胞《さいぼう》があって、血《ち》を固《かた》めるはたらきをする。血管《けっかん》が切《き》れて血《ち》が外《そと》に出《で》ると、血小板《けっしょうばん》が集《あつ》まって固《かた》まりをつくる。これにフィブリンという糸《いと》のようなものがからみついて固《かた》まり、傷口《きずぐち》をふさぐんじゃ。

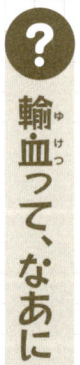

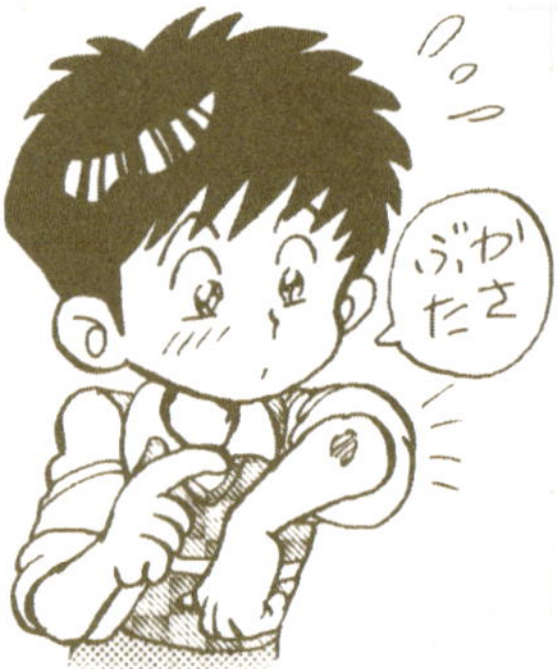

？ 輸血《ゆけつ》って、なあに？

けがをしたり、手術《しゅじゅつ》のため大量《たいりょう》に血《ち》が失《うしな》われてしまうと、からだに酸素《さんそ》や栄養《えいよう》がまわらなくなって人間《にんげん》は死《し》んでしまう。そこで、血液型《けつえきがた》の合《あ》うほかの人《ひと》の血《ち》を入《い》れてもらうというわけじゃ。

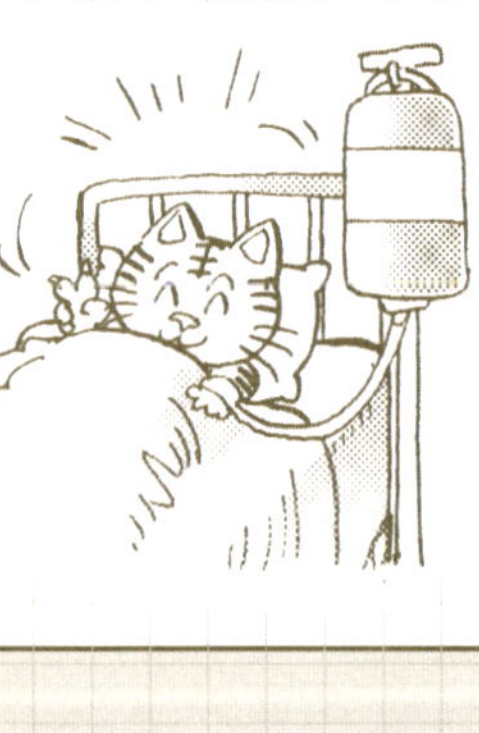

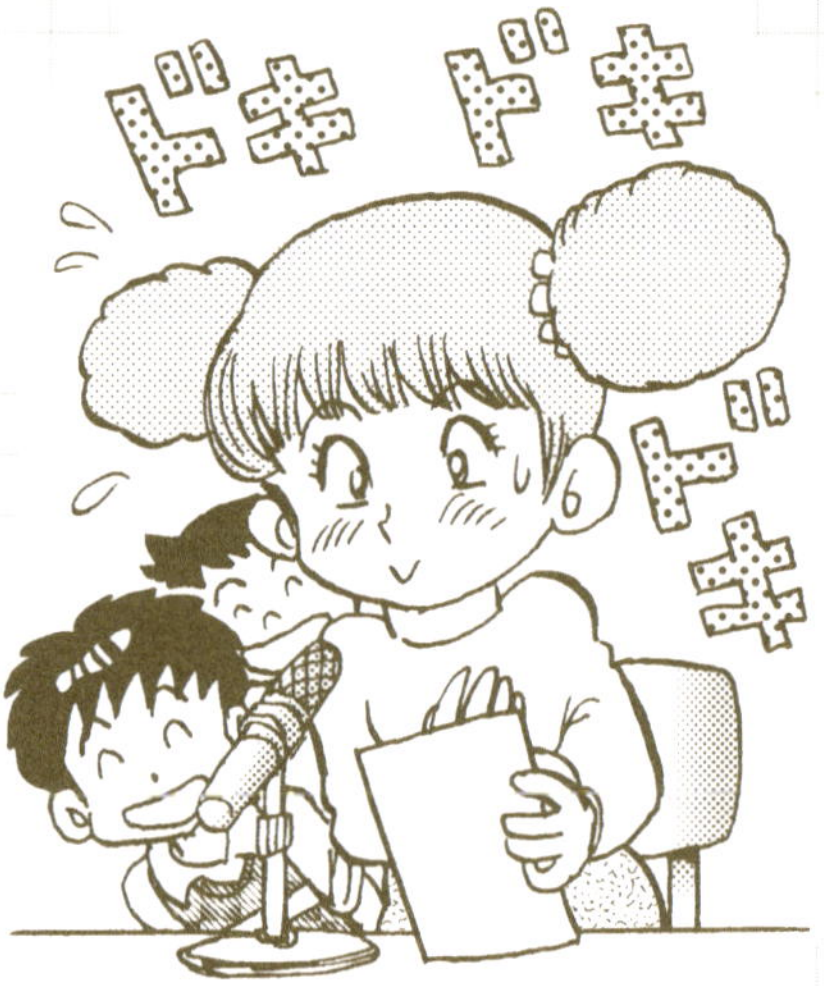

まめちしき▼毛細血管《もうさいけっかん》の太《ふと》さは、わずか1000分《ぶん》の1ミリ。赤血球《せっけっきゅう》がやっと通《とお》れる太《ふと》さです。

「心臓《しんぞう》・血管《けっかん》・肺《はい》」についての質問《しつもん》コーナー

？ 人《ひと》は最高《さいこう》で何分《なんぷん》くらい、息《いき》を止《と》めていられるの？

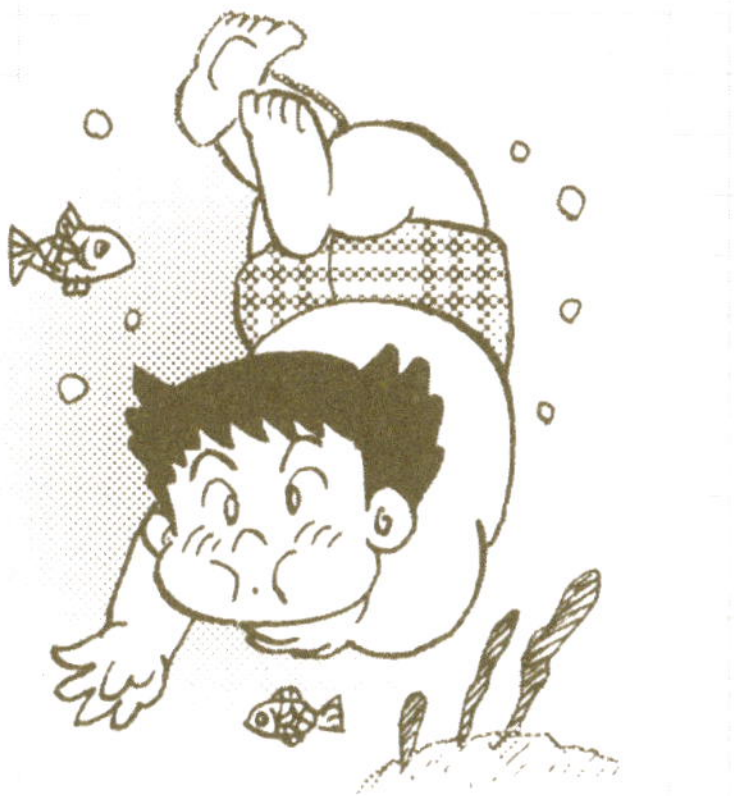

ふつうは1分半《ぷんはん》くらいが限界《げんかい》じゃが、訓練《くんれん》すれば2分以上《ふんいじょう》、息《いき》を止《と》められるようになる。海《うみ》にもぐってアワビやサザエなどをとる海女《あま》さんの中《なか》には、3分近《ぷんちか》く息《いき》を止《と》められる人《ひと》もいるよ。

？ 高血圧《こうけつあつ》とか低血圧《ていけつあつ》って、なあに？

血圧《けつあつ》とは、心臓《しんぞう》から送《おく》り出《だ》された血液《けつえき》が血管《けっかん》のかべをおす力《ちから》のことをいうんじゃ。その圧力《あつりょく》が強《つよ》すぎると高血圧《こうけつあつ》、弱《よわ》すぎると低血圧《ていけつあつ》となるんじゃよ。

？ 貧血《ひんけつ》って、なあに？

貧血《ひんけつ》とは、赤血球《せっけっきゅう》の量《りょう》が、からだが必要《ひつよう》とする分《ぶん》に足《た》りないことをいう。貧血《ひんけつ》を防《ふせ》ぐには、鉄分《てつぶん》を多《おお》くふくむレバーやほうれんそうなどを食《た》べるといいんじゃや。

？ おふろに入《はい》ると、からだが赤《あか》くなるのはなぜ？

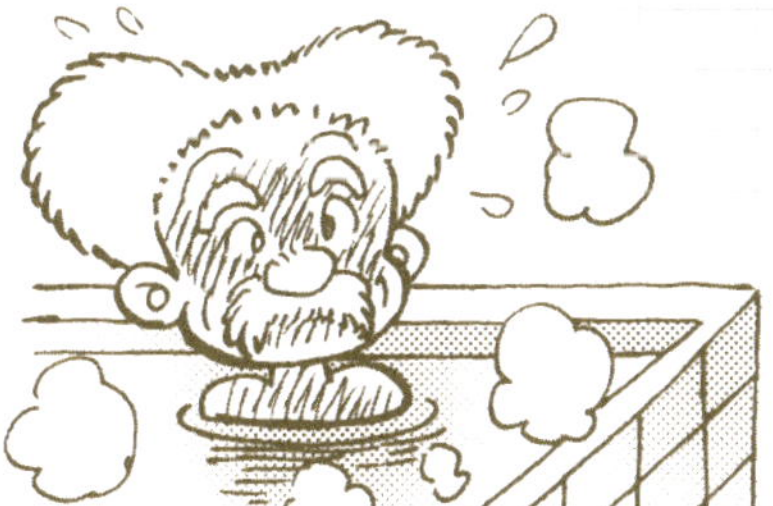

皮《ひ》ふの表面《ひょうめん》には毛細血管《もうさいけっかん》という細《ほそ》い血管《けっかん》が通《とお》っておる。この毛細血管《もうさいけっかん》が熱《ねつ》で、広《ひろ》がって血《ち》の流《なが》れがよくなるからじゃ。

まめちしき▼肺《はい》は、ふつう右《みぎ》の肺《はい》よりも左《ひだり》の肺《はい》の方《ほう》が少《すこ》し小《ちい》さめです。心臓《しんぞう》があるためです。

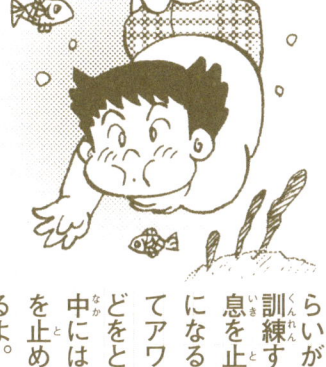

「心臓《しんぞう》・血管《けっかん》・肺《はい》」についての質問《しつもん》コーナー

心《こころ》って、心臓《しんぞう》にあるの？

人間《にんげん》は脳《のう》で考《かんが》えるから、心《こころ》があるとしたら脳《のう》にあるはず。でも、昔《むかし》の人《ひと》は、感情《かんじょう》の変化《へんか》に合《あ》わせて心臓《しんぞう》の鼓動《こどう》が変《か》わることから、心《こころ》は心臓《しんぞう》にあると考《かんが》えて♥のマークをつくったのじゃろう。

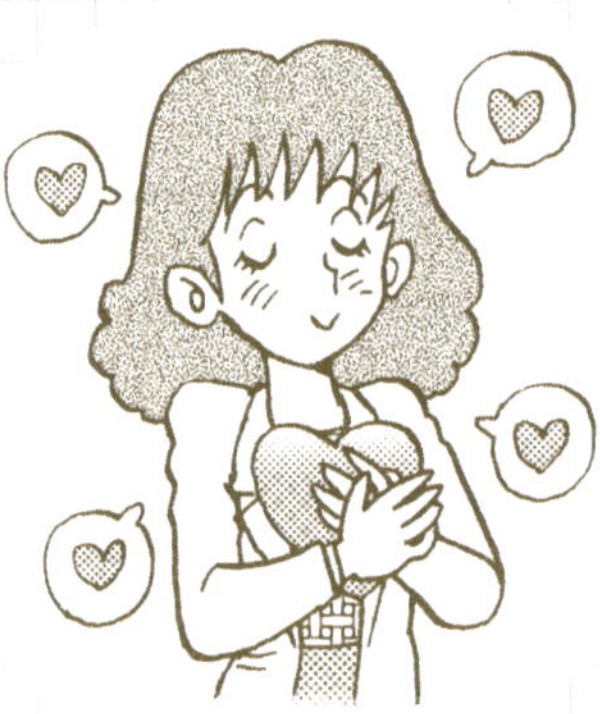

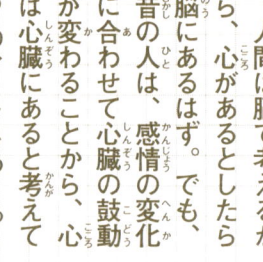

血《ち》は逆流《ぎゃくりゅう》しないの？

動脈《どうみゃく》は心臓《しんぞう》が勢《いきお》いよく血《ち》を送《おく》り出《だ》すので逆流《ぎゃくりゅう》しない。静脈《じょうみゃく》は圧力《あつりょく》が弱《よわ》いが、頭部《とうぶ》など心臓《しんぞう》より上《うえ》では重力《じゅうりょく》で自然《しぜん》に血《ち》が心臓《しんぞう》にもどる。心臓《しんぞう》から下《した》の手《て》や足《あし》では、筋肉《きんにく》がのびちぢみする力《ちから》を使《つか》って、血《ち》をもどしているんじゃ。また、太《ふと》い静脈《じょうみゃく》には弁《べん》がついていて、逆流《ぎゃくりゅう》を防《ふせ》いでおる。

コレステロールって、なあに？

コレステロールとは、血液中《けつえきちゅう》の脂肪分《しぼうぶん》のことじゃ。おとながよく「コレステロールに気《き》をつけなくちゃ」なんて言《い》うね。たしかに動脈硬化《どうみゃくこうか》（動脈《どうみゃく》が固《かた》くなり、ボロボロになってしまうこと）などの原因《げんいん》になっておる。でも、コレステロールはからだに必要《ひつよう》なものでもある。また、善玉《ぜんだま》と悪玉《あくだま》がある。だから、必《かなら》ずしも悪《わる》いものとは言《い》えないぞ。

しゃっくりは、なぜ出《で》るの？

からだの中《なか》の横隔膜《おうかくまく》といううすいシートのようなものがけいれんをおこすのが、しゃっくりじゃ。治《なお》すには、水《みず》を飲《の》んだりするのがよいぞ。

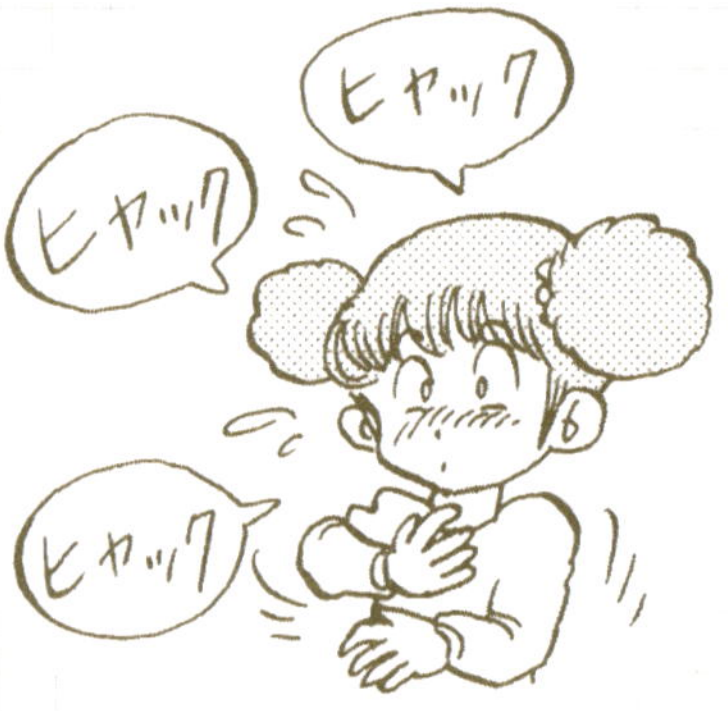

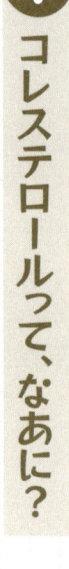

まめちしき▼せきが出《で》るのは、のどや気管《きかん》をしげきするものを、息《いき》を強《つよ》くふき出《だ》して追《お》い出《だ》そうとするためです。

脳《のう》と感覚器《かんかくき》のひみつ

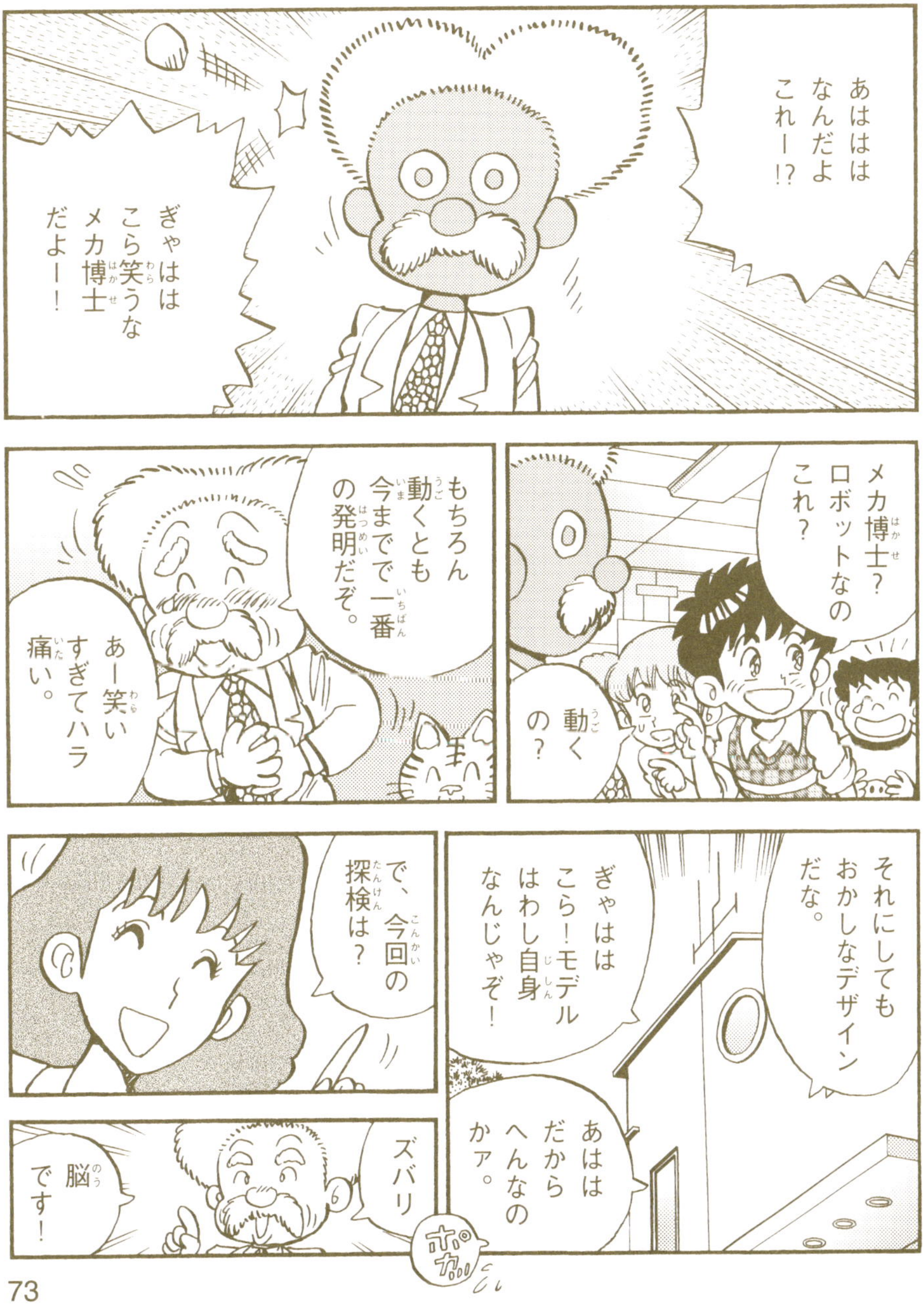
あははは
なんだよ
これー!?
ぎゃはは
こら笑《わら》うな
メカ博士《はかせ》
だよー!
メカ博士《はかせ》?
ロボットなの
これ?
動《うご》く
の?
もちろん
動《うご》くとも
今《いま》までで一番《いちばん》
の発明《はつめい》だぞ。
あー笑《わら》い
すぎてハラ
痛《いた》い。
それにしても
おかしなデザイン
だな。
ぎゃはは
こら!モデル
はわし自身《じしん》
なんじゃぞ!
あはは
だから
へんなの
かァ。
ポカ!!
で、今回《こんかい》の
探検《たんけん》は?
ズバリ
脳《のう》
です!

よく使《つか》う表現《ひょうげん》▼**能《のう》あるタカはつめをかくす**◇すぐれた人《ひと》は、できることをじまんしたりしないということです。

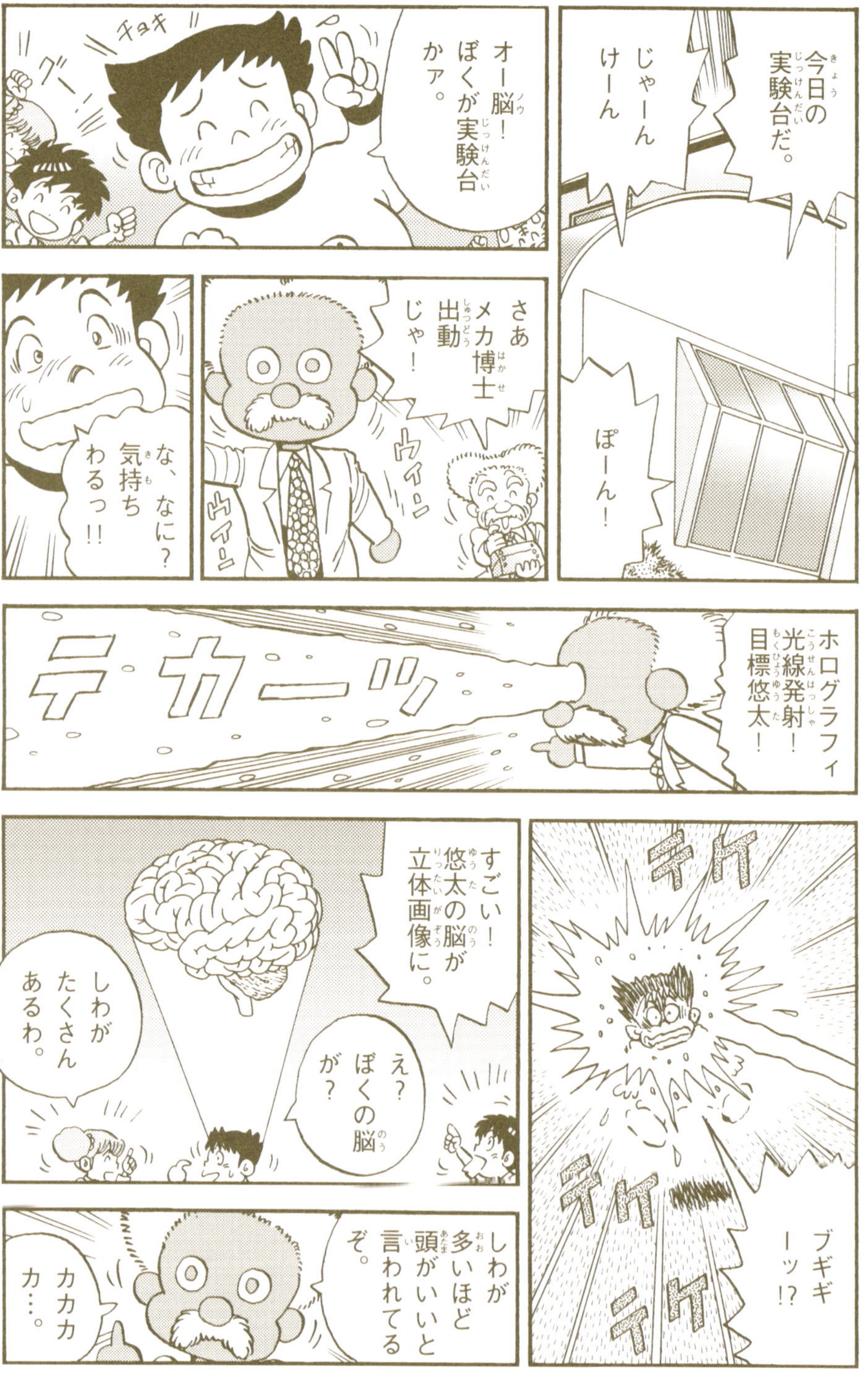

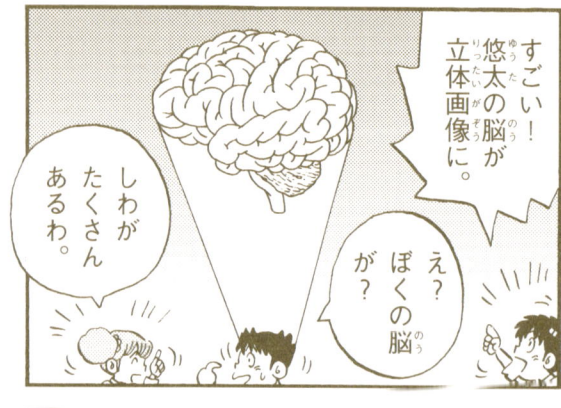

よく使《つか》う表現《ひょうげん》▼頭《あたま》かくして、しりかくさず◇よくないことの一《いち》部《ぶ》をかくして、全部《ぜんぶ》かくしたつもりになっていることです。

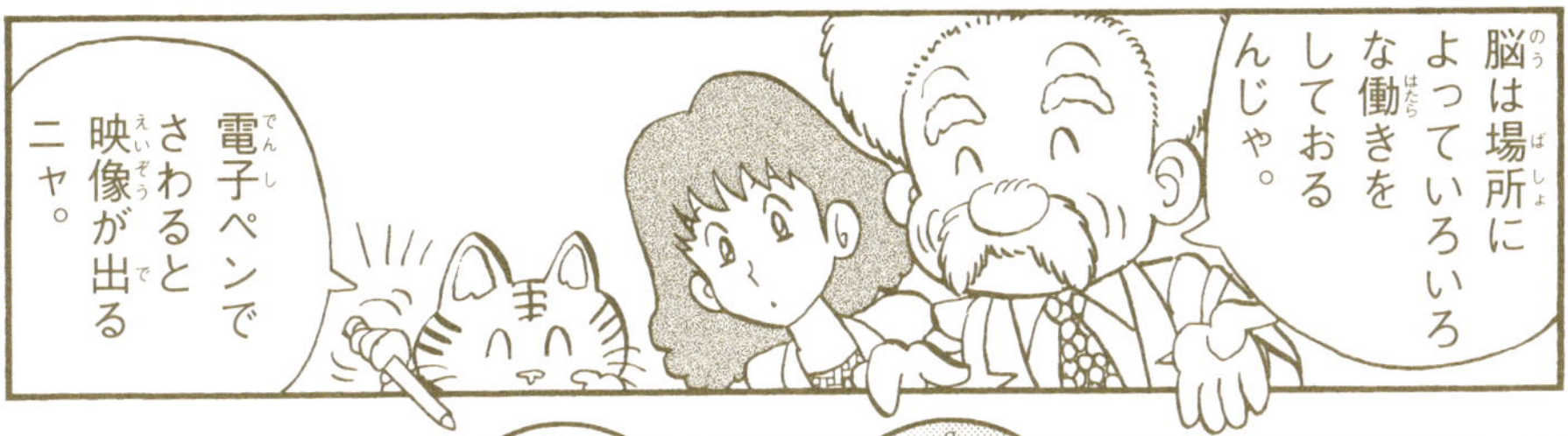
脳《のう》は場所《ばしょ》によっていろいろな働《はたら》きをしておるんじゃ。
電子《でんし》ペンでさわると映像《えいぞう》が出《で》るニャ。

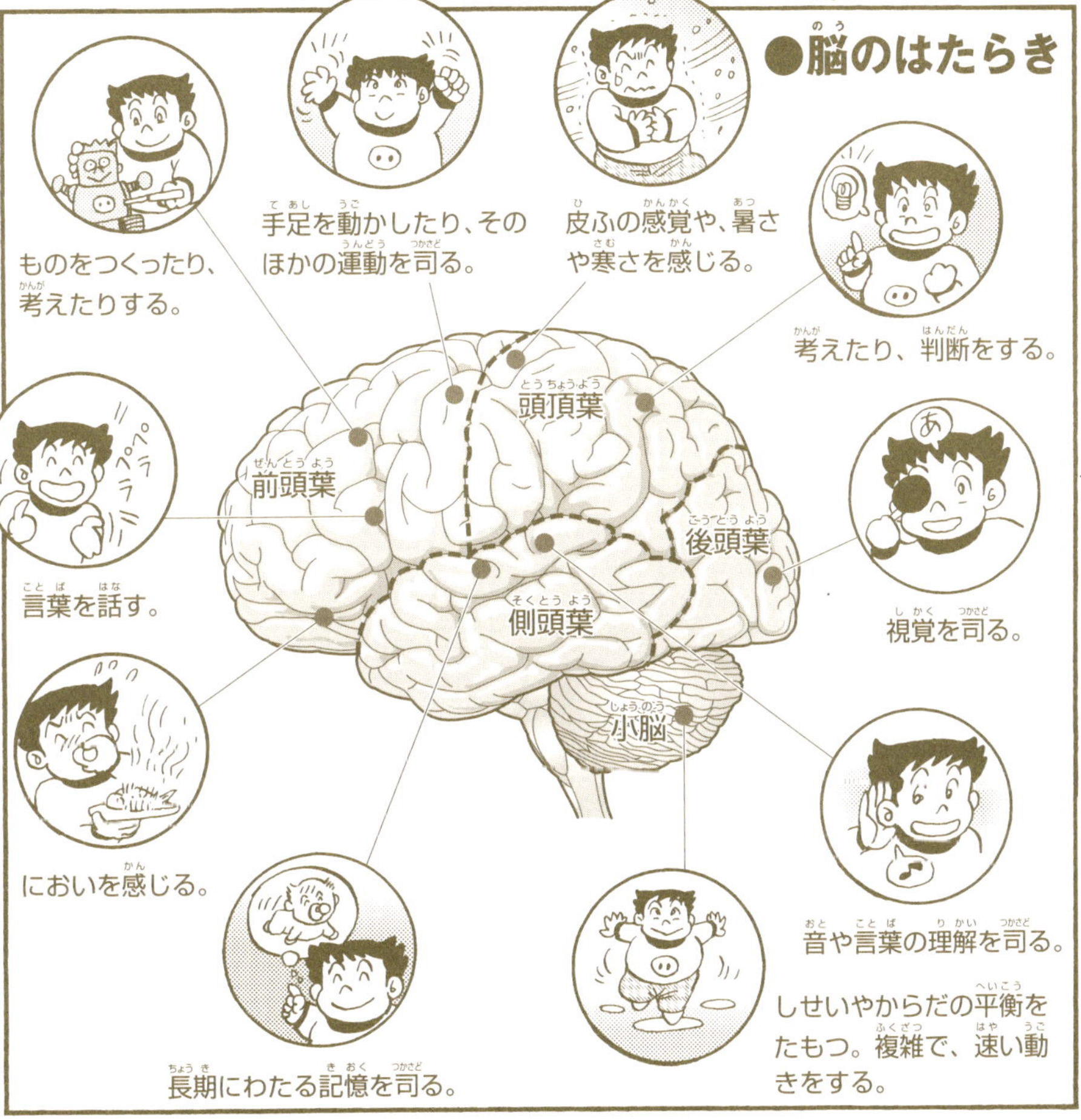
●脳《のう》のはたらき
ものをつくったり、考《かんが》えたりする。
手足《てあし》を動《うご》かしたり、そのほかの運動《うんどう》を司《つかさど》る。
皮《ひ》ふの感覚《かんかく》や、暑《あつ》さや寒《さむ》さを感《かん》じる。
考《かんが》えたり、判断《はんだん》をする。
前頭葉《ぜんとうよう》
頭頂葉《とうちょうよう》
後頭葉《こうとうよう》
側頭葉《そくとうよう》
小脳《しょうのう》
ペラペラ
あ
言葉《ことば》を話《はな》す。
視覚《しかく》を司《つかさど》る。
においを感《かん》じる。
音《おと》や言葉《ことば》の理解《りかい》を司《つかさど》る。
長期《ちょうき》にわたる記憶《きおく》を司《つかさど》る。
しせいやからだの平衡《へいこう》をたもつ。複雑《ふくざつ》で、速《はや》い動《うご》きをする。

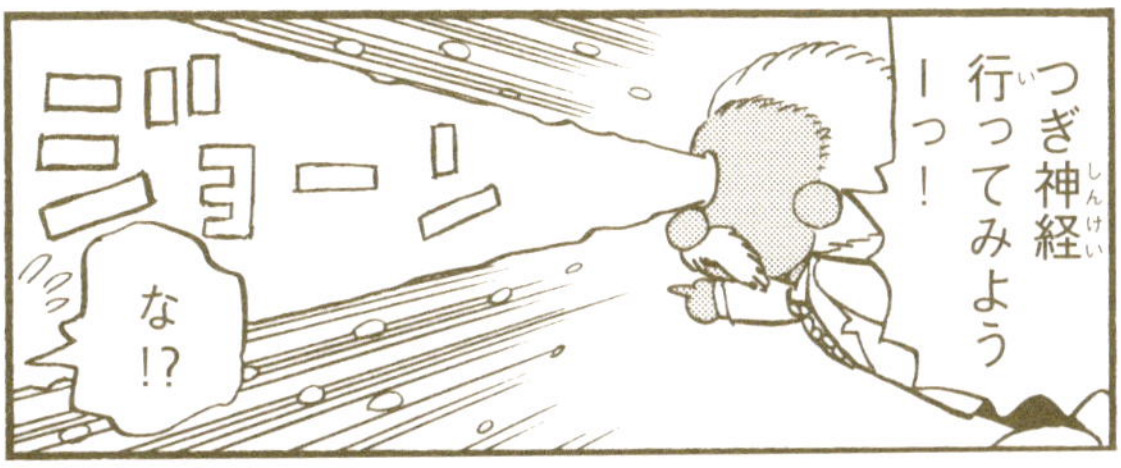
つぎ神経《しんけい》行《い》ってみようーっ！
ミョーン
な!?

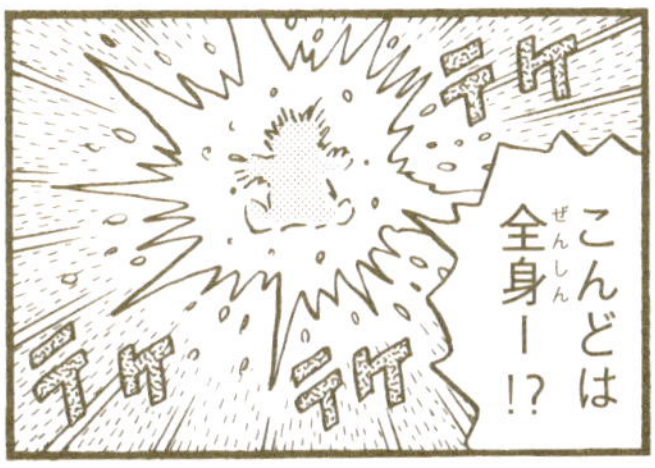
こんどは全身《ぜんしん》ー!?

よく使《つか》う表現《ひょうげん》▼頭《あたま》でっかち、しりすぼみ◇勢《いきお》いのよいのは初《はじ》めだけで、終《お》わりはたいしたことがないことをいいます。

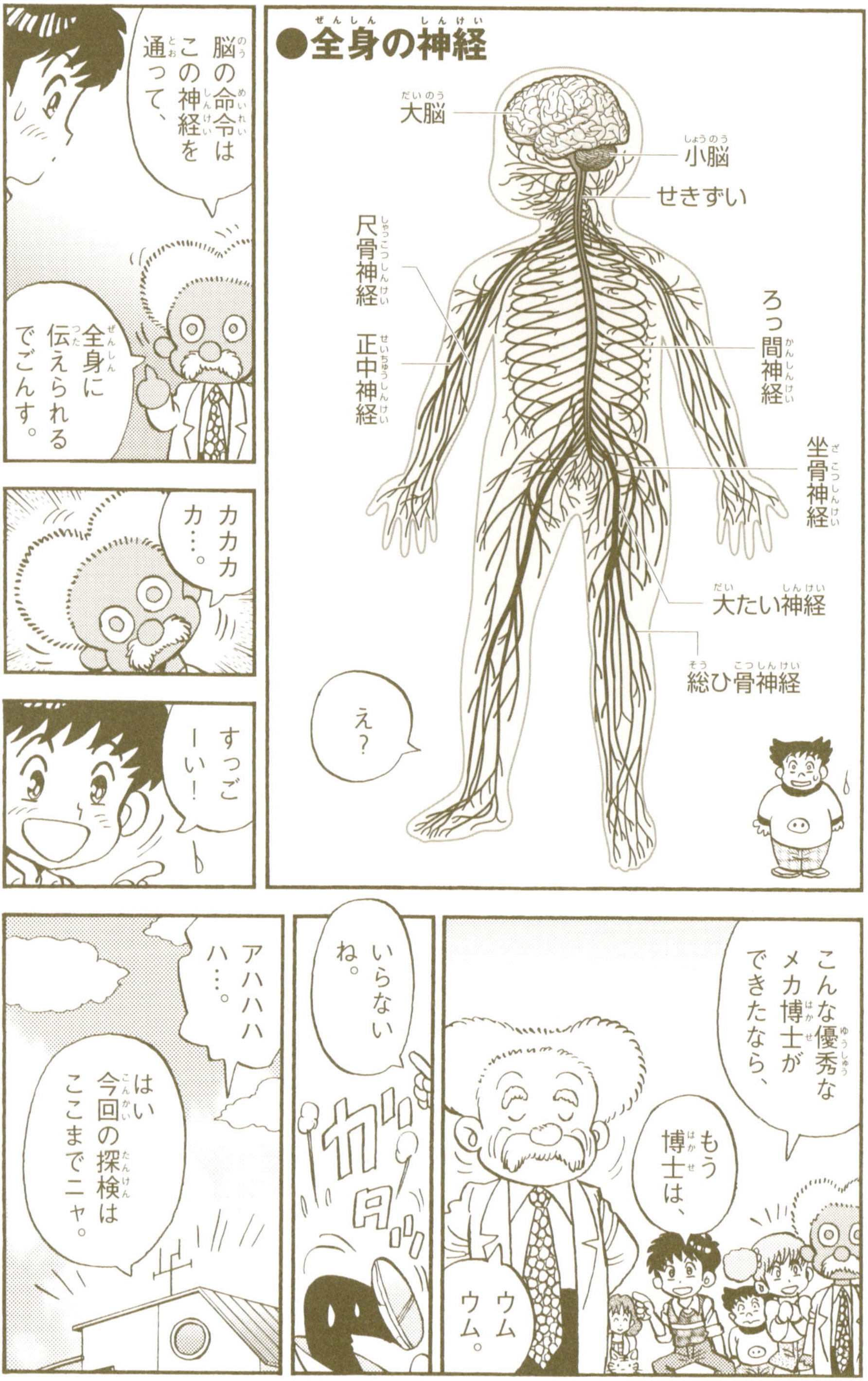
●全身《ぜんしん》の神経《しんけい》
大脳《だいのう》
小脳《しょうのう》
せきずい
尺骨神経《しゃっこつしんけい》
正中神経《せいちゅうしんけい》
ろっ間神経《かんしんけい》
坐骨神経《ざこつしんけい》
大《だい》たい神経《しんけい》
総《そう》ひ骨神経《こつしんけい》
え？
脳《のう》の命令《めいれい》はこの神経《しんけい》を通《とお》って、
全身《ぜんしん》に伝《つた》えられるでごんす。
カカカカ…。
すっごーい！
こんな優秀《ゆうしゅう》なメカ博士《はかせ》ができたなら、
もう博士《はかせ》は、
ウムウム。
いらないね。
ガタッ
アハハハハ…。
はい今回《こんかい》の探検《たんけん》はここまでニャ。

よく使《つか》う表現《ひょうげん》▼頭《あたま》からゆげを立《た》てる◇たいへんおこっているようすを表《あら》わしています。

はずかしいとき、顔《かお》が赤《あか》くなるのはなぜ？

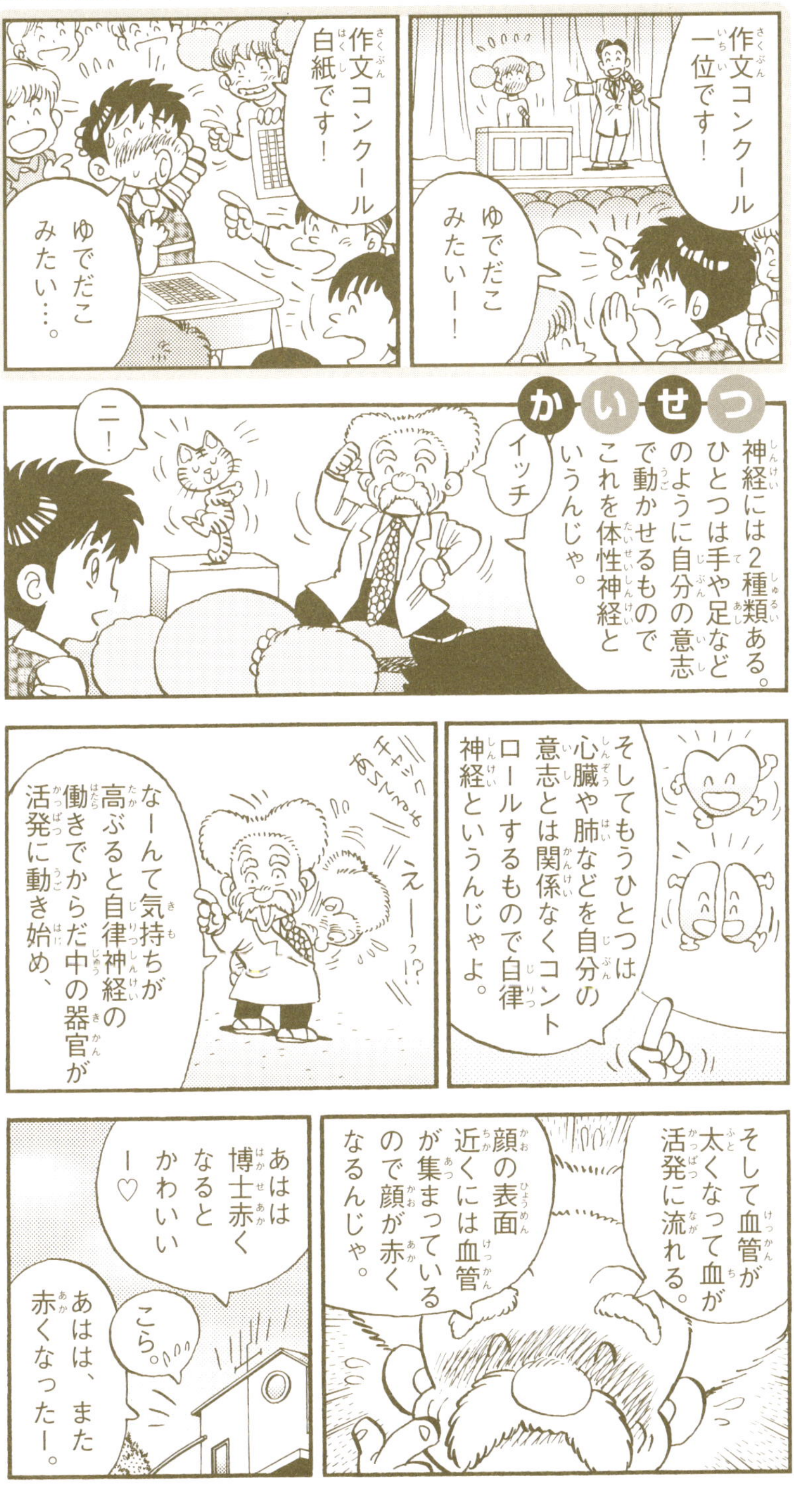
作文《さくぶん》コンクール一位《いちい》です！

ゆでだこみたいー！

作文《さくぶん》コンクール白紙《はくし》です！

ゆでだこみたい…。

かいせつ
神経《しんけい》には2種類《しゅるい》ある。ひとつは手《て》や足《あし》などのように自分《じぶん》の意志《いし》で動《うご》かせるものでこれを体性神経《たいせいしんけい》というんじゃ。

イッチ
ニー！

そしてもうひとつは心臓《しんぞう》や肺《はい》などを自分《じぶん》の意志《いし》とは関係《かんけい》なくコントロールするもので自律《じりつ》神経《しんけい》というんじゃよ。

なーんて気持《きも》ちが高《たか》ぶると自律神経《じりつしんけい》の働《はたら》きでからだ中《じゅう》の器官《きかん》が活発《かっぱつ》に動《うご》き始《はじ》め、
えーーっ!?

そして血管《けっかん》が太《ふと》くなって血《ち》が活発《かっぱつ》に流《なが》れる。

顔《かお》の表面《ひょうめん》近《ちか》くには血管《けっかん》が集《あつ》まっているので顔《かお》が赤《あか》くなるんじゃ。

あはは博士《はかせ》赤《あか》くなるとかわいいー♡

こら。

あはは、また赤《あか》くなったー。

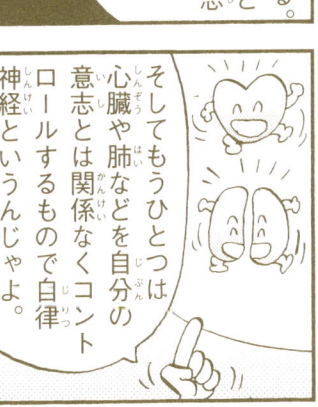

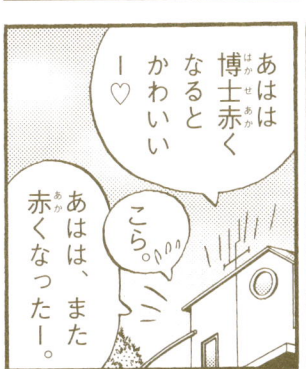

まめちしき▼顔《かお》が青《あお》くなるのは、きんちょうして血管《けっかん》が細《ほそ》くなり、血《ち》の流《なが》れが悪《わる》くなるからです。

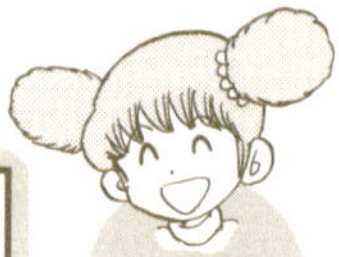

なぜ、夢《ゆめ》をみるの？

まめちしき▼夢《ゆめ》は10〜20分《ぶん》続《つづ》くことがわかっています。色《いろ》がついていたり、味《あじ》やにおいを感《かん》じる人《ひと》もいます。

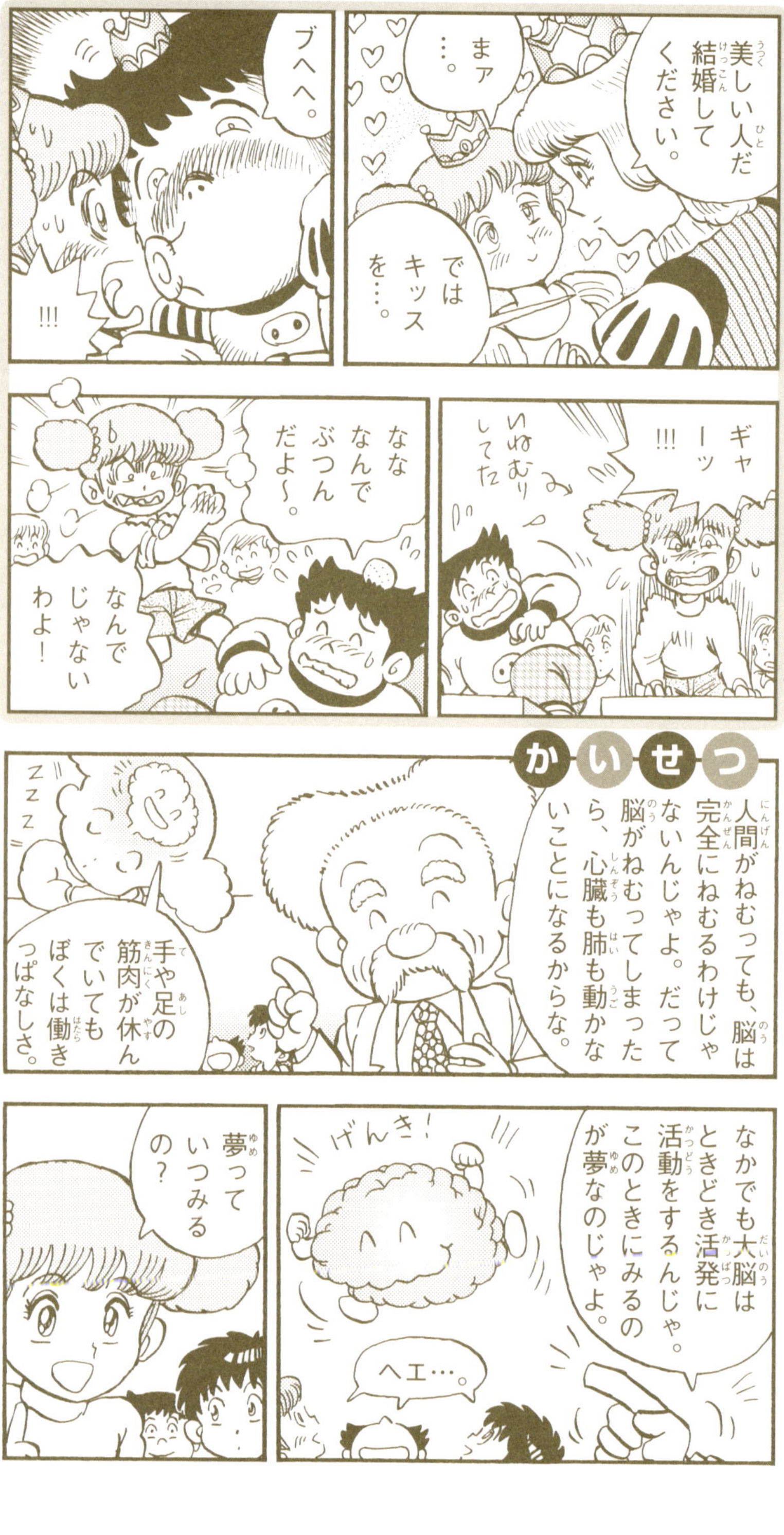

美《うつく》しい人《ひと》だ結婚《けっこん》してください。

まァ…。

ではキッスを…。

ブヘヘ。

!!!

ギャーッ
!!!

いねむりしてた
ななんでぶつんだよ〜。

なんでじゃないわよ！

かいせつ
人間《にんげん》がねむっても、脳《のう》は完全《かんぜん》にねむるわけじゃないんじゃよ。だって脳《のう》がねむってしまったら、心臓《しんぞう》も肺《はい》も動《うご》かないことになるからな。

手《て》や足《あし》の筋肉《きんにく》が休《やす》んでいてもぼくは働《はたら》きっぱなしさ。

Z Z Z
なかでも大脳《だいのう》はときどき活発《かっぱつ》に活動《かつどう》をするんじゃ。このときにみるのが夢《ゆめ》なのじゃよ。

げんき！

ヘエ…。

夢《ゆめ》っていつみるの？

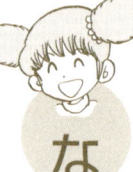

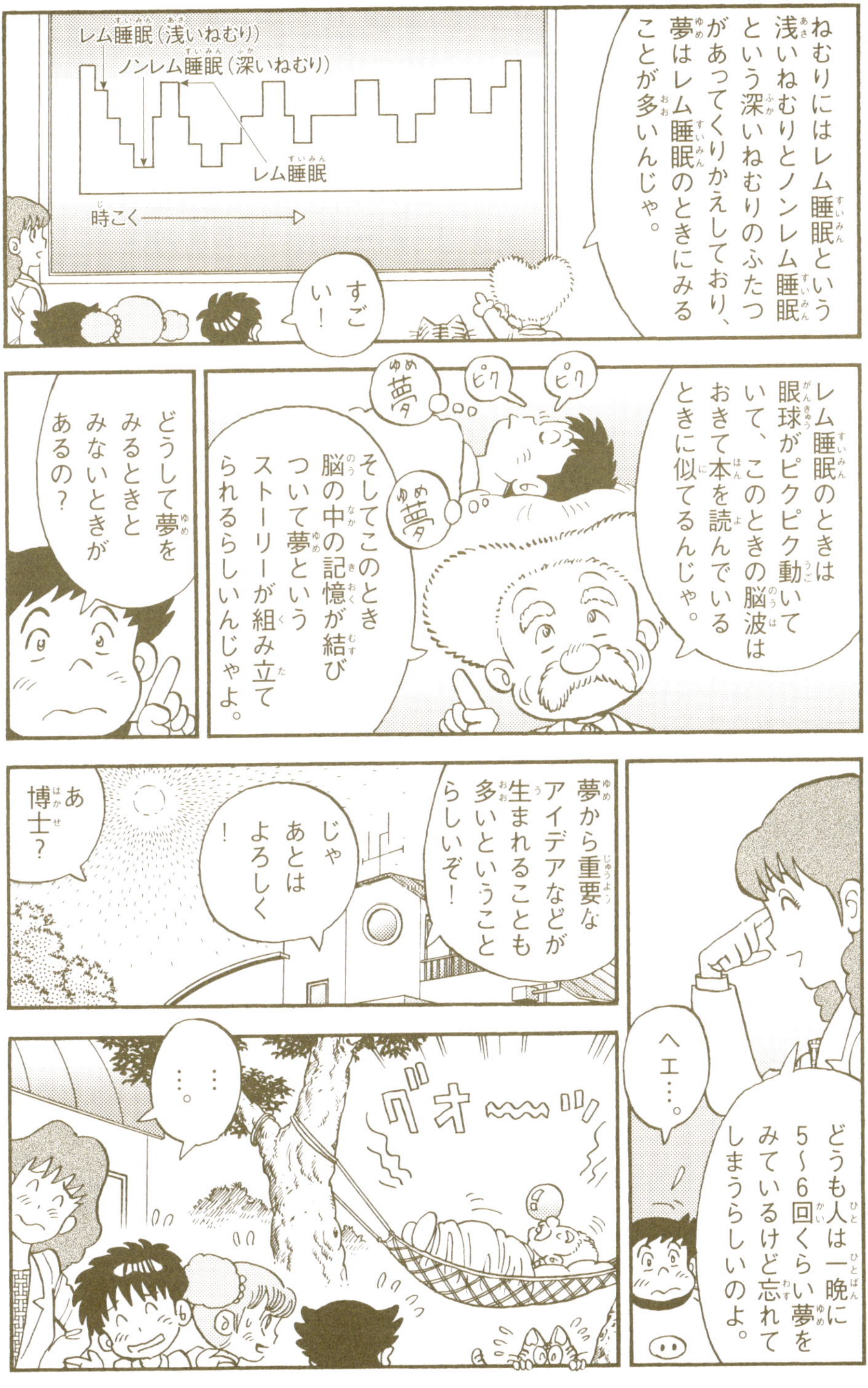

ねむりにはレム睡眠《すいみん》という浅《あさ》いねむりとノンレム睡眠《すいみん》という深《ふか》いねむりのふたつがあってくりかえしており、夢《ゆめ》はレム睡眠《すいみん》のときにみることが多《おお》いんじゃ。
レム睡眠《すいみん》（浅《あさ》いねむり）
ノンレム睡眠《すいみん》（深《ふか》いねむり）
レム睡眠《すいみん》
時《じ》こく
すごい！
レム睡眠《すいみん》のときは眼球《がんきゅう》がピクピク動《うご》いていて、このときの脳波《のうは》はおきて本《ほん》を読《よ》んでいるときに似《に》てるんじゃ。
ピク
ピク
夢《ゆめ》
夢《ゆめ》
そしてこのとき脳《のう》の中《なか》の記憶《きおく》が結《むす》びついて夢《ゆめ》というストーリーが組《く》み立《た》てられるらしいんじゃよ。
どうして夢《ゆめ》をみるときとみないときがあるの？
どうも人《ひと》は一晩《ひとばん》に5〜6回《かい》くらい夢《ゆめ》をみているけど忘《わす》れてしまうらしいのよ。
ヘエ…。
夢《ゆめ》から重要《じゅうよう》なアイデアなどが生《う》まれることも多《おお》いということらしいぞ！
じゃあとはよろしく！
あ博士《はかせ》？
グオ〜〜ッ
……。

まめちしき▼年《とし》をとるにつれて、レムすいみんの時間《じかん》が短《みじか》くなります。赤《あか》ちゃんのねむりでは、半分《はんぶん》がレムすいみんです。

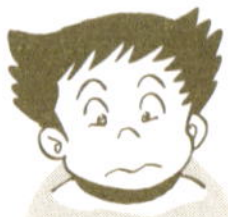

なぜ、夜《よる》になるとねむくなるの？

まめちしき▼勉強《べんきょう》するときは、むりしてがんばるよりも、よくねた方《ほう》が、勉強《べんきょう》したことがたくさん脳《のう》に記憶《きおく》されます。

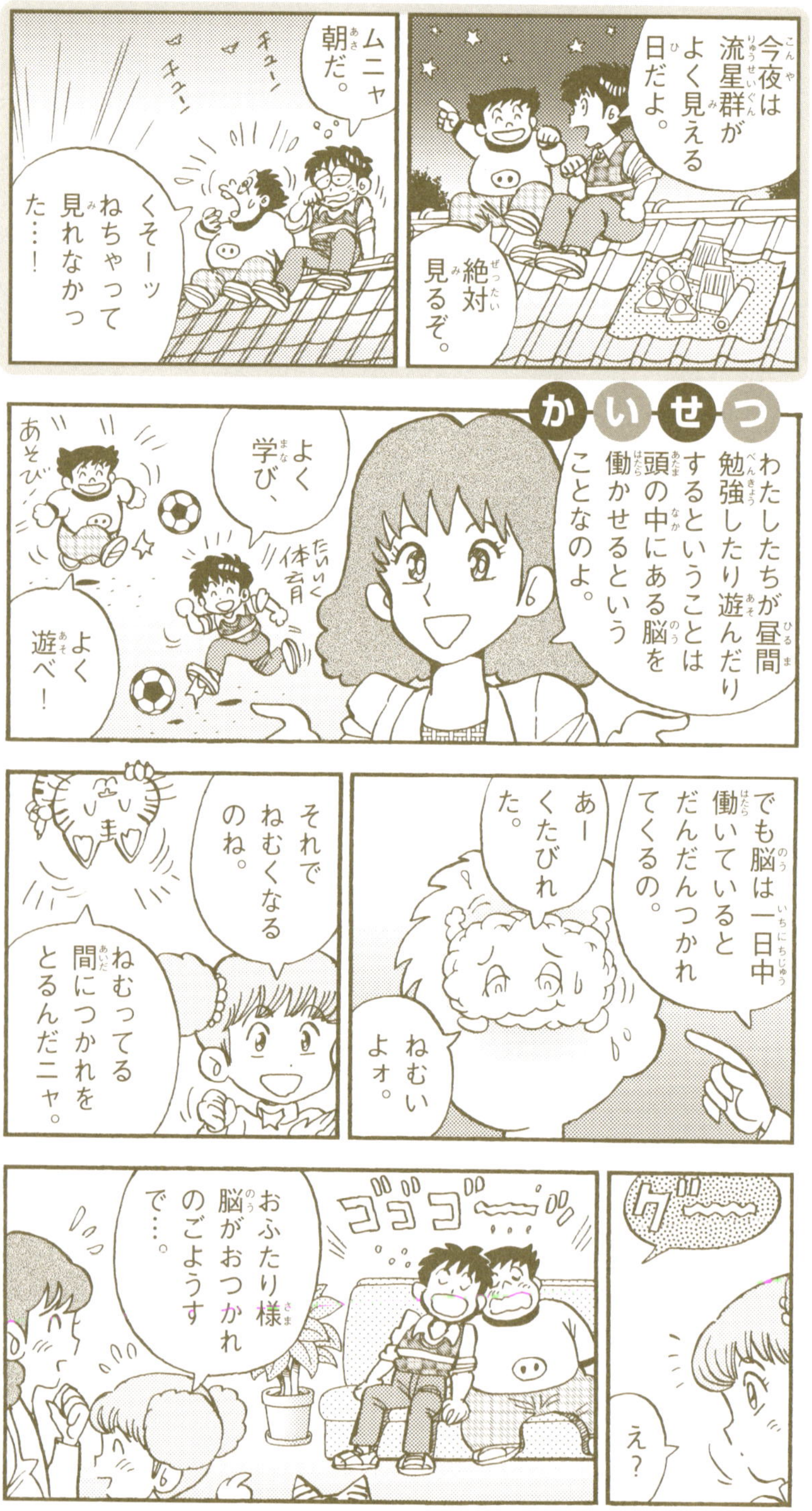

今夜《こんや》は流星群《りゅうせいぐん》がよく見《み》える日《ひ》だよ。

絶対《ぜったい》見《み》るぞ。

ムニャ朝《あさ》だ。

チュー！

チュー！

くそーッねちゃって見《み》れなかった…！

かいせつ
わたしたちが昼間《ひるま》勉強《べんきょう》したり遊《あそ》んだりするということは頭《あたま》の中《なか》にある脳《のう》を働《はたら》かせるということなのよ。

よく学《まな》び、
体育《たいいく》
あそび
よく遊《あそ》べ！

でも脳《のう》は一日中《いちにちじゅう》働《はたら》いているとだんだんつかれてくるの。

あーくたびれた。

ねむいよオ。

それでねむくなるのね。

ねむってる間《あいだ》につかれをとるんだニャ。

グ〜〜

え？

おふたり様《さま》脳《のう》がおつかれのごようすで…。

ゴゴゴ〜〜

なぜ、あくびが出《で》るの？

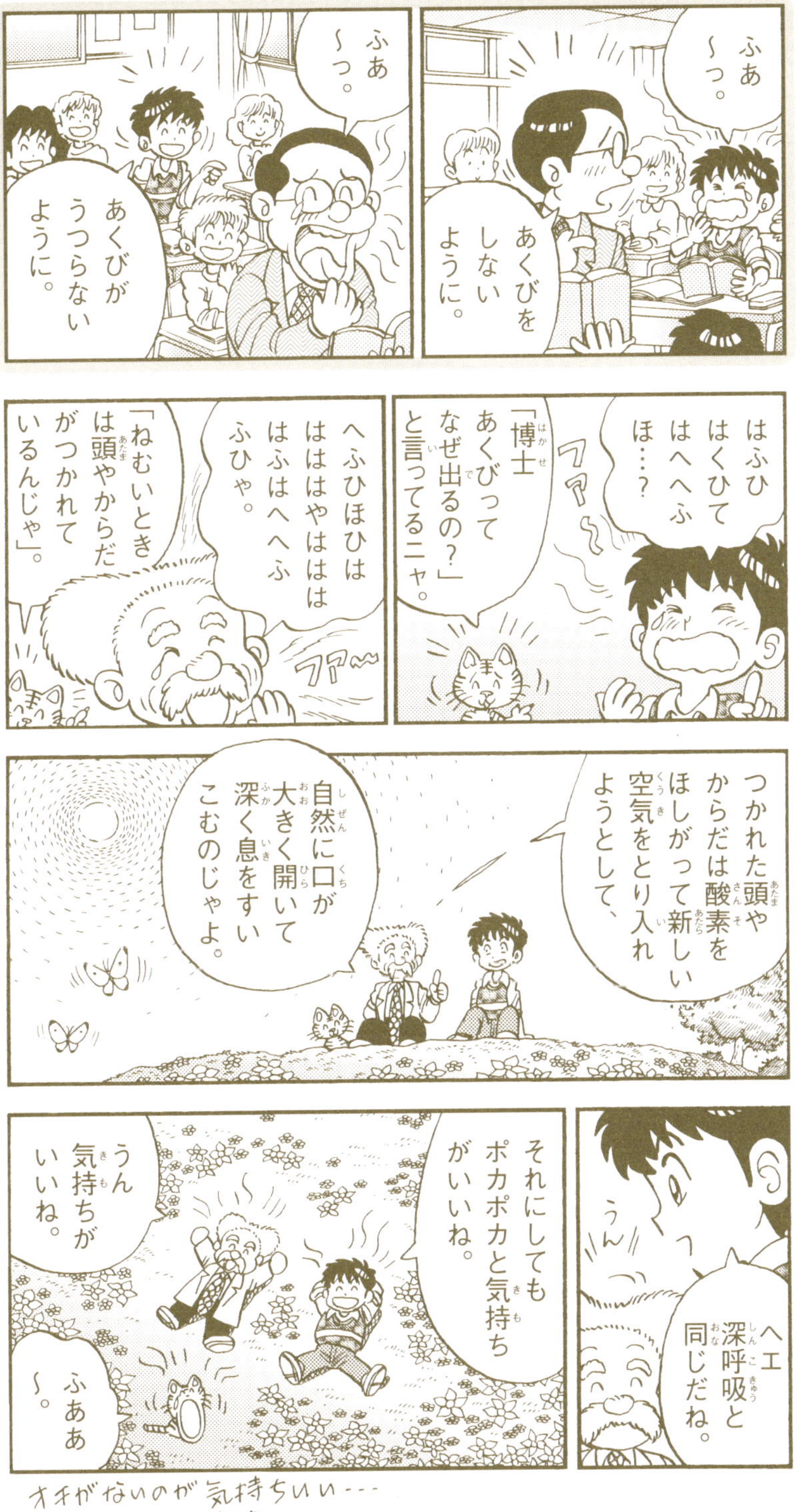
ふあ〜っ。
あくびをしないように。
ふあ〜っ。
あくびがうつらないように。
はふひはくひてはへへふほ…？
ファ〜
「博士《はかせ》あくびってなぜ出《で》るの？」と言《い》ってるニャ。
へふひほひはははははやはははふはへへふふひゃ。
ファ〜
「ねむいときは頭《あたま》やからだがつかれているんじゃ」。
つかれた頭《あたま》やからだは酸素《さんそ》をほしがって新《あたら》しい空気《くうき》をとり入《い》れようとして、
自然《しぜん》に口《くち》が大《おお》きく開《ひら》いて深《ふか》く息《いき》をすいこむのじゃよ。
うん
へエ深呼吸《しんこきゅう》と同《おな》じだね。
それにしてもポカポカと気持《きも》ちがいいね。
うん気持《きも》ちがいいね。
ふあぁ〜。

オチがないのが気持《きも》ちいい…

まめちしき▼動物《どうぶつ》の肺《はい》は、大昔《おおむかし》、さかなが地上《ちじょう》に上《あ》がったころ、うきぶくろが進化《しんか》してできたものです。

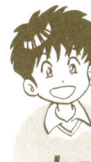

なぜ、ねごとを言《い》うの?

まめちしき▼動物《どうぶつ》も夢《ゆめ》をみます。ねこもすいみん中《ちゅう》に足《あし》やしっぽをピクピク動《うご》かしたり、声《こえ》を出《だ》すことがあります。

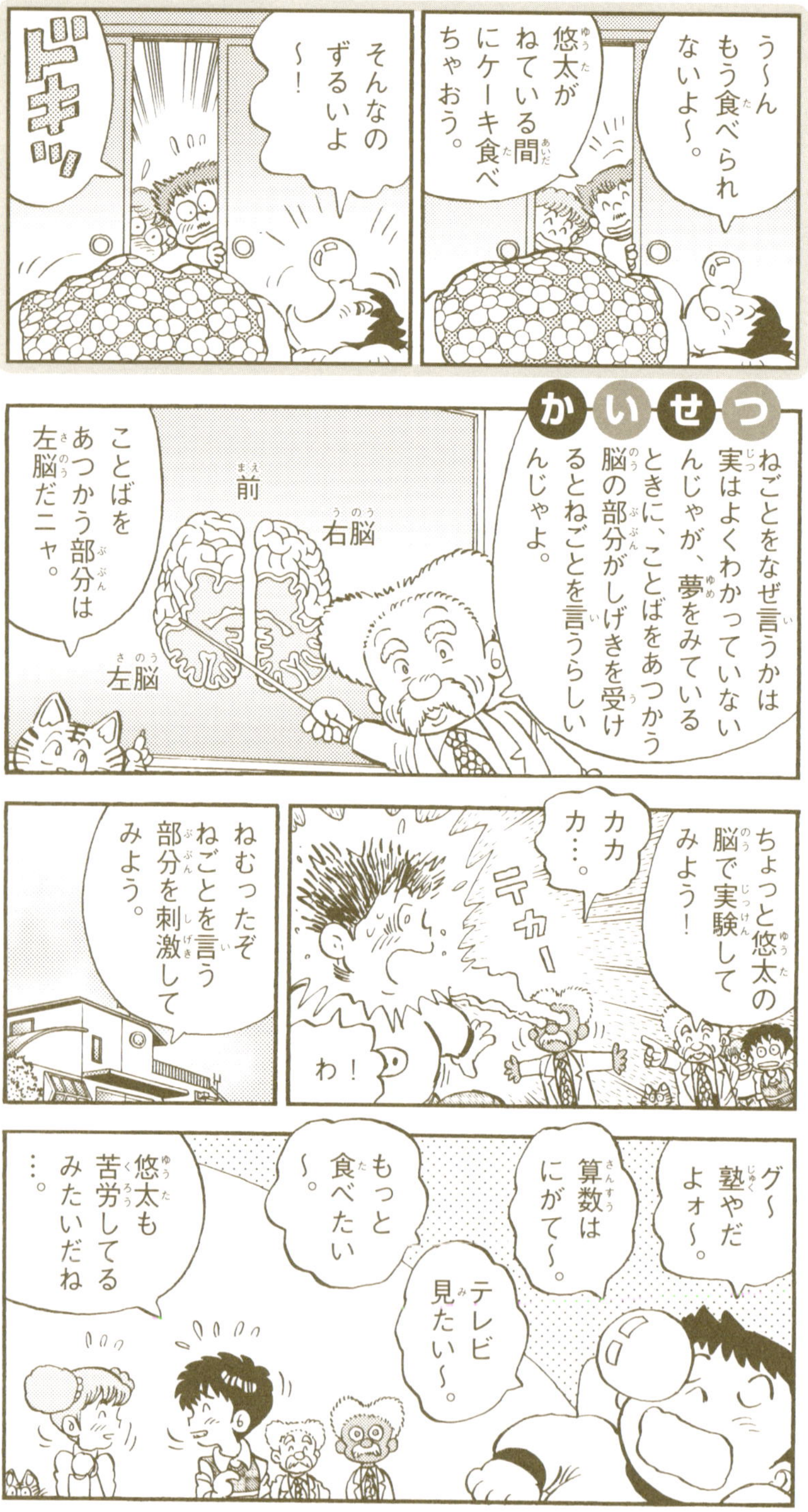

う~ん もう食《た》べられ ないよ~。
悠太《ゆうた》が ねている間《あいだ》 にケーキ食《た》べ ちゃおう。
そんなの ずるいよ ~!
ドキッ
かいせつ
ねごとをなぜ言《い》うかは 実《じつ》はよくわかっていない んじゃが、夢《ゆめ》をみている ときに、ことばをあつかう 脳《のう》の部分《ぶぶん》がしげきを受《う》け るとねごとを言《い》うらしい んじゃよ。
前《まえ》
右脳《うのう》
左脳《さのう》
ことばを あつかう部分《ぶぶん》は 左脳《さのう》だニャ。
ちょっと悠太《ゆうた》の 脳《のう》で実験《じっけん》して みよう!
カカ カ…。
ニャー
わ!
ねむったぞ ねごとを言《い》う 部分《ぶぶん》を刺激《しげき》して みよう。
グ~ 塾《じゅく》やだ よォ~。
算数《さんすう》は にがて~。
もっと 食《た》べたい ~。
テレビ 見《み》たい~。
悠太《ゆうた》も 苦労《くろう》してる みたいだね …。

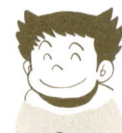

正夢《まさゆめ》や超能力《ちょうのうりょく》って、本当《ほんとう》にあるの？

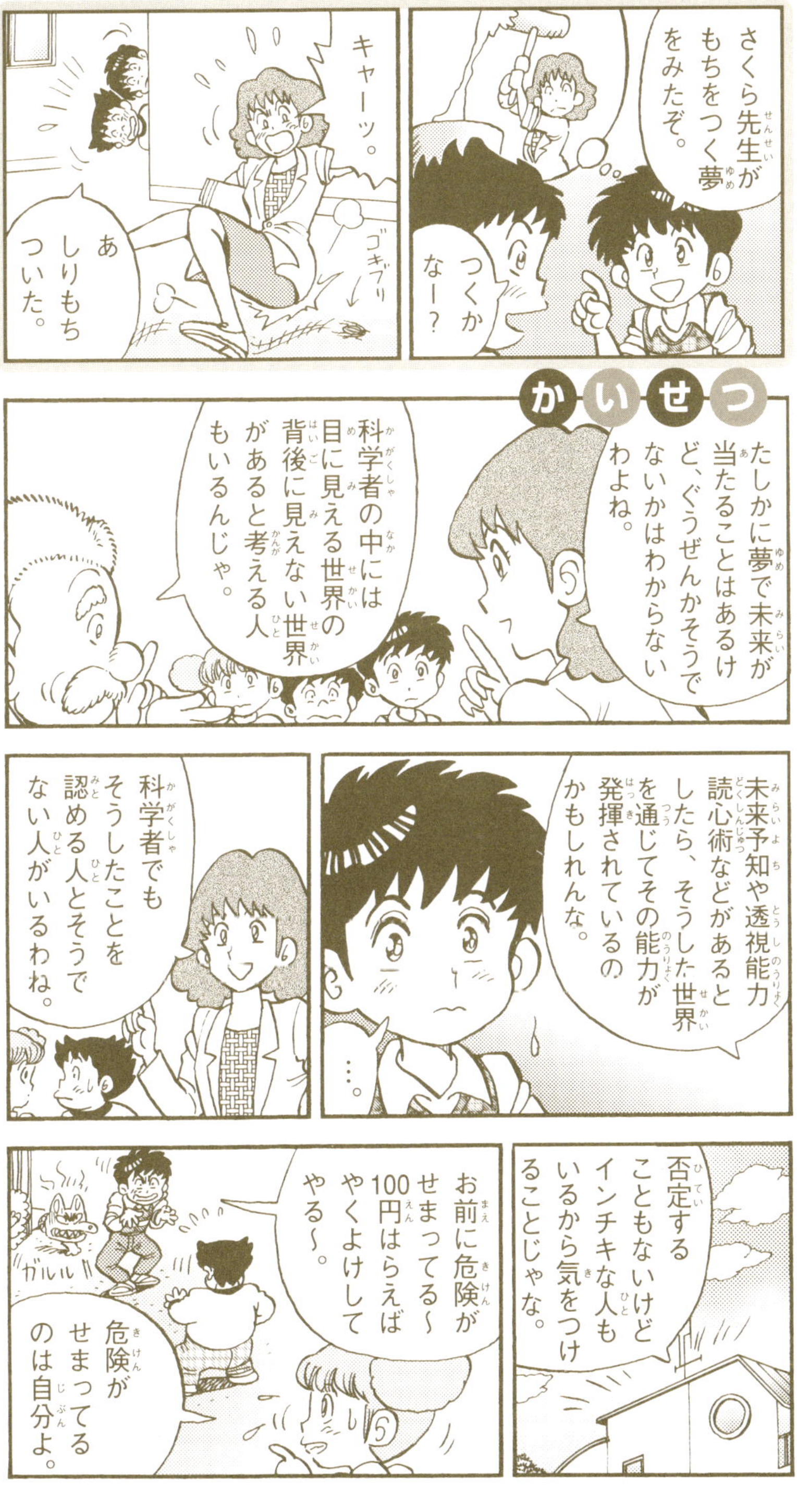
さくら先生《せんせい》がもちをつく夢《ゆめ》をみたぞ。

つくかなー？

キャーッ。

ゴキブリ
あしりもちついた。

かいせつ
たしかに夢《ゆめ》で未来《みらい》が当《あ》たることはあるけど、ぐうぜんかそうでないかはわからないわよね。

科学者《かがくしゃ》の中《なか》には目《め》に見《み》える世界《せかい》の背後《はいご》に見《み》えない世界《せかい》があると考《かんが》える人《ひと》もいるんじゃ。

未来予知《みらいよち》や透視能力《とうしのうりょく》読心術《どくしんじゅつ》などがあるとしたら、そうした世界《せかい》を通《つう》じてその能力《のうりょく》が発揮《はっき》されているのかもしれんな。

…。

科学者《かがくしゃ》でもそうしたことを認《みと》める人《ひと》とそうでない人《ひと》がいるわね。

否定《ひてい》することもないけどインチキな人《ひと》もいるから気《き》をつけることじゃな。

お前《まえ》に危険《きけん》がせまってる〜100円《えん》はらえばやくよけしてやる〜。

ガルル
危険《きけん》がせまってるのは自分《じぶん》よ。


まめちしき▼古《ふる》くは、夢《ゆめ》は神様《かみさま》のしわざと信《しん》じられていたので、夢《ゆめ》うらないを信《しん》じた人々《ひとびと》もいました。

目《め》は、なぜふたつあるの？

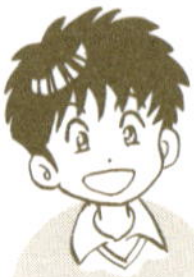

まめちしき▼ものを見《み》る細胞《さいぼう》は、弱《よわ》い光《ひかり》にも反応《はんのう》するものと、細《こま》かいものや色《いろ》を見分《みわ》けるものと2種類《しゅるい》あります。

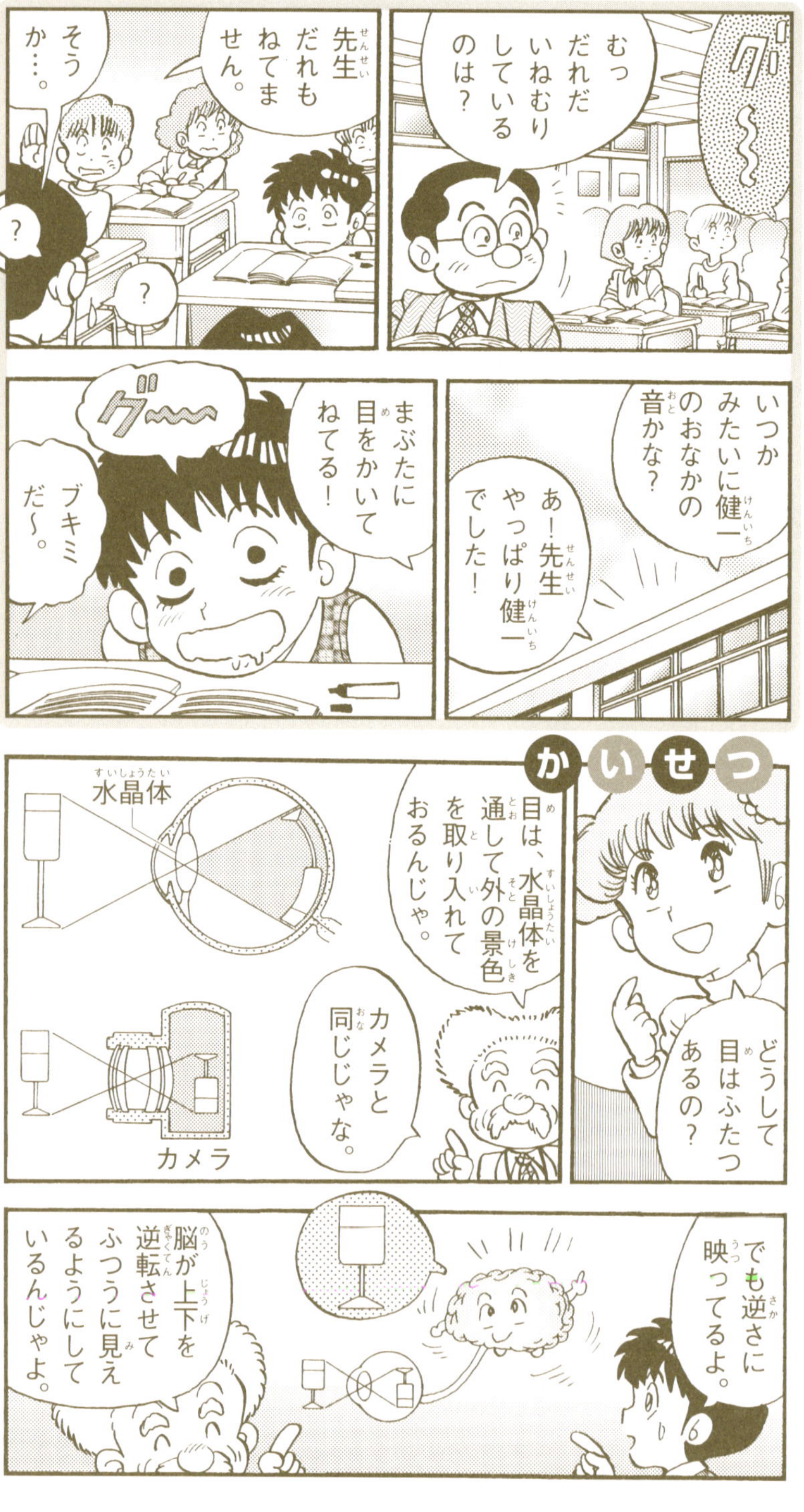

グ～～
むっ　だれだ　いねむり　しているのは？
先生《せんせい》　だれも　ねてません。
そうか…。
？
？
いつか　みたいに健一《けんいち》のおなかの音《おと》かな？
あ！先生《せんせい》　やっぱり健一《けんいち》でした！
まぶたに目《め》をかいて　ねてる！
グ～～
ブキミだ～。
かいせつ
どうして目《め》はふたつあるの？
目《め》は、水晶体《すいしょうたい》を通《とお》して外《そと》の景色《けしき》を取《と》り入《い》れておるんじゃ。
水晶体《すいしょうたい》
カメラと同《おな》じじゃな。
カメラ
でも逆《さか》さに映《うつ》ってるよ。
脳《のう》が上下《じょうげ》を逆転《ぎゃくてん》させて　ふつうに見《み》えるようにしているんじゃよ。

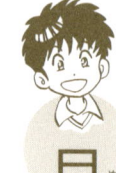

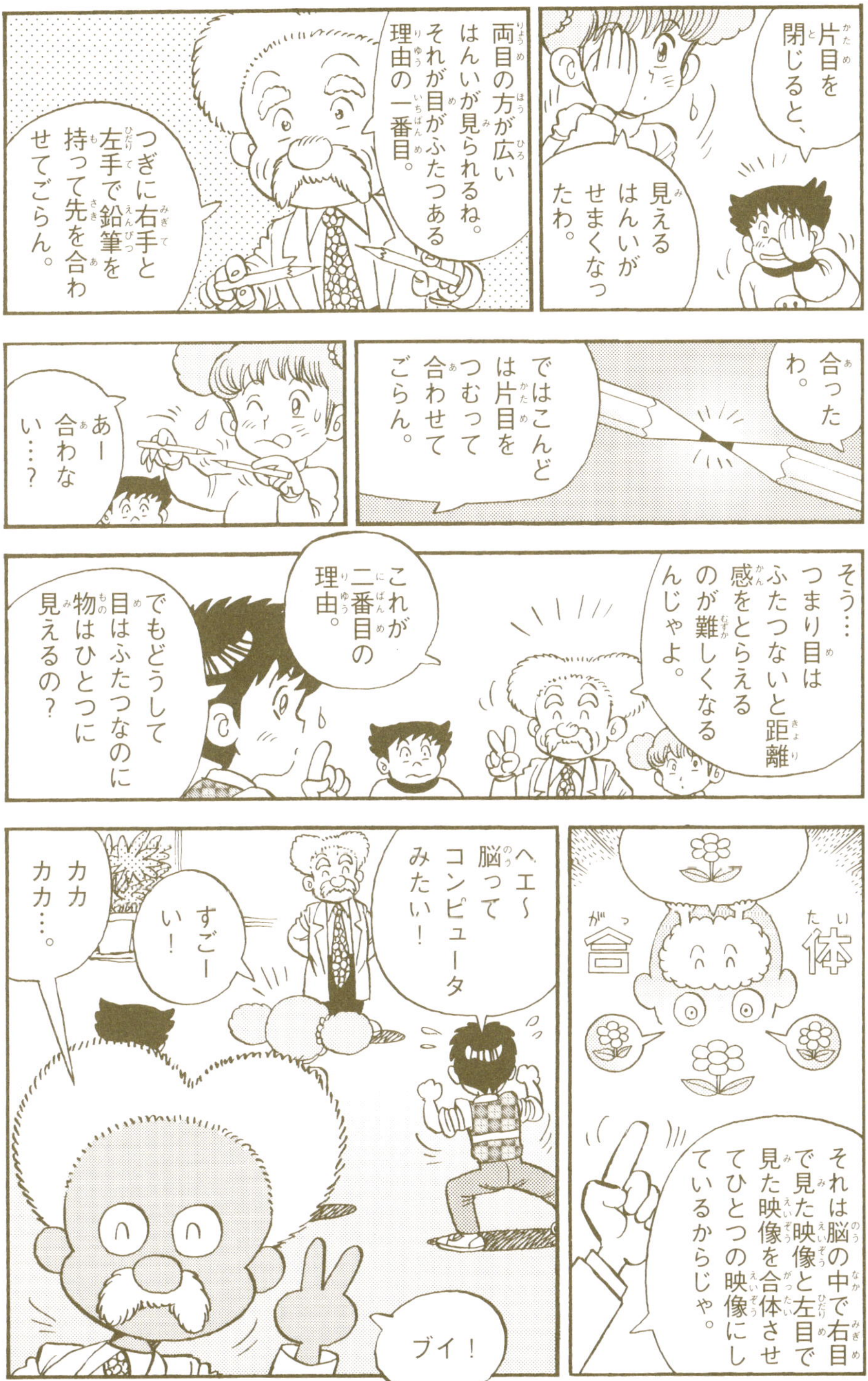
片目《かため》を閉《と》じると、
見《み》えるはんいがせまくなったわ。

両目《りょうめ》の方《ほう》が広《ひろ》いはんいが見《み》られるね。それが目《め》がふたつある理由《りゆう》の一番目《いちばんめ》。

つぎに右手《みぎて》と左手《ひだりて》で鉛筆《えんぴつ》を持《も》って先《さき》を合《あ》わせてごらん。

合《あ》ったわ。

ではこんどは片目《かため》をつむって合《あ》わせてごらん。

あー合《あ》わない…?

そう…つまり目《め》はふたつないと距離《きょり》感《かん》をとらえるのが難《むずか》しくなるんじゃよ。

これが二番目《にばんめ》の理由《りゆう》。

でもどうして目《め》はふたつなのに物《もの》はひとつに見《み》えるの?

合《がっ》
体《たい》
それは脳《のう》の中《なか》で右目《みぎめ》で見《み》た映像《えいぞう》と左目《ひだりめ》で見《み》た映像《えいぞう》を合体《がったい》させてひとつの映像《えいぞう》にしているからじゃ。

ヘエ〜脳《のう》ってコンピュータみたい!

すごーい!

カカカカ…。

ブイ!


まめちしき▼レンズの役目《やくめ》をする水晶体《すいしょうたい》は近《ちか》くの物《もの》を見《み》るときにはあつくなり、遠《とお》くの物《もの》を見《み》るときにはうすくなります。

目《め》のよい人《ひと》がめがねをかけるとへんに見《み》えるのはなぜ？

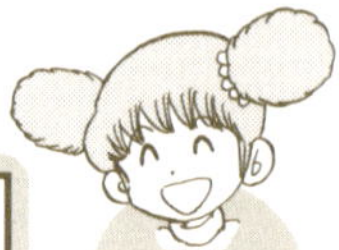

まめちしき▼視力表《しりょくひょう》には2.0までしかありませんが、まれに5.0くらいの視力《しりょく》を持《も》つ人《ひと》もいます。

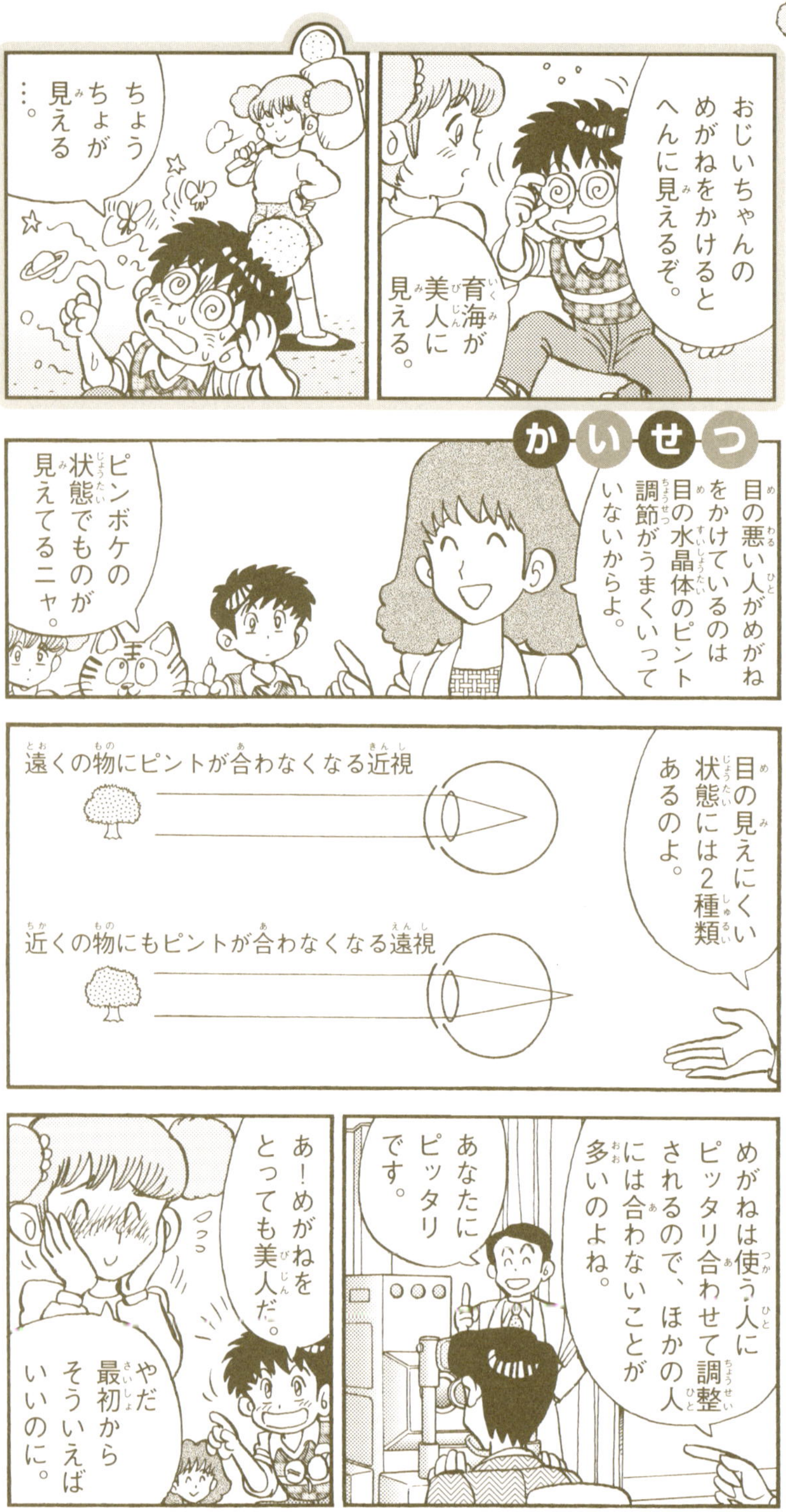

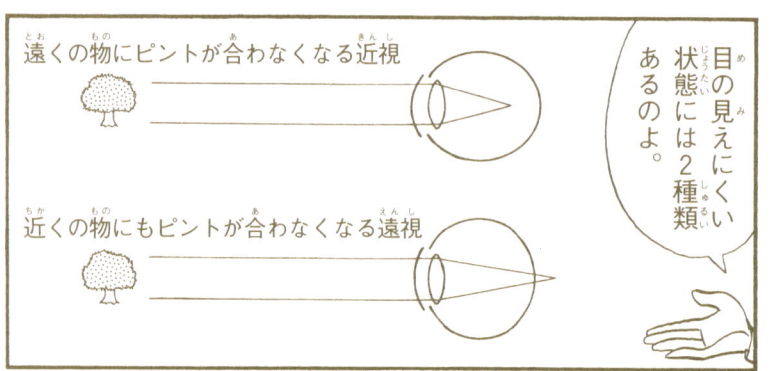

おじいちゃんのめがねをかけるとへんに見《み》えるぞ。

育海《いくみ》が美人《びじん》に見《み》える。

ちょうちょが見《み》える……。

かいせつ
目《め》の悪《わる》い人《ひと》がめがねをかけているのは目《め》の水晶体《すいしょうたい》のピント調節《ちょうせつ》がうまくいっていないからよ。

ピンボケの状態《じょうたい》でものが見《み》えてるニャ。

目《め》の見《み》えにくい状態《じょうたい》には2種類《しゅるい》あるのよ。

遠《とお》くの物《もの》にピントが合《あ》わなくなる近視《きんし》
近《ちか》くの物《もの》にもピントが合《あ》わなくなる遠視《えんし》
めがねは使《つか》う人《ひと》にピッタリ合《あ》わせて調整《ちょうせい》されるので、ほかの人《ひと》には合《あ》わないことが多《おお》いのよね。

あなたにピッタリです。

あ！めがねをとっても美人《びじん》だ。

やだ最初《さいしょ》からそういえばいいのに。

＊遠視《えんし》の人《ひと》は遠《とお》くがよく見《み》えると言《い》われますが、実《じつ》は遠《とお》くにも近《ちか》くにもピントが合《あ》いません。

どうしてパラパラまんがは動《うご》いて見《み》えるの？

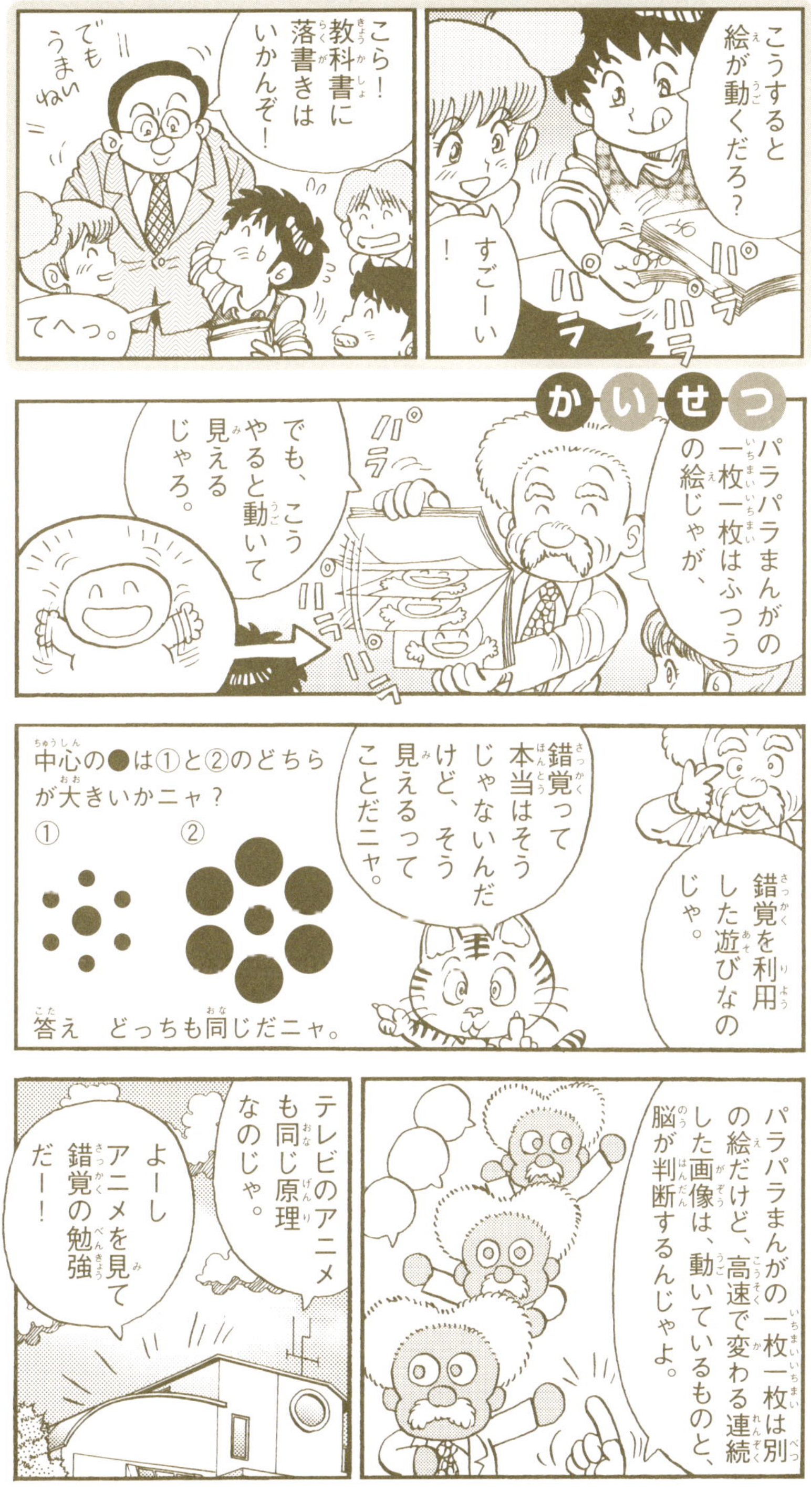
こうすると絵《え》が動《うご》くだろ？
すごーい！
パラ
パラ
パラ
こら！教科書《きょうかしょ》に落書《らくが》きはいかんぞ！
でもうまいね
てへっ。
かいせつ
パラパラまんがの一枚一枚《いちまいいちまい》の絵《え》はふつうの絵《え》じゃが、
でも、こうやると動《うご》いて見《み》えるじゃろ。
パラ
パラ
パラ
錯覚《さっかく》を利用《りよう》した遊《あそ》びなのじゃ。
錯覚《さっかく》って本当《ほんとう》はそうじゃないんだけど、そう見《み》えるってことだニャ。
中心《ちゅうしん》の●は①と②のどちらが大《おお》きいかニャ？
①
②
答《こた》え　どっちも同《おな》じだニャ。

パラパラまんがの一枚一枚《いちまいいちまい》は別《べつ》の絵《え》だけど、高速《こうそく》で変《か》わる連続《れんぞく》した画像《がぞう》は、動《うご》いているものと、脳《のう》が判断《はんだん》するんじゃよ。

テレビのアニメも同《おな》じ原理《げんり》なのじゃ。

よーしアニメを見《み》て錯覚《さっかく》の勉強《べんきょう》だー！


まめちしき▼まばたきの回数《かいすう》は1分間《ぶんかん》に平均《へいきん》20回《かい》くらいですが、何《なに》かに集中《しゅうちゅう》していると回数《かいすう》がへるようです。

あれれ？ どう見《み》える？

ふしぎな、ふしぎな錯覚《さっかく》の世界《せかい》

ひとつの絵《え》なのに二通《ふたとお》りに見《み》えたり、直線《ちょくせん》なのに曲《まが》って見《み》えたり。人間《にんげん》の目《め》って、じつはとってもだまされやすいんだ。自分《じぶん》の目《め》でたしかめて、遊《あそ》んでみよう。

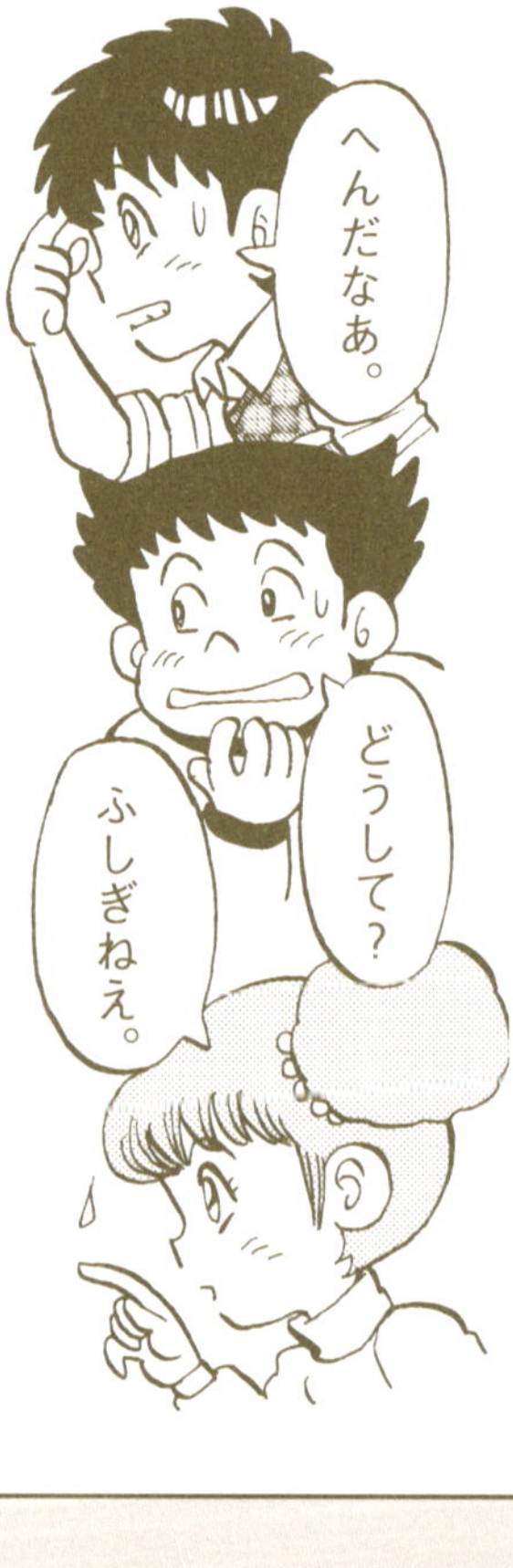
へんだなあ。
どうして？
ふしぎねえ。

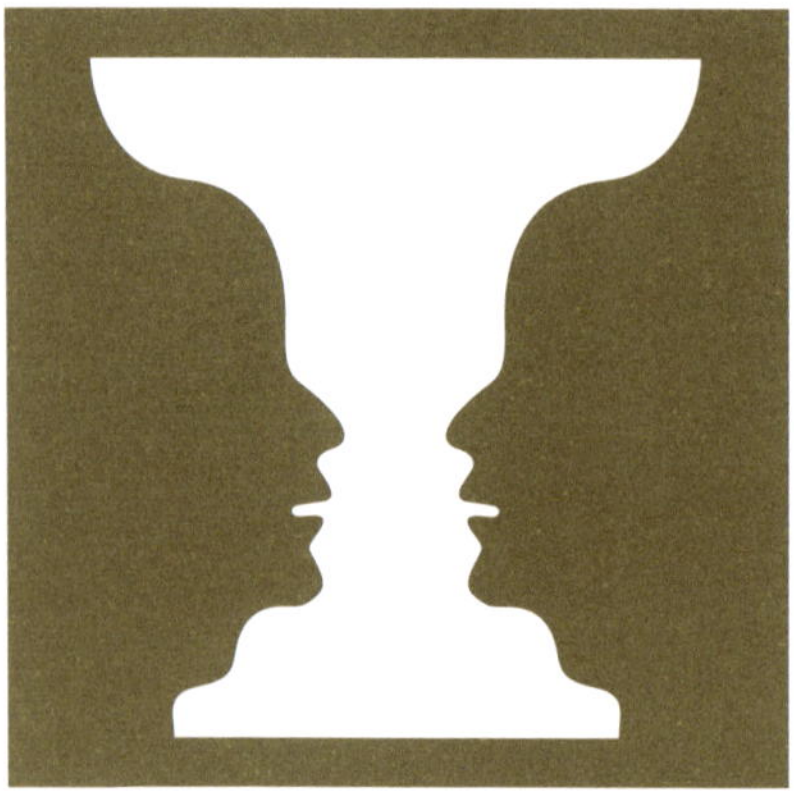

▲かびん？　それとも人《ひと》の顔《かお》？

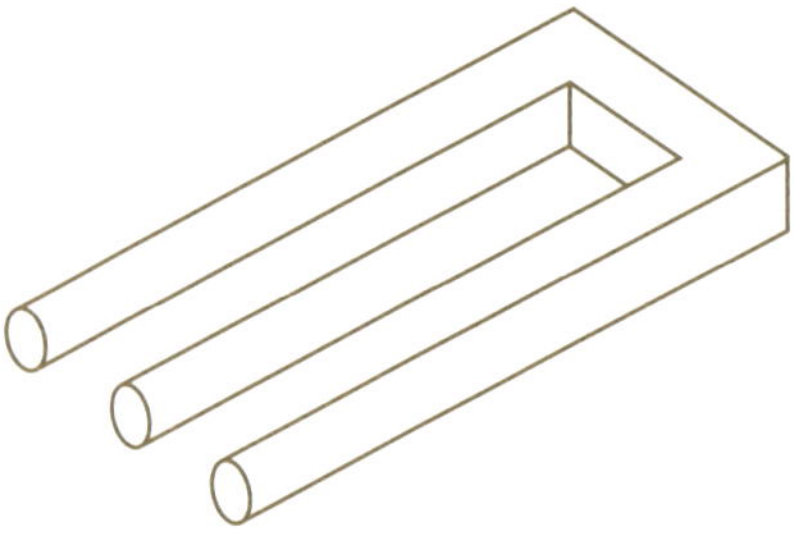

▲みつまた、それとも、ふたまた？

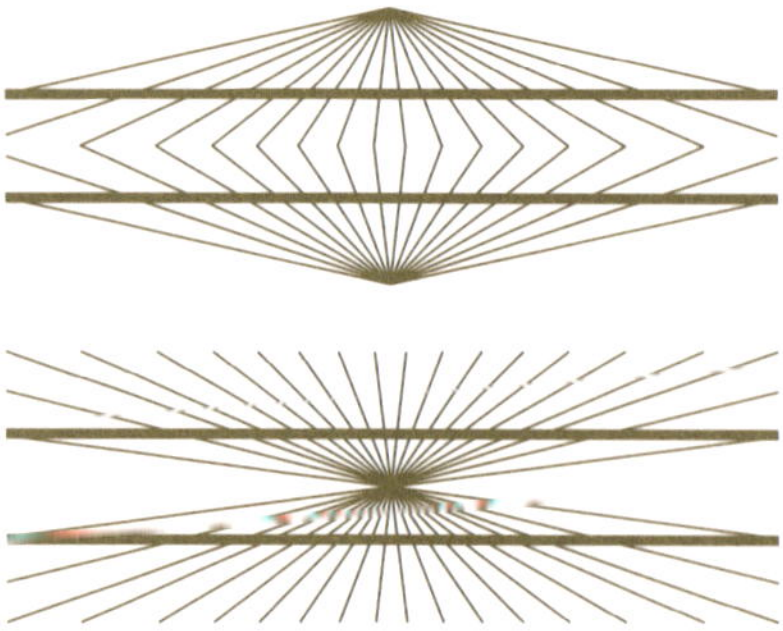

▲横《よこ》の線《せん》は曲《まが》って見《み》えるけど、本当《ほんとう》はどうなのだろう？

まめちしき▼近《ちか》くばかりを見《み》ていると、目《め》を動《うご》かす筋肉《きんにく》の働《はたら》きが弱《よわ》くなり、遠《とお》くのものが見《み》にくくなります。

まめちしき▼急《きゅう》に明《あか》るいところに行《い》ったときに目《め》がなれるまでのことを、明順応《めいじゅんのう》といいます。反対《はんたい》は暗順応《あんじゅんのう》です。

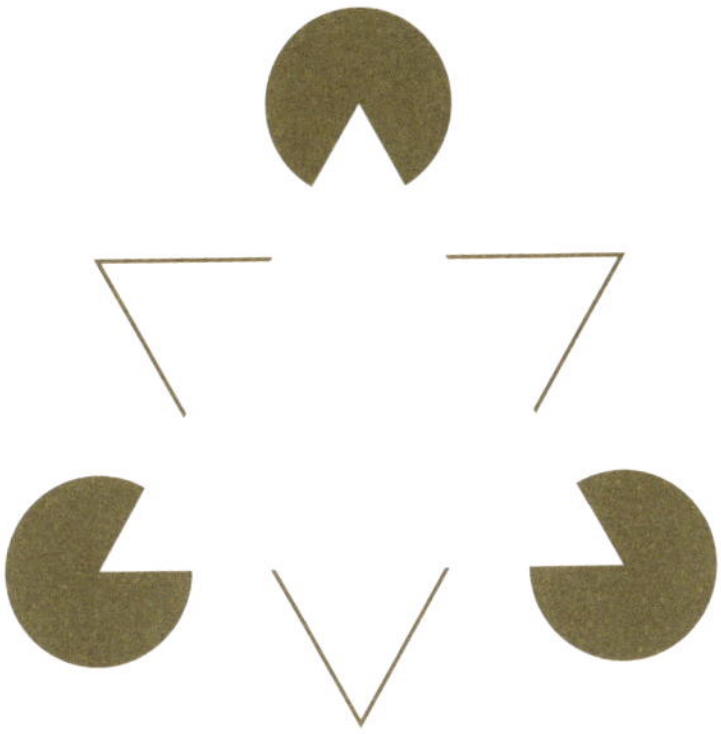

▲まん中《なか》に、ないはずの三角形《さんかくけい》が見《み》える!?

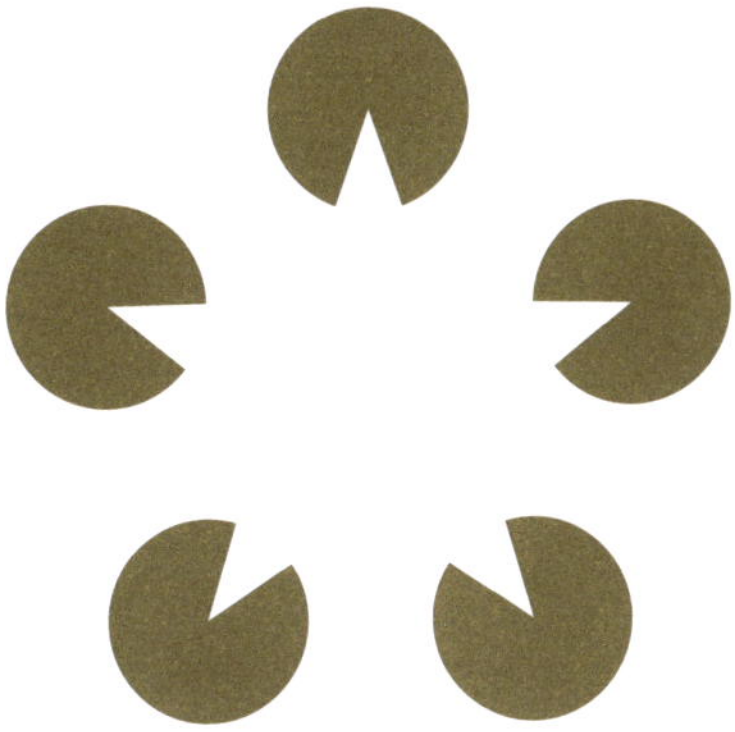

▲まん中《なか》に、ないはずの星印《ほしじるし》が見《み》える!?

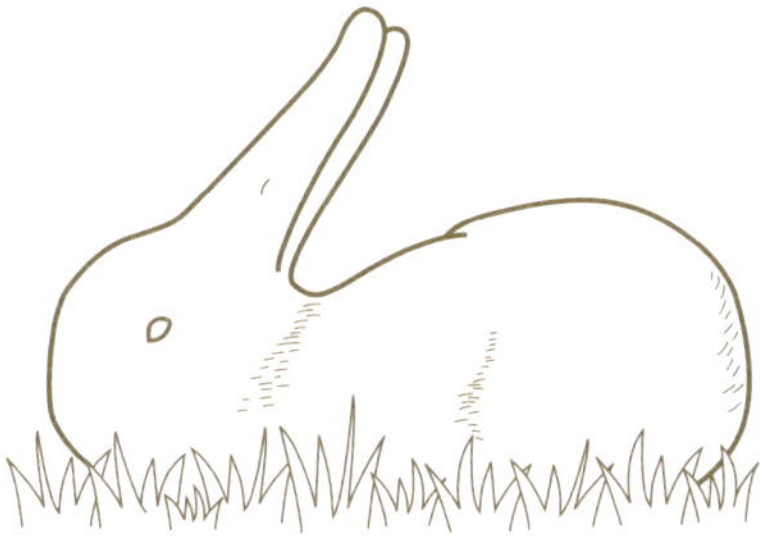

▲うさぎ？　それとも、ねころんだ鳥《とり》？

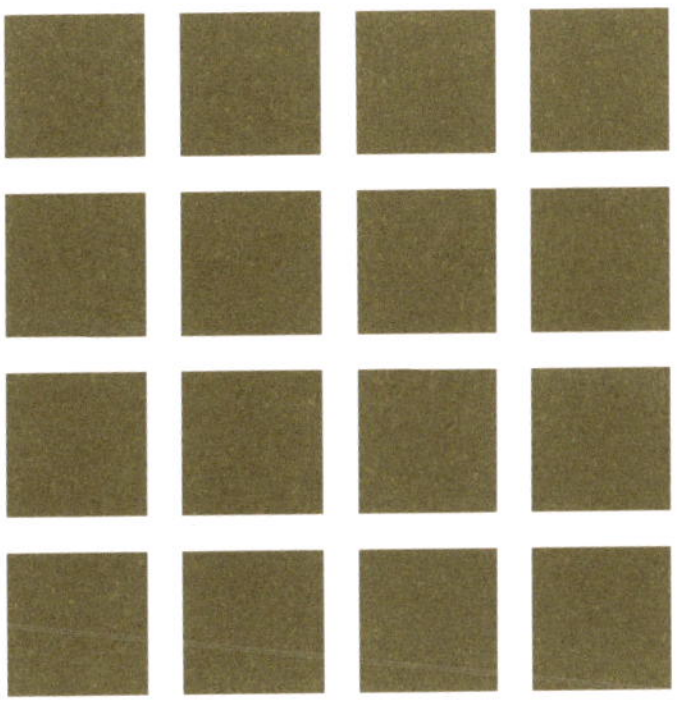

▲四角形《しかくけい》の間《あいだ》に黒《くろ》い点《てん》が見《み》える!?

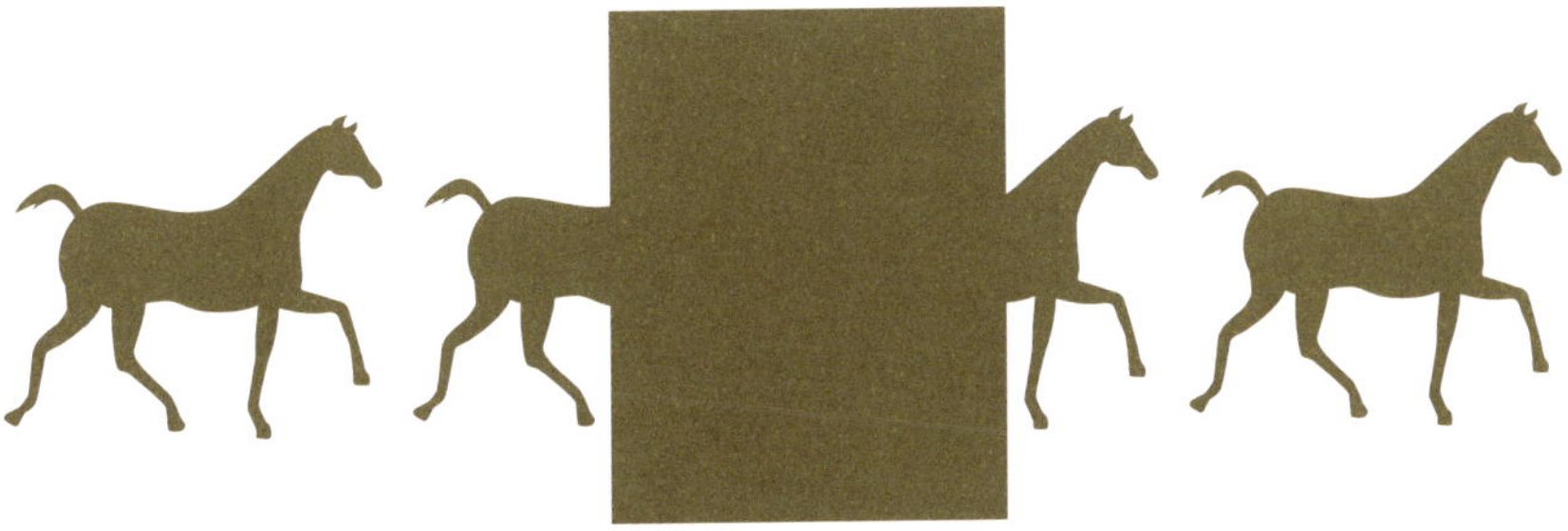

▲馬《うま》の行進《こうしん》。どうの長《なが》い馬《うま》がいるのかな？

耳《みみ》は、なぜ聞《き》こえるの?

まめちしき▼人間《にんげん》の耳《みみ》は動《うご》きませんが、動物《どうぶつ》の耳《みみ》は危険《きけん》がないか、まわりの音《おと》を聞《き》けるように自在《じざい》に動《うご》きます。

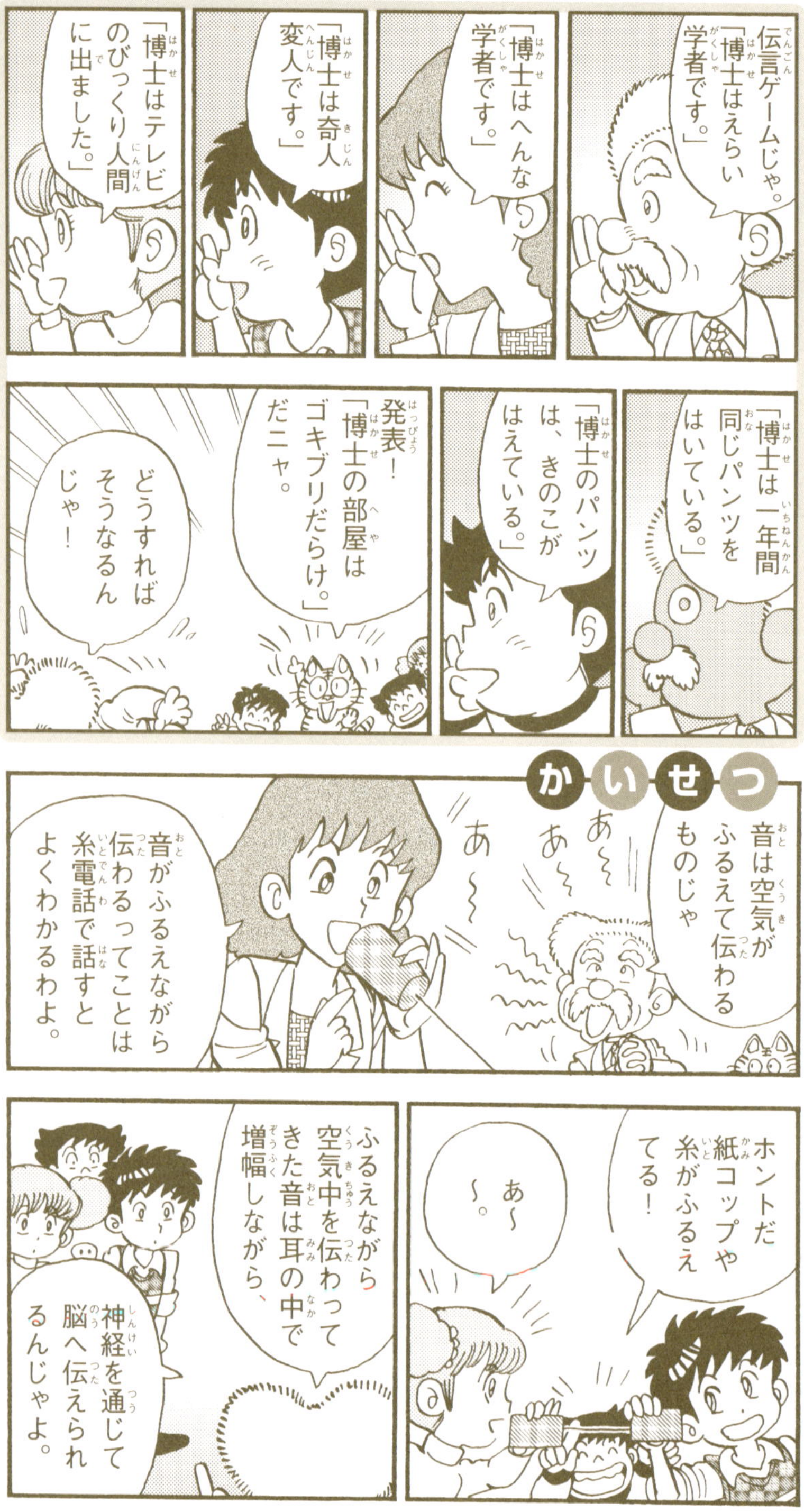
伝言《でんごん》ゲームじゃ。「博士《はかせ》はえらい学者《がくしゃ》です。」

「博士《はかせ》はへんな学者《がくしゃ》です。」

「博士《はかせ》は奇人《きじん》変人《へんじん》です。」

「博士《はかせ》はテレビのびっくり人間《にんげん》に出《で》ました。」

「博士《はかせ》は一年間《いちねんかん》同《おな》じパンツをはいている。」

「博士《はかせ》のパンツは、きのこがはえている。」

発表《はっぴょう》!「博士《はかせ》の部屋《へや》はゴキブリだらけ。」だニャ。

どうすればそうなるんじゃ!

かいせつ
音《おと》は空気《くうき》がふるえて伝《つた》わるものじゃ
あ〜 あ〜 あ〜

音《おと》がふるえながら伝《つた》わるってことは糸電話《いとでんわ》で話《はな》すとよくわかるわよ。

ホントだ紙《かみ》コップや糸《いと》がふるえてる!

あ〜〜。

ふるえながら空気中《くうきちゅう》を伝《つた》わってきた音《おと》は耳《みみ》の中《なか》で増幅《ぞうふく》しながら、
神経《しんけい》を通《つう》じて脳《のう》へ伝《つた》えられるんじゃよ。

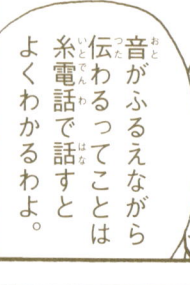

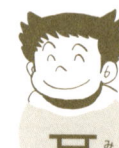

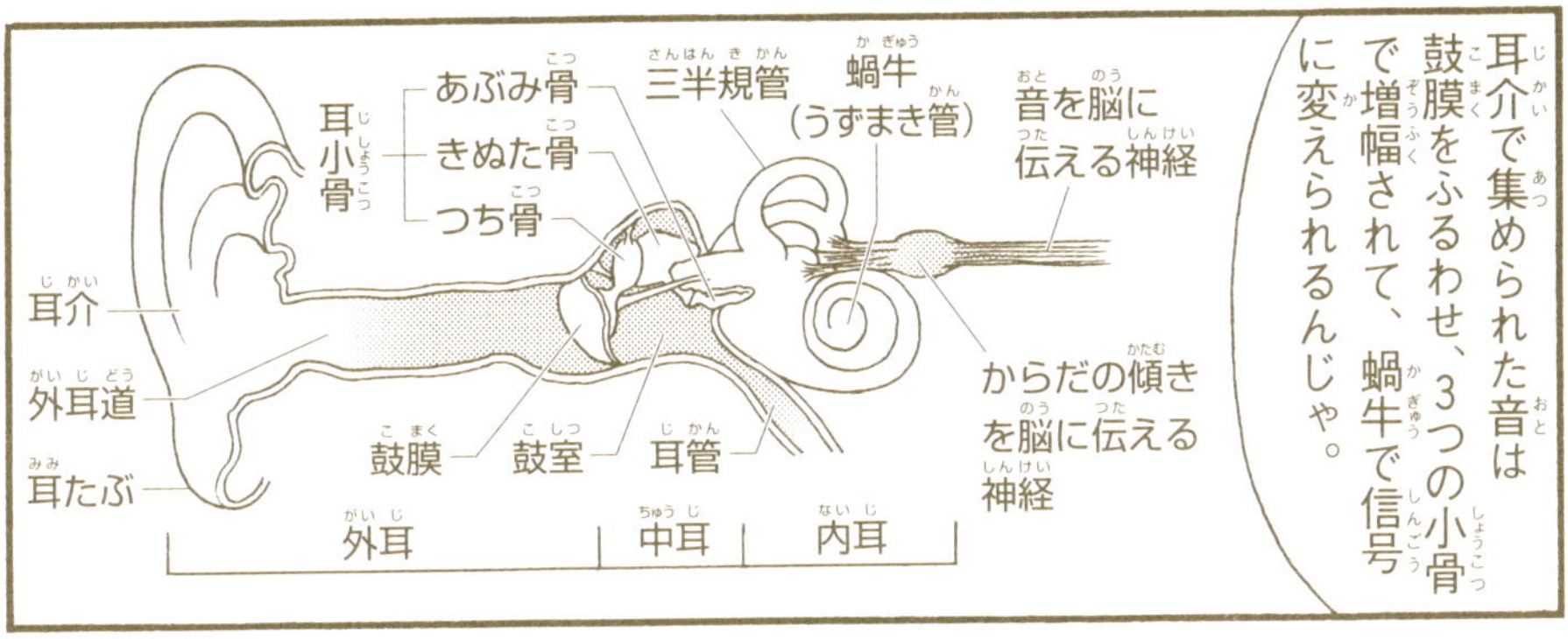
耳介《じかい》で集《あつ》められた音《おと》は鼓膜《こまく》をふるわせ、3つの小骨《しょうこつ》で増幅《ぞうふく》されて、蝸牛《かぎゅう》で信号《しんごう》に変《か》えられるんじゃ。
あぶみ骨《こつ》
きぬた骨《こつ》
つち骨《こつ》
耳小骨《じしょうこつ》
三半規管《さんはんきかん》
蝸牛《かぎゅう》（うずまき管《かん》）
音《おと》を脳《のう》に伝《つた》える神経《しんけい》
からだの傾《かたむ》きを脳《のう》に伝《つた》える神経《しんけい》
耳介《じかい》
外耳道《がいじどう》
耳《みみ》たぶ
鼓膜《こまく》
鼓室《こしつ》
耳管《じかん》
外耳《がいじ》
中耳《ちゅうじ》
内耳《ないじ》

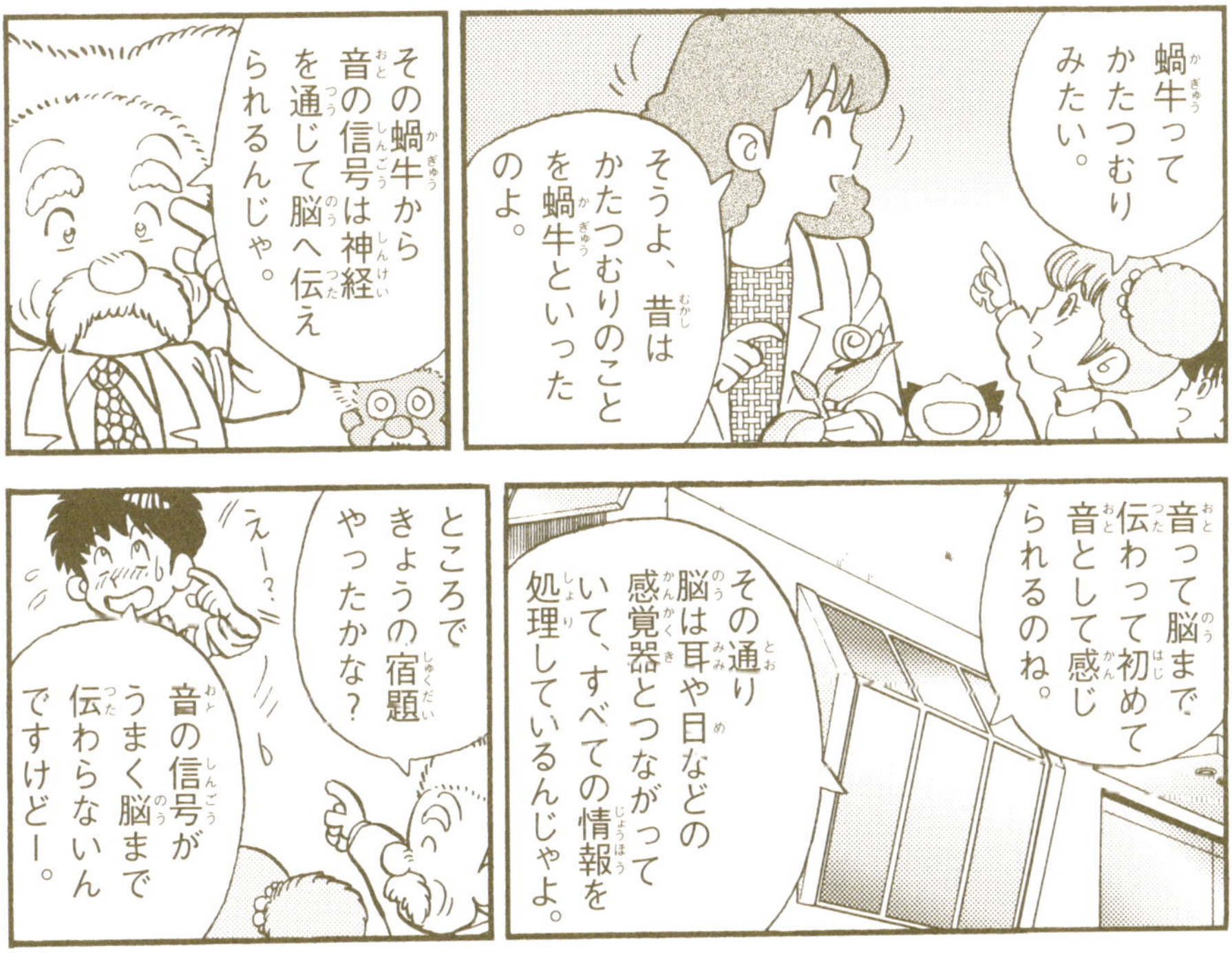
蝸牛《かぎゅう》ってかたつむりみたい。

そうよ、昔《むかし》はかたつむりのことを蝸牛《かぎゅう》といったのよ。

その蝸牛《かぎゅう》から音《おと》の信号《しんごう》は神経《しんけい》を通《つう》じて脳《のう》へ伝《つた》えられるんじゃ。

音《おと》って脳《のう》まで伝《つた》わって初《はじ》めて音《おと》として感《かん》じられるのね。

その通《とお》り 脳《のう》は耳《みみ》や目《め》などの感覚器《かんかくき》とつながっていて、すべての情報《じょうほう》を処理《しょり》しているんじゃよ。

ところできょうの宿題《しゅくだい》やったかな？

え～？

音《おと》の信号《しんごう》がうまく脳《のう》まで伝《つた》わらないんですけどー。


まめちしき▼蝸牛《かぎゅう》は、骨迷路《こつめいろ》と言《い》われるように複雑《ふくざつ》にからみ合《あ》っていて、中《なか》にはリンパ液《えき》が入《はい》っています。

ステップアップ

聞《き》こえない音《おと》、超音波《ちょうおんぱ》

音《おと》には「ブーッ」という低《ひく》い音《おと》もあれば、「ピーッ」という高《たか》い音《おと》もある。そのちがいは、空気《くうき》のふるえる回数《かいすう》。1秒間《びょうかん》に空気《くうき》がふるえる回数《かいすう》を周波数《しゅうはすう》といい、多《おお》いほど高《たか》い音《おと》になる。

人間《にんげん》に聞《き》こえるのは、周波数《しゅうはすう》が約《やく》20〜2万回《まんかい》の音《おと》。それより低《ひく》くても高《たか》くても、聞《き》こえない。このような音《おと》を超音波《ちょうおんぱ》といい、別《べつ》の動物《どうぶつ》にはちゃんと聞《き》こえている。こうもりなどは、超音波《ちょうおんぱ》を出《だ》してはね返《かえ》ってくるのを聞《き》いて、えさの虫《むし》のいる場所《ばしょ》を探《さぐ》っているのだ。

エレベーターに乗《の》ると、なぜ耳《みみ》がへんになるの？

まめちしき▼そう音《おん》のないジャングルや草原《そうげん》で生活《せいかつ》をしている人々《ひとびと》は、遠《とお》くのかすかな音《おと》を聞《き》くことができます。

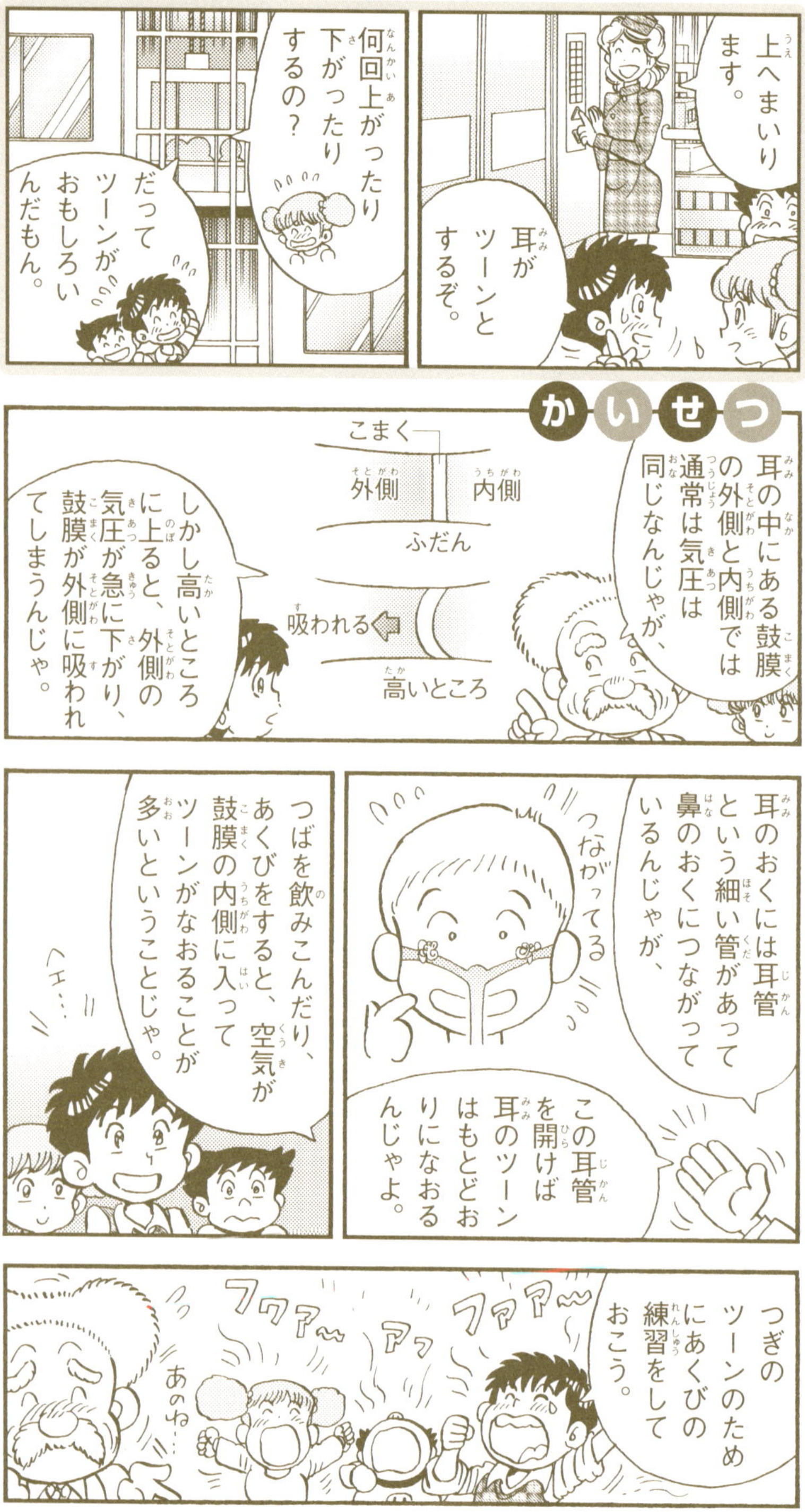

上《うえ》へまいります。
耳《みみ》がツーンとするぞ。
何回《なんかい》上《あ》がったり下《さ》がったりするの？
だってツーンがおもしろいんだもん。
かいせつ
耳《みみ》の中《なか》にある鼓膜《こまく》の外側《そとがわ》と内側《うちがわ》では通常《つうじょう》は気圧《きあつ》は同《おな》じなんじゃが、
こまく
外側《そとがわ》
内側《うちがわ》
ふだん
吸《す》われる
高《たか》いところ
しかし高《たか》いところに上《のぼ》ると、外側《そとがわ》の気圧《きあつ》が急《きゅう》に下《さ》がり、鼓膜《こまく》が外側《そとがわ》に吸《す》われてしまうんじゃ。
耳《みみ》のおくには耳管《じかん》という細《ほそ》い管《くだ》があって鼻《はな》のおくにつながっているんじゃが、
つながってる
この耳管《じかん》を開《ひら》けば耳《みみ》のツーンはもとどおりになおるんじゃよ。
つばを飲《の》みこんだり、あくびをすると、空気《くうき》が鼓膜《こまく》の内側《うちがわ》に入《はい》ってツーンがなおることが多《おお》いということじゃ。
ヘェ…
つぎのツーンのためにあくびの練習《れんしゅう》をしておこう。
ファア〜
アフ
フワア〜
あのね…

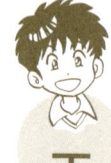

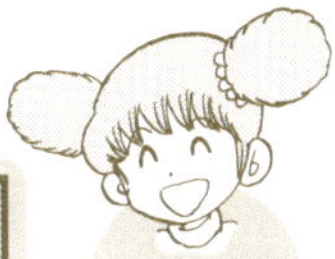

グルグルまわると、なぜ目《め》がまわるの？

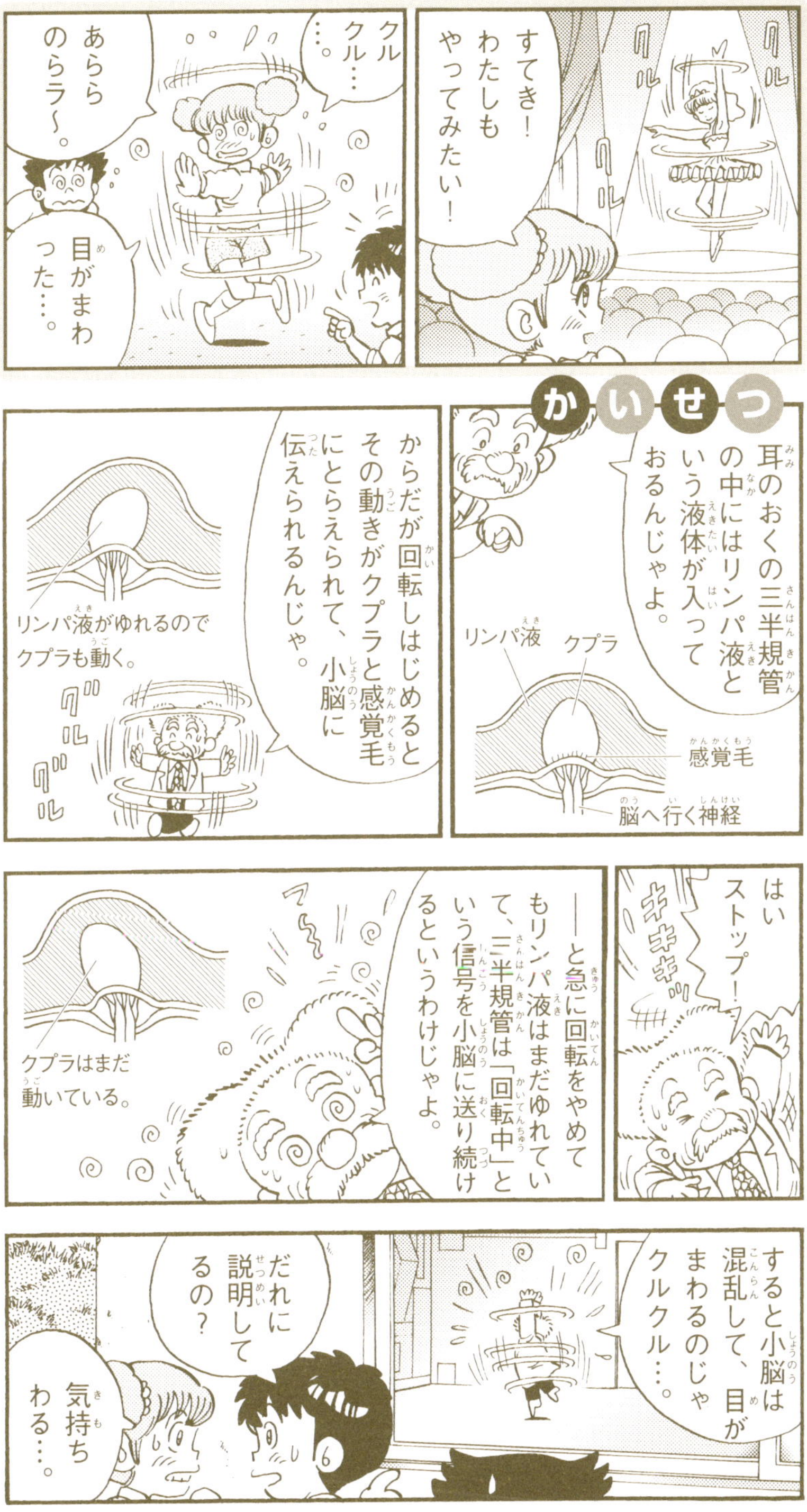
すてき！わたしもやってみたい！
グルグル
クルクル…。
あららのらラ～。
目《め》がまわった…。
かいせつ
耳《みみ》のおくの三半規管《さんはんきかん》の中《なか》にはリンパ液《えき》という液体《えきたい》が入《はい》っておるんじゃよ。
リンパ液《えき》
クプラ
感覚毛《かんかくもう》
脳《のう》へ行《い》く神経《しんけい》
からだが回《かい》転しはじめるとその動《うご》きがクプラと感覚毛《かんかくもう》にとらえられて、小脳《しょうのう》に伝《つた》えられるんじゃ。
リンパ液《えき》がゆれるのでクプラも動《うご》く。
グルグル
はいストップ！
キキキ
——と急《きゅう》に回転《かいてん》をやめてもリンパ液《えき》はまだゆれていて、三半規管《さんはんきかん》は「回転中《かいてんちゅう》」という信号《しんごう》を小脳《しょうのう》に送《おく》り続《つづ》けるというわけじゃよ。
クプラはまだ動《うご》いている。
すると小脳《しょうのう》は混乱《こんらん》して、目《め》がまわるのじゃクルクル…。
だれに説明《せつめい》してるの？
気持《きも》ちわる…。

まめちしき▼バランスを取《と》る器官《きかん》がからだの高《たか》い位置《いち》にあるのは、二本足《にほんあし》で立《た》つ人間《にんげん》にはつごうがよいのです。

泣《な》くと、なぜなみだと鼻水《はなみず》がいっしょに出《で》るの？

まめちしき▼涙《なみだ》には目《め》がかわかないようにする役目《やくめ》と、目《め》にゴミが入《はい》ったときに洗《あら》い流《なが》す役目《やくめ》があります。

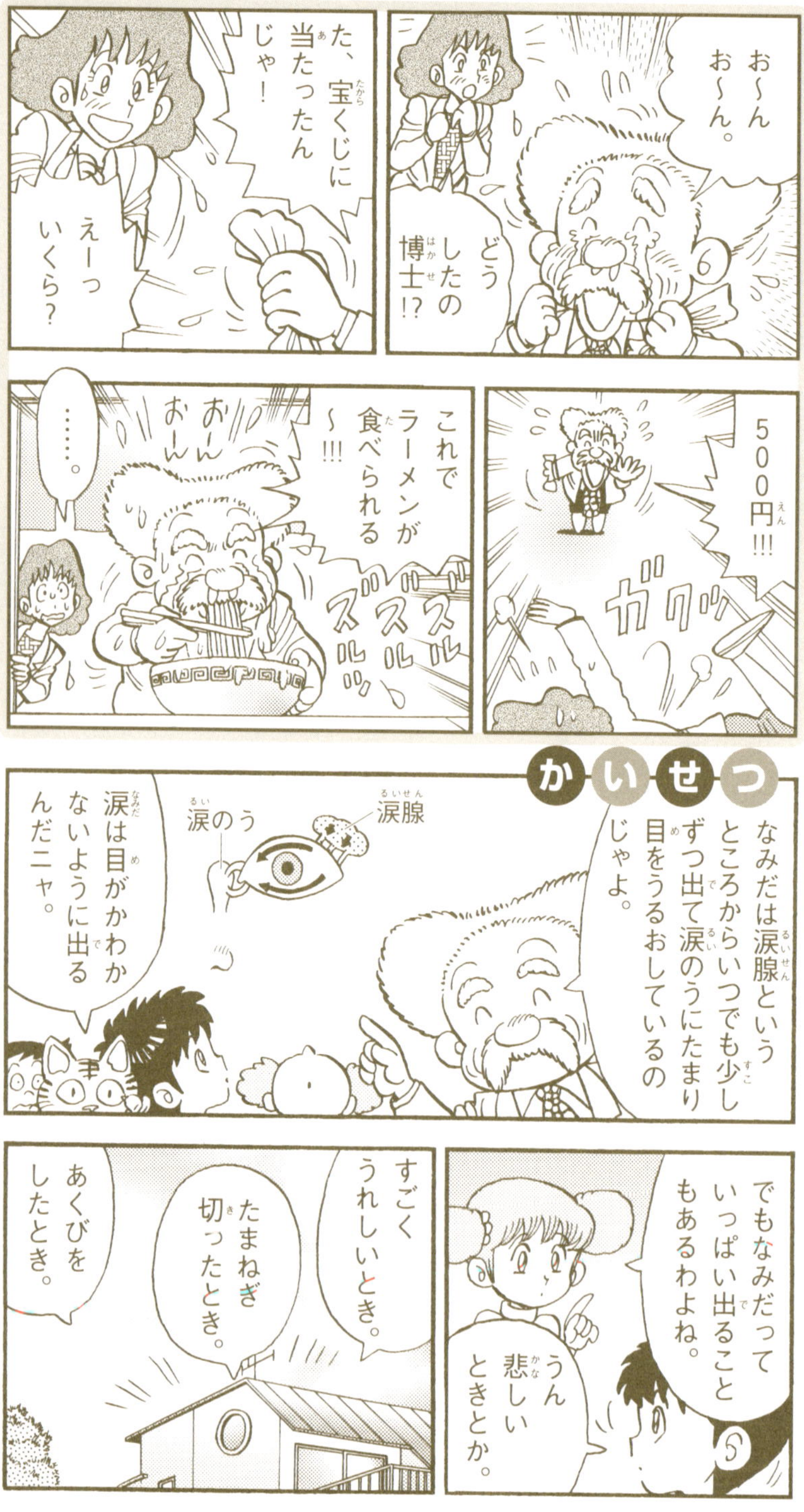
お～ん
お～ん。
どうしたの博士《はかせ》!?
た、宝《たから》くじに当《あ》たったんじゃ！
えーっ
いくら？
500円《えん》!!!
ガクッ
これでラーメンが食《た》べられる～!!!
おんおん
ズズ
スルスル
ルルッ
……。
かいせつ
なみだは涙腺《るいせん》というところからいつでも少《すこ》しずつ出《で》て涙《るい》のうにたまり目《め》をうるおしているのじゃよ。
涙腺《るいせん》
涙《るい》のう
涙《なみだ》は目《め》がかわかないように出《で》るんだニャ。
でもなみだっていっぱい出《で》ることもあるわよね。
うん
悲《かな》しいときとか。
すごくうれしいとき。
たまねぎ切《き》ったとき。
あくびをしたとき。

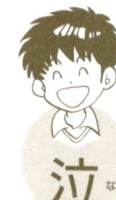

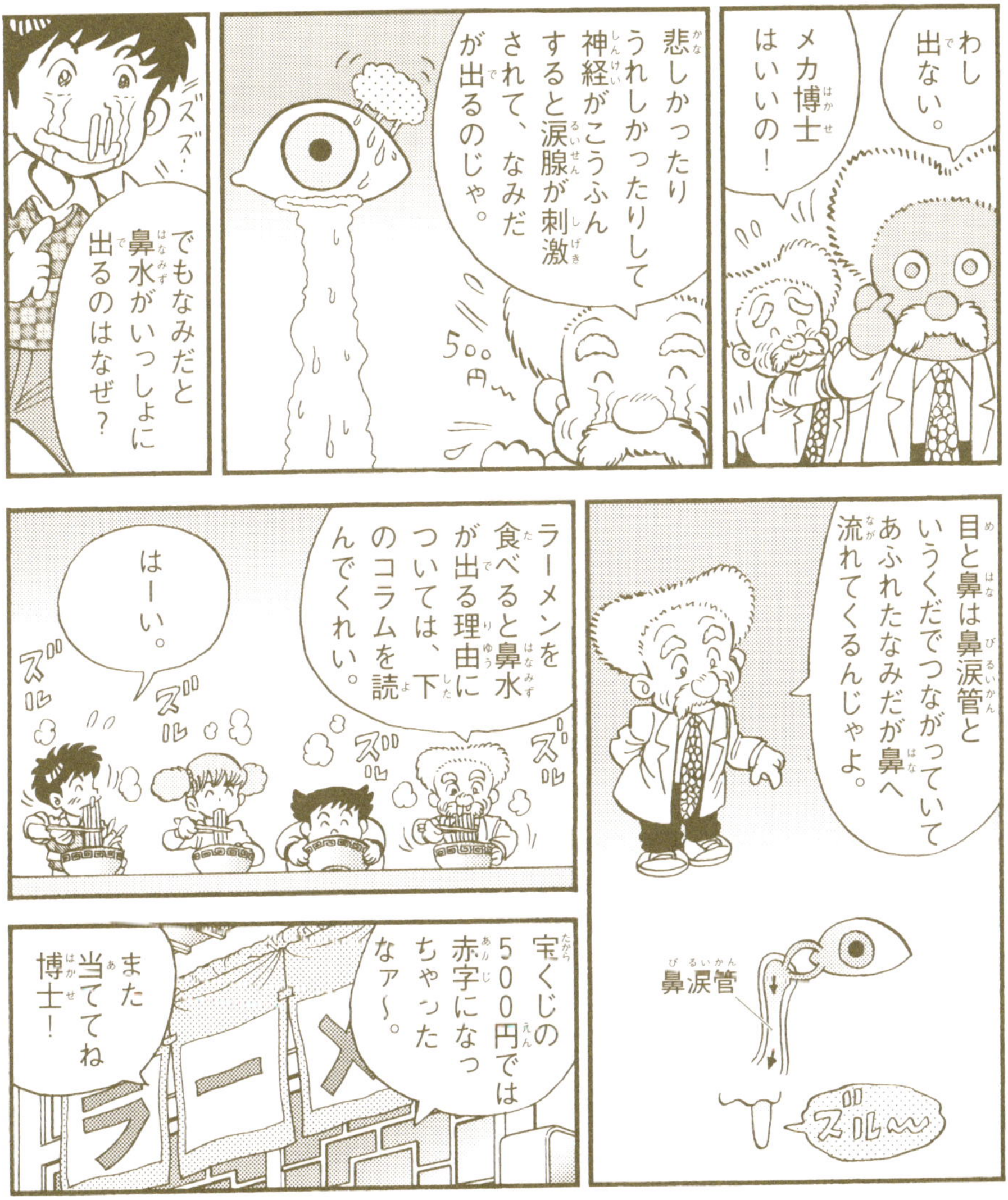
わし出《で》ない。
メカ博士《はかせ》はいいの！
悲《かな》しかったりうれしかったりして神経《しんけい》がこうふんすると涙腺《るいせん》が刺激《しげき》されて、なみだが出《で》るのじゃ。
500円
ズズ…
でもなみだと鼻水《はなみず》がいっしょに出《で》るのはなぜ？
目《め》と鼻《はな》は鼻涙管《びるいかん》というくだでつながっていてあふれたなみだが鼻《はな》へ流《なが》れてくるんじゃよ。
鼻涙管《びるいかん》
ズル〜
ラーメンを食《た》べると鼻水《はなみず》が出《で》る理由《りゆう》については、下《した》のコラムを読《よ》んでくれい。
はーい。
ズル
ズル
ズル
ズル
宝《たから》くじの500円《えん》では赤字《あかじ》になっちゃったなァ〜。
また当《あ》ててね博士《はかせ》！
ラーメ

まめちしき▼目薬《めぐすり》をさしたときに口《くち》の中《なか》が苦《にが》くなるのは、あふれた目薬《めぐすり》が鼻涙管《びるいかん》を通《とお》して口《くち》の中《なか》に入《はい》るからです。

ステップアップ

ラーメンを食《た》べると、鼻水《はなみず》が出《で》るわけ

鼻《はな》の穴《あな》の中《なか》は、粘液《ねんえき》でベタベタして、鼻毛《はなげ》が生《は》えています。そのようにして空気中《くうきちゅう》の汚《よご》れをつかまえ、肺《はい》の中《なか》にほこりをすいこまないようにしているのです。

さて、熱《あつ》いラーメンのめんをズルズルすい上《あ》げると、湯気《ゆげ》が鼻《はな》のあなに入《はい》り、鼻《はな》の粘膜《ねんまく》が刺激《しげき》されます。また鼻《はな》の血管《けっかん》も広《ひろ》がり、粘液《ねんえき》がたくさん出《で》てきます。これがラーメンを食《た》べると鼻水《はなみず》が出《で》てくる理由《りゆう》です。

いいにおいといやなにおいがあるのは、なぜ？

まめちしき▼においで記憶《きおく》がよみがえることがあるのは、嗅覚《きゅうかく》が脳《のう》の記憶中枢《きおくちゅうすう》とつながっているためです。

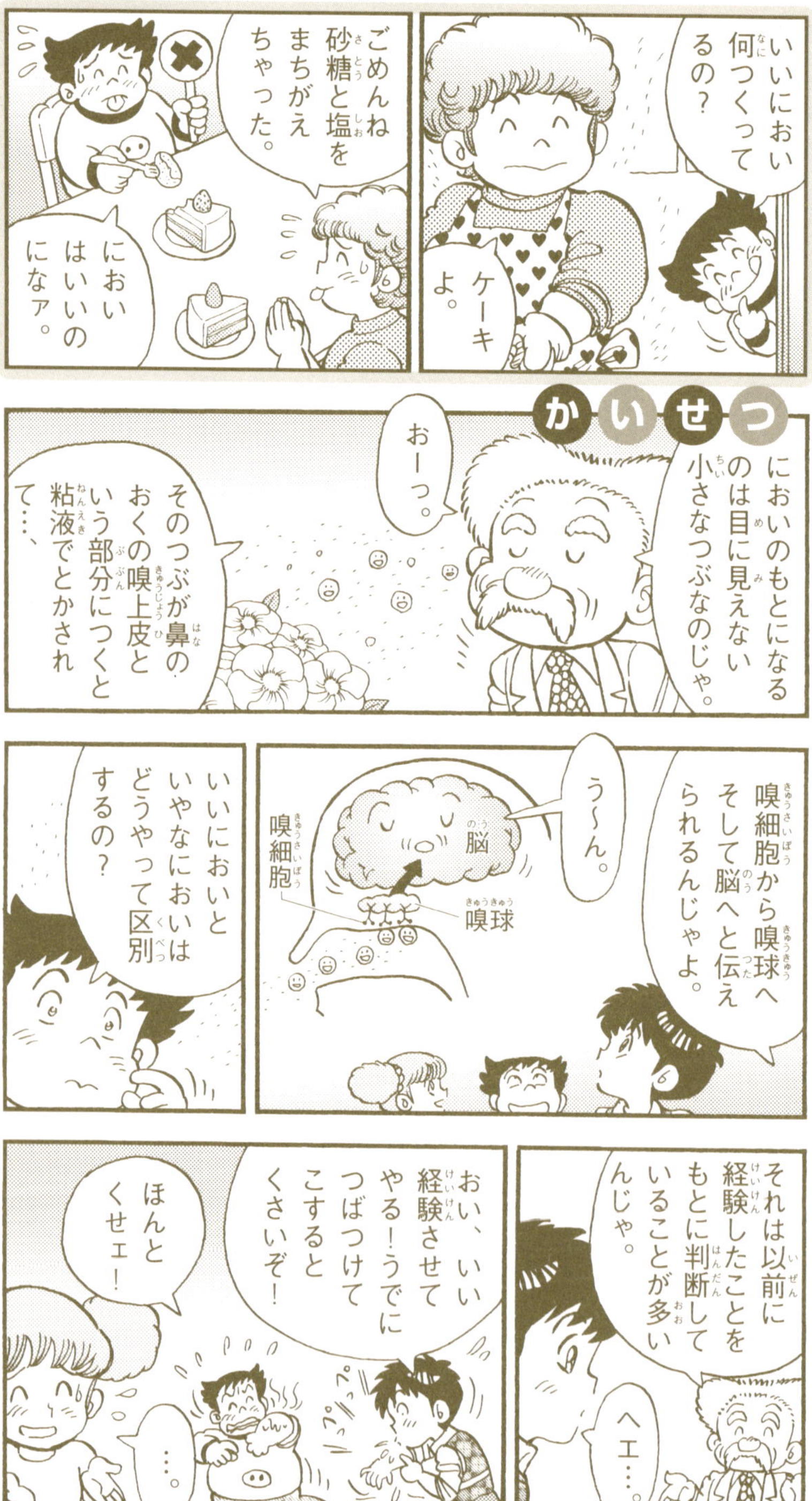

いいにおい何《なに》つくってるの？
ケーキよ。
ごめんね砂糖《さとう》と塩《しお》をまちがえちゃった。
においはいいのになァ。
かいせつ
においのもとになるのは目《め》に見《み》えない小《ちい》さなつぶなのじゃ。
おーっ。
そのつぶが鼻《はな》のおくの嗅上皮《きゅうじょうひ》という部分《ぶぶん》につくと粘液《ねんえき》でとかされて…、
嗅細胞《きゅうさいぼう》から嗅球《きゅうきゅう》へそして脳《のう》へと伝《つた》えられるんじゃよ。
う〜ん。
脳《のう》
嗅球《きゅうきゅう》
嗅細胞《きゅうさいぼう》
いいにおいといやなにおいはどうやって区別《くべつ》するの？
それは以前《いぜん》に経験《けいけん》したことをもとに判断《はんだん》していることが多《おお》いんじゃ。
へェ…。
おい、いい経験《けいけん》させてやる！うでにつばつけてこするとくさいぞ！
ペッ
ほんとくせェ！
…。

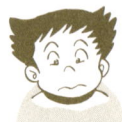

はい、こちら ホンマにすごい 人体研究所《じんたいけんきゅうじょ》!! 4

「脳《のう》と感覚器《かんかくき》」についての質問《しつもん》コーナー

？ 録音《ろくおん》した声《こえ》が、自分《じぶん》の声《こえ》じゃないように聞《き》こえるのは、なぜ？

人《ひと》が音《おと》を聞《き》くとき、空気中《くうきちゅう》を伝《つた》わってきた音《おと》を聞《き》く。でも、自分《じぶん》の声《こえ》だけは、からだを通《とお》しても伝《つた》わってくる。それになれているから、録音《ろくおん》した声《こえ》はへんに聞《き》こえるんじゃ。

？ なぜ目《め》の色《いろ》がちがうの？

ひとみの大部分《だいぶぶん》をしめる虹彩《こうさい》は、人《ひと》や人種《じんしゅ》によりメラニン色素《しきそ》の量《りょう》が異《こと》なる。メラニン色素《しきそ》が少《すく》ない人種《じんしゅ》の場合《ばあい》、虹彩《こうさい》の下《した》の青《あお》い色《いろ》がすけて見《み》えるんじゃ。

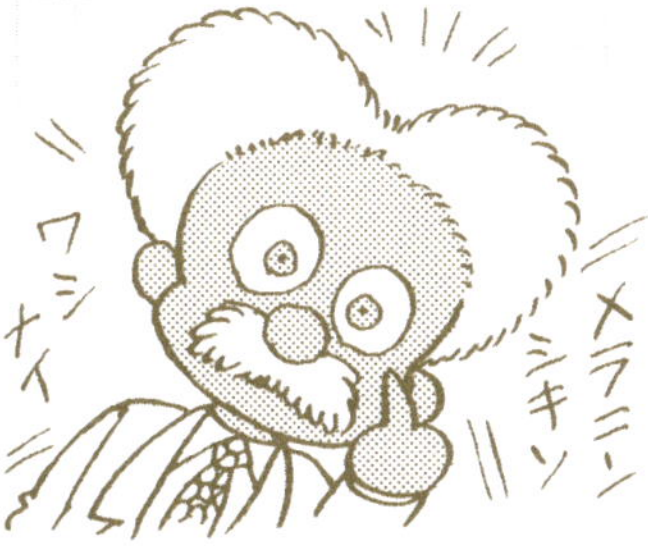

？ まつ毛《げ》は、なぜあるの？

目《め》に砂《すな》ぼこりやごみなどが入《はい》らないようにしているんじゃ。あせも防《ふせ》いでおるよ。

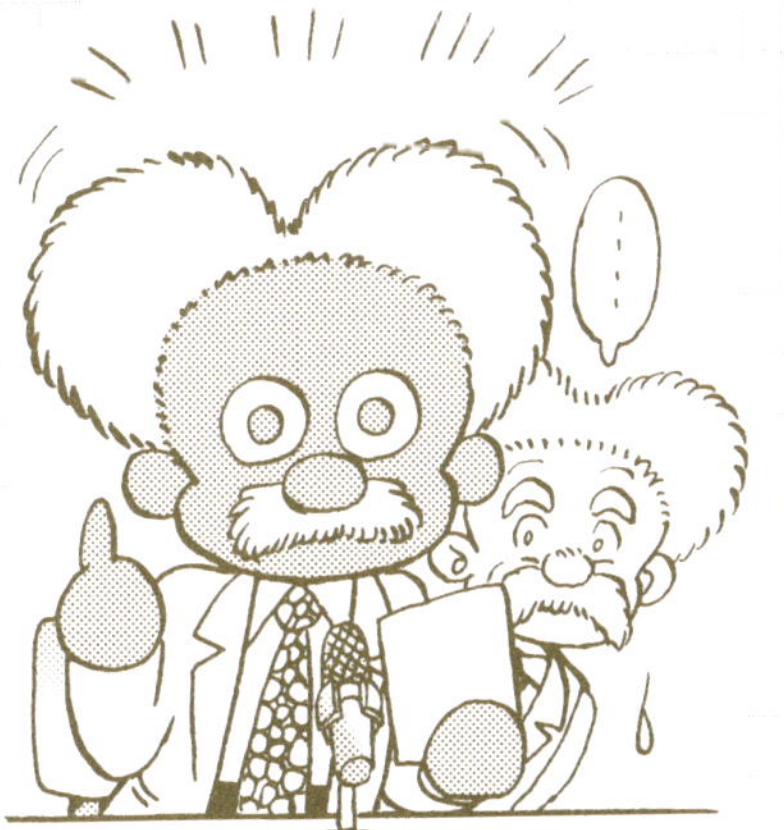

？ なぜ鼻《はな》はひとつなのに、鼻《はな》のあなはふたつあるの？

鼻《はな》のあなはひとつより、ふたつの方《ほう》が、においがはっきりわかるからじゃ。ひとつふさいでにおいをかぐと、よくかげないぞ。

まめちしき▼涙《なみだ》がしょっぱいのは、塩《しお》と同《おな》じ塩化《えんか》ナトリウムという成分《せいぶん》がふくまれているからです。

「脳《のう》と感覚器《かんかくき》」についての質問《しつもん》コーナー

なぜ耳《みみ》には骨《ほね》がないの？

骨《ほね》がないわけではなく、耳《みみ》には軟骨《なんこつ》というやわらかい骨《ほね》が入《はい》っておるんじゃ。おそらく大昔《おおむかし》、人間《にんげん》は動物《どうぶつ》と同《おな》じように耳《みみ》をよく動《うご》かしてまわりの音《おと》を聞《き》いたのじゃろう。

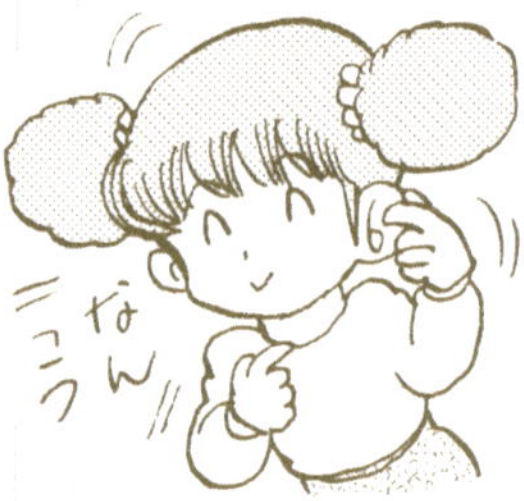

人間《にんげん》は、どのくらいの間《あいだ》おきていられるの？

ねむらないと脳《のう》がつかれて、頭《あたま》がボーッとしてものを考《かんが》えられなくなる。ねむらない限《げん》界《かい》は2～3日《にち》で、それ以上《いじょう》おきているのは無《む》理《り》なようじゃ。

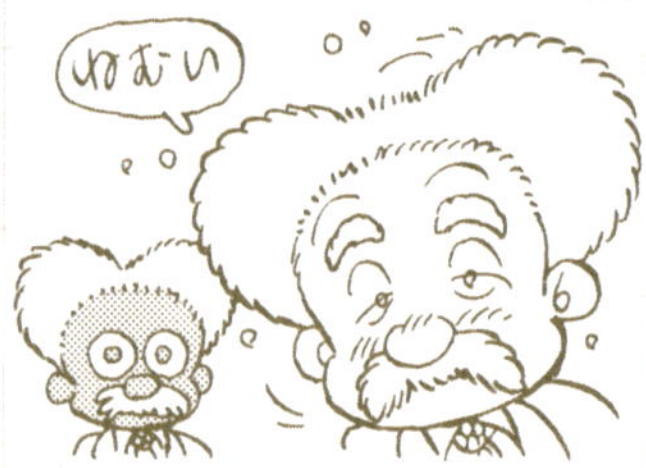

頭《あたま》のよさは、何《なに》で決《き》まるの？

知恵《ちえ》のもとと言《い》われているのは、脳《のう》の中《なか》でも大《だい》脳《のう》の表面《ひょうめん》に並《なら》んでいる神経細胞《しんけいさいぼう》とそこから出《で》ている突起《とっき》。この配線《はいせん》のよしあしが、頭《あたま》のよさと関係《かんけい》しておるようじゃ。

おでこをぶつけると、なぜ目《め》から火花《ひばな》が出《で》るの？

ぶつかったひょうしに、視神経《ししんけい》が光《ひかり》を感《かん》じたように反応《はんのう》するからじゃ。はげしくぶつかると、火花《ひばな》が散《ち》るようにみえるのう。

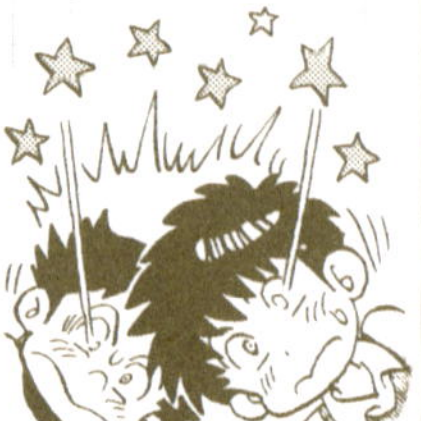

目《め》には、なぜ黒目《くろめ》と白目《しろめ》があるの？

目《め》の白《しろ》いところは、眼球《がんきゅう》を包《つつ》んでいる強膜《きょうまく》が白《しろ》いため、黒《くろ》いところは瞳孔《どうこう》という光《ひかり》の入《はい》るあなとその周囲《しゅうい》を取《と》り囲《かこ》む虹彩《こうさい》の色《いろ》（茶色《ちゃいろ》）が黒《くろ》と茶色《ちゃいろ》なので、黒目《くろめ》と白目《しろめ》があるように見《み》えるんじゃ。

まめちしき▼ね返《がえ》りを打《う》つのは、同《おな》じしせいでねていて体重《たいじゅう》がかかる部分《ぶぶん》が圧迫《あっぱく》され、血行《けっこう》が悪《わる》くなるのを防《ふせ》ぐためです。

からだを守《まも》るしくみのひみつ

よく使《つか》う表現《ひょうげん》▼からだでおぼえる◇直接体験《ちょくせつたいけん》して、身《み》につけることをいいます。

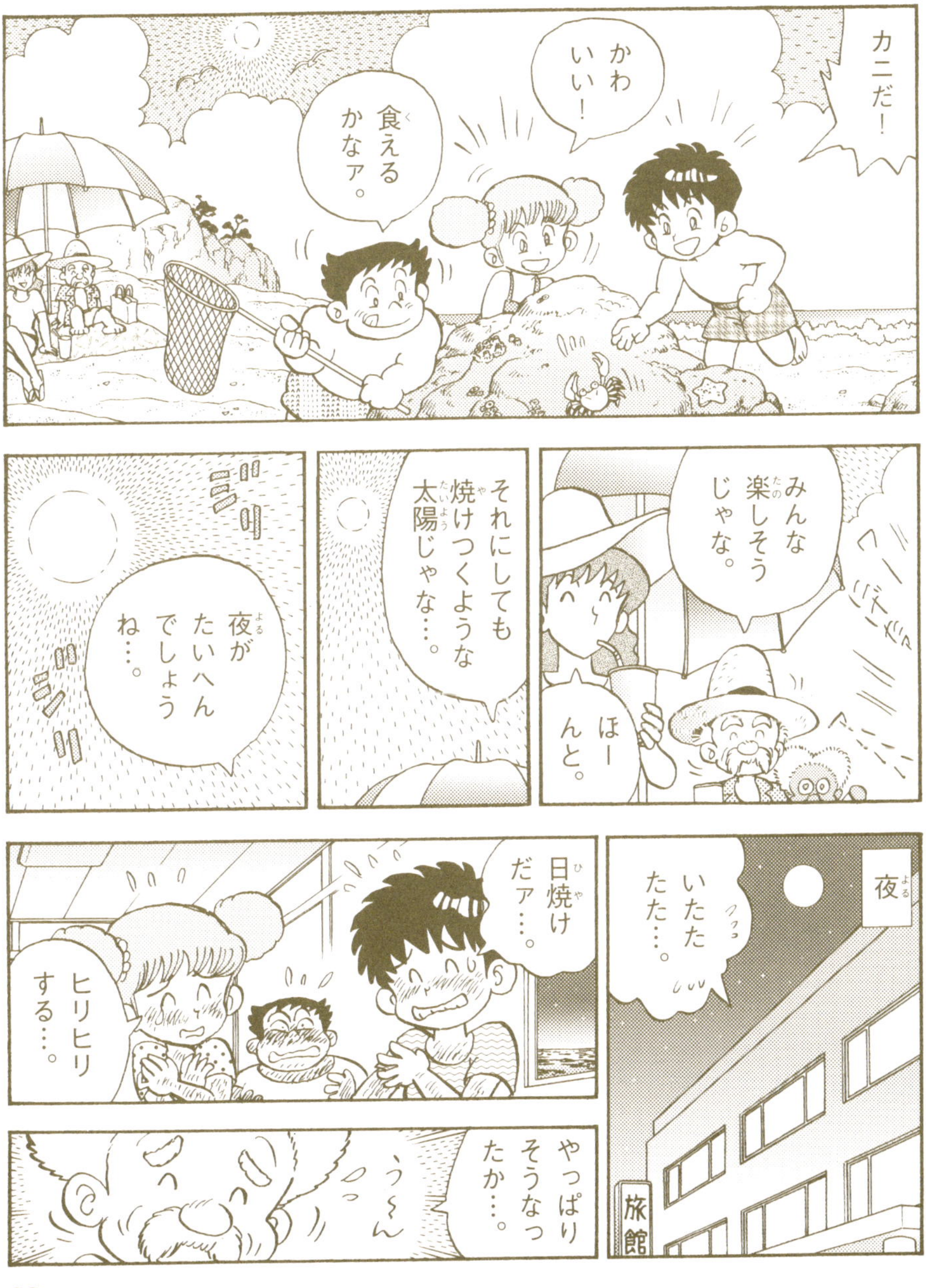

カニだ！
かわいい！
食《く》えるかなァ。
みんな楽《たの》しそうじゃな。
ほーんと。
それにしても焼《や》けつくような太陽《たいよう》じゃな…。
ジリ
ジリ
夜《よる》がたいへんでしょうね…。
夜《よる》
いたたたた…。
旅館
日焼《ひや》けだァ…。
ヒリヒリする…。
やっぱりそうなったか…。
う〜ん

よく使《つか》う表現《ひょうげん》▼からだを張《は》る◇全《すべ》てを投《な》げ捨《す》てて、むちゅうで行動《こうどう》するようすを表《あらわ》しています。

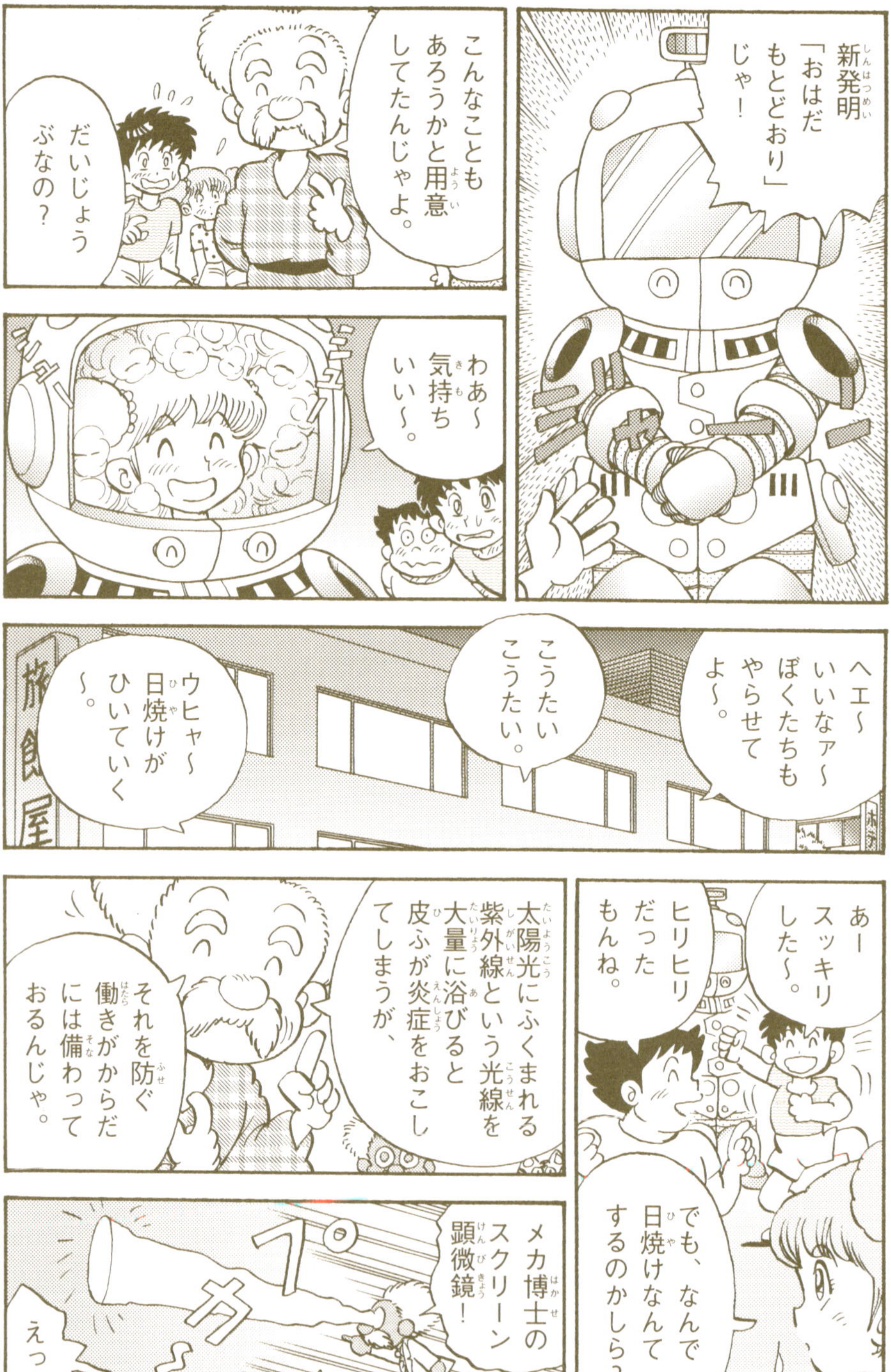

新発明《しんはつめい》「おはだもとどおり」じゃ！

こんなこともあろうかと用意《ようい》してたんじゃよ。

だいじょうぶなの？

わあ～気持《きも》ちいい～。

ヘエ～いいなァ～ぼくたちもやらせてよ～。

こうたいこうたい。

ウヒャ～日焼《ひや》けがひいていく～。

あースッキリした～。

ヒリヒリだったもんね。

でも、なんで日焼《ひや》けなんてするのかしら？

太陽光《たいようこう》にふくまれる紫外線《しがいせん》という光線《こうせん》を大量《たいりょう》に浴《あ》びると皮《ひ》ふが炎症《えんしょう》をおこしてしまうが、
それを防《ふせ》ぐ働《はたら》きがからだには備《そな》わっておるんじゃ。

メカ博士《はかせ》のスクリーン顕微鏡《けんびきょう》！

えっ？

よく使《つか》う表現《ひょうげん》▼はだが合《あ》う◇気《き》が合《あ》うことをいいます。馬《うま》が合《あ》うともいいます。

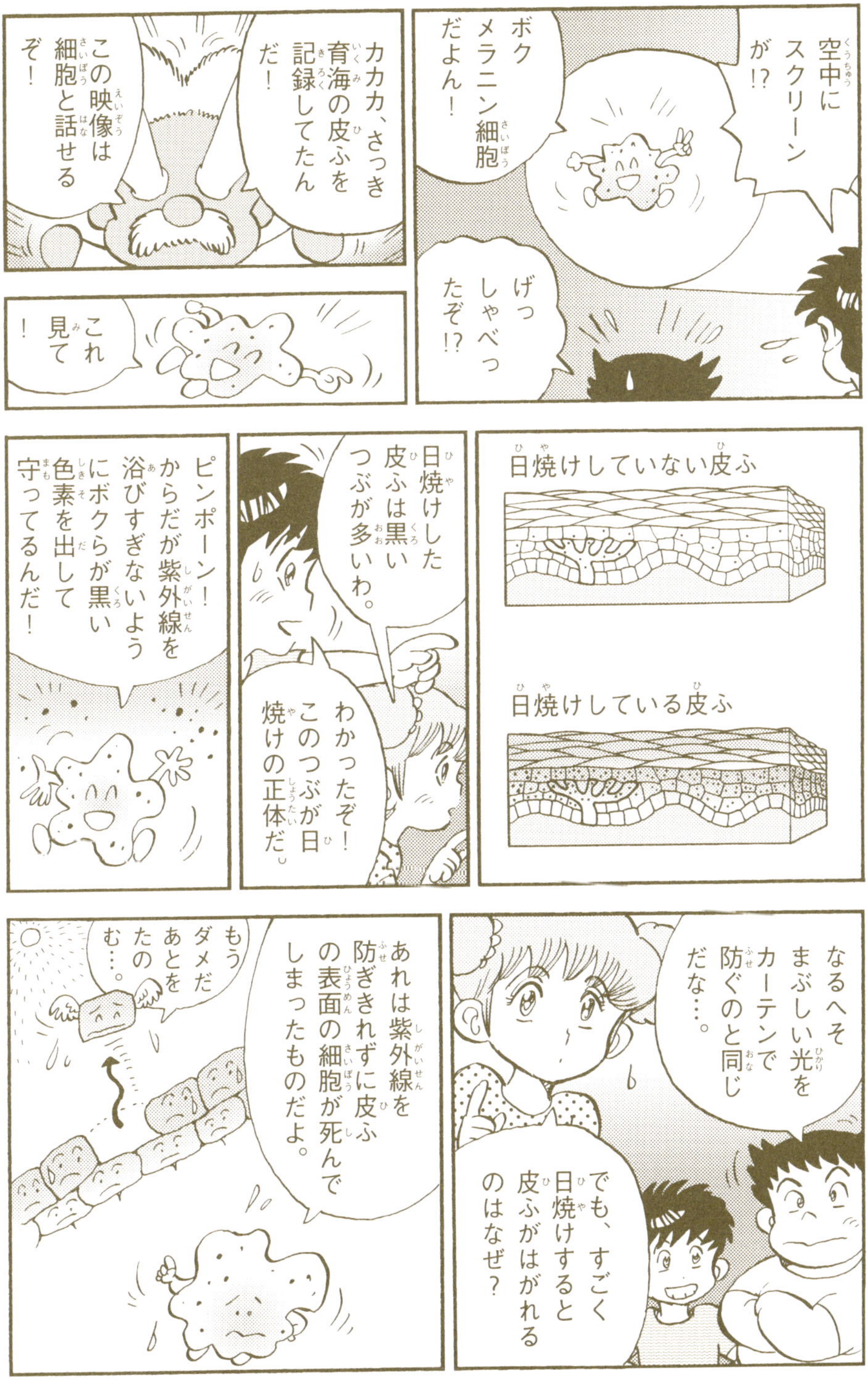
空中《くうちゅう》にスクリーンが!?

ボクメラニン細胞《さいぼう》だよん!

げっしゃべったぞ!?

カカカ、さっき育海《いくみ》の皮《ひ》ふを記録《きろく》してたんだ!

この映像《えいぞう》は細胞《さいぼう》と話《はな》せるぞ!

これ見《み》て!

日焼《ひや》けしていない皮《ひ》ふ
日焼《ひや》けしている皮《ひ》ふ
日焼《ひや》けした皮《ひ》ふは黒《くろ》いつぶが多《おお》いわ。

わかったぞ! このつぶが日《ひ》焼《や》けの正体《しょうたい》だ。

ピンポーン! からだが紫外線《しがいせん》を浴《あ》びすぎないようにボクらが黒《くろ》い色素《しきそ》を出《だ》して守《まも》ってるんだ!

なるへそ まぶしい光《ひかり》をカーテンで防《ふせ》ぐのと同《おな》じだな…。

でも、すごく日焼《ひや》けすると皮《ひ》ふがはがれるのはなぜ?

あれは紫外線《しがいせん》を防《ふせ》ぎきれずに皮《ひ》ふの表面《ひょうめん》の細胞《さいぼう》が死《し》んでしまったものだよ。

もうダメだあとをたのむ…。

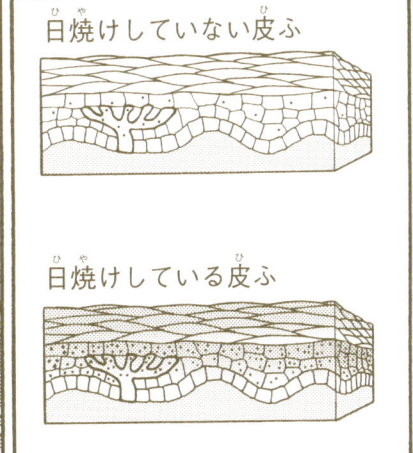

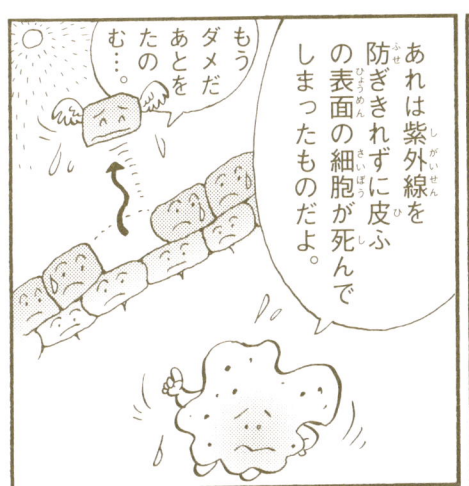

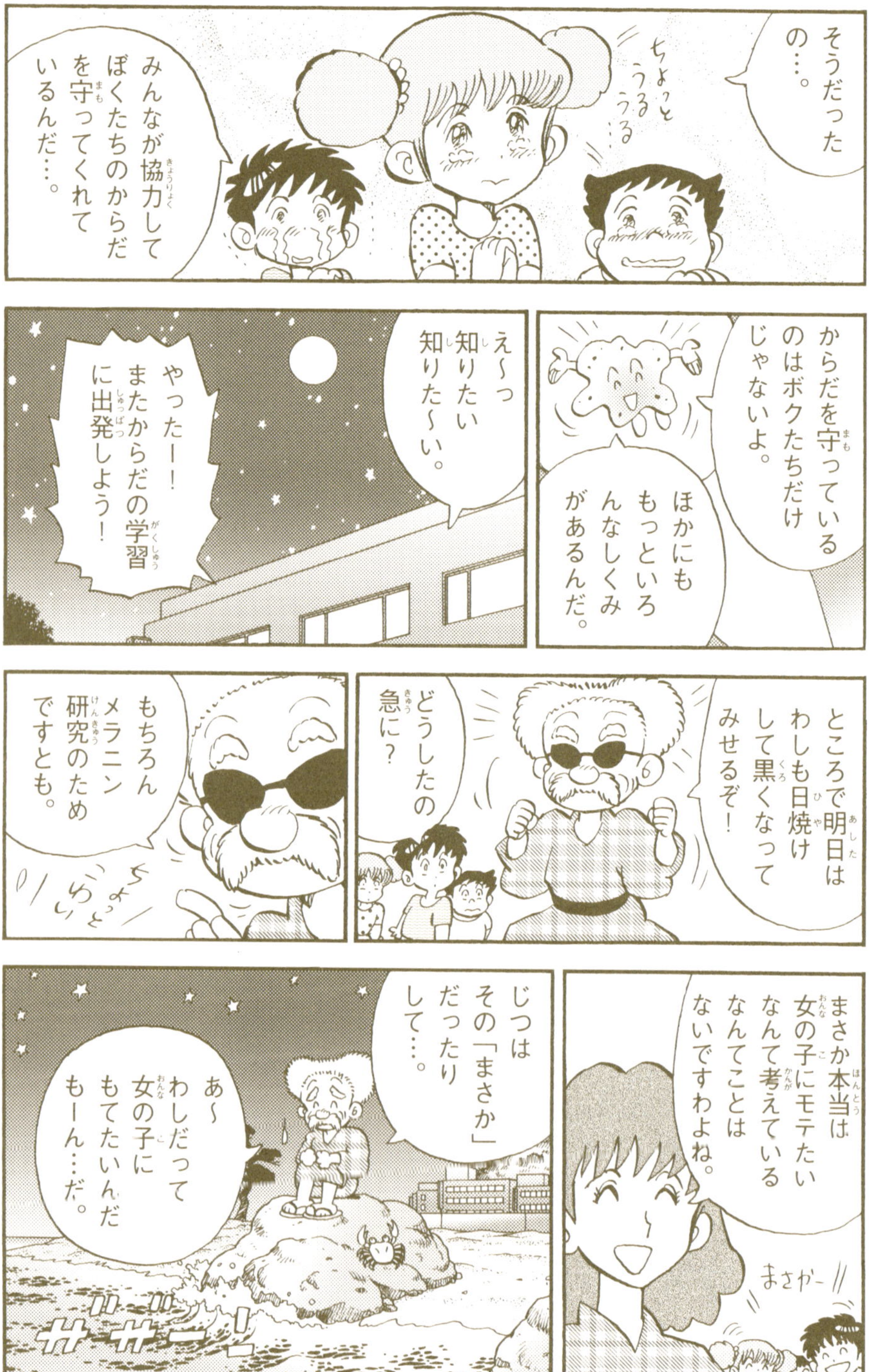
そうだったの…。
ちょっと うるうる
みんなが協力《きょうりょく》してぼくたちのからだを守《まも》ってくれているんだ…。
からだを守《まも》っているのはボクたちだけじゃないよ。
ほかにももっといろんなしくみがあるんだ。
え～っ知《し》りたい知《し》りた～い。
やったー！またからだの学習《がくしゅう》に出発《しゅっぱつ》しよう！
ところで明日《あした》はわしも日焼《ひや》けして黒《くろ》くなってみせるぞ！
どうしたの急《きゅう》に？
もちろんメラニン研究《けんきゅう》のためですとも。
ちょっと
まさか本当《ほんとう》は女《おんな》の子《こ》にモテたいなんて考《かんが》えているなんてことはないですわよね。
まさかー
じつはその「まさか」だったりして…。
あ～わしだって女《おんな》の子《こ》にもてたいんだもーん…だ。
ザザーッ！

よく使《つか》う表現《ひょうげん》▼はだかいっかん◇持《も》ち物《もの》が何《なに》もなく、身《み》ひとつであることを表《あらわ》しています。

かみの毛《け》は、なぜ生《は》えているの?

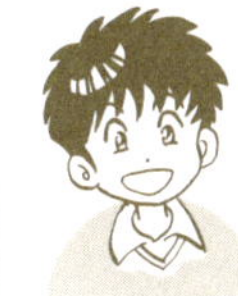

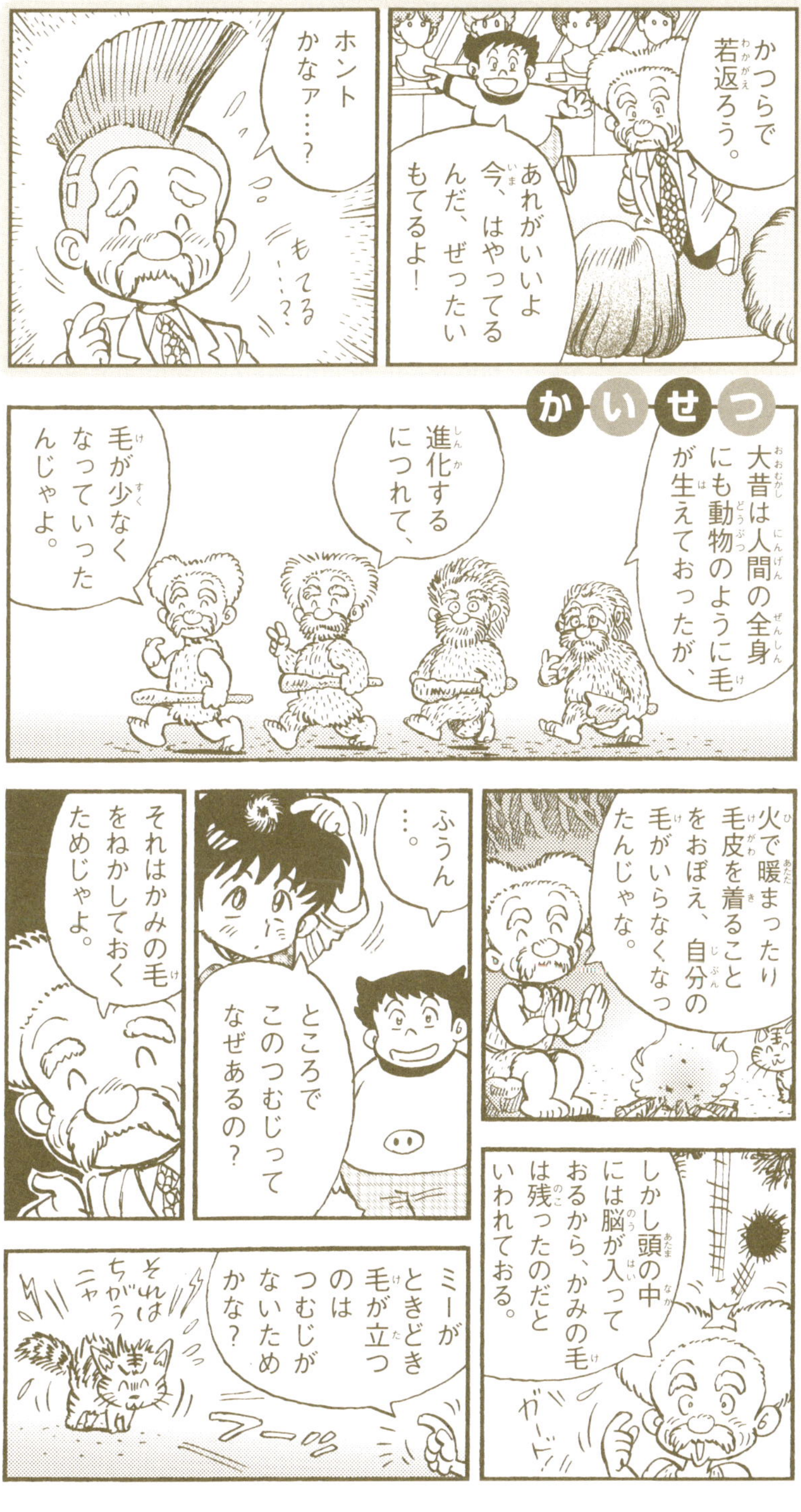
かつらで若返《わかがえ》ろう。
あれがいいよ今《いま》、はやってるんだ、ぜったいもてるよ!
ホントかなァ…?
もてる…?
かいせつ
大昔《おおむかし》は人間《にんげん》の全身《ぜんしん》にも動物《どうぶつ》のように毛《け》が生《は》えておったが、
進化《しんか》するにつれて、
毛《け》が少《すく》なくなっていったんじゃよ。
火《ひ》で暖《あたた》まったり毛皮《けがわ》を着《き》ることをおぼえ、自分《じぶん》の毛《け》がいらなくなったんじゃな。
ふうん…。
ところでこのつむじってなぜあるの?
それはかみの毛《け》をねかしておくためじゃよ。
しかし頭《あたま》の中《なか》には脳《のう》が入《はい》っておるから、かみの毛《け》は残《のこ》ったのだといわれておる。
ガーン
ミーがときどき毛《け》が立《た》つのはつむじがないためかな?
それはちがうニャ
フーッ

まめちしき▼ぬけたかみの毛《け》がいつまでもつやつやしているのは、その根元《ねもと》に脂腺《しせん》があって、脂《あぶら》を出《だ》しているからです。

まめちしき▼寒《さむ》いときには体温《たいおん》を上《あ》げるために筋肉《きんにく》がひとりでに動《うご》いて熱《ねつ》をつくります。これがふるえです。

寒《さむ》いときやこわいとき、鳥《とり》はだが立《た》つのはなぜ？

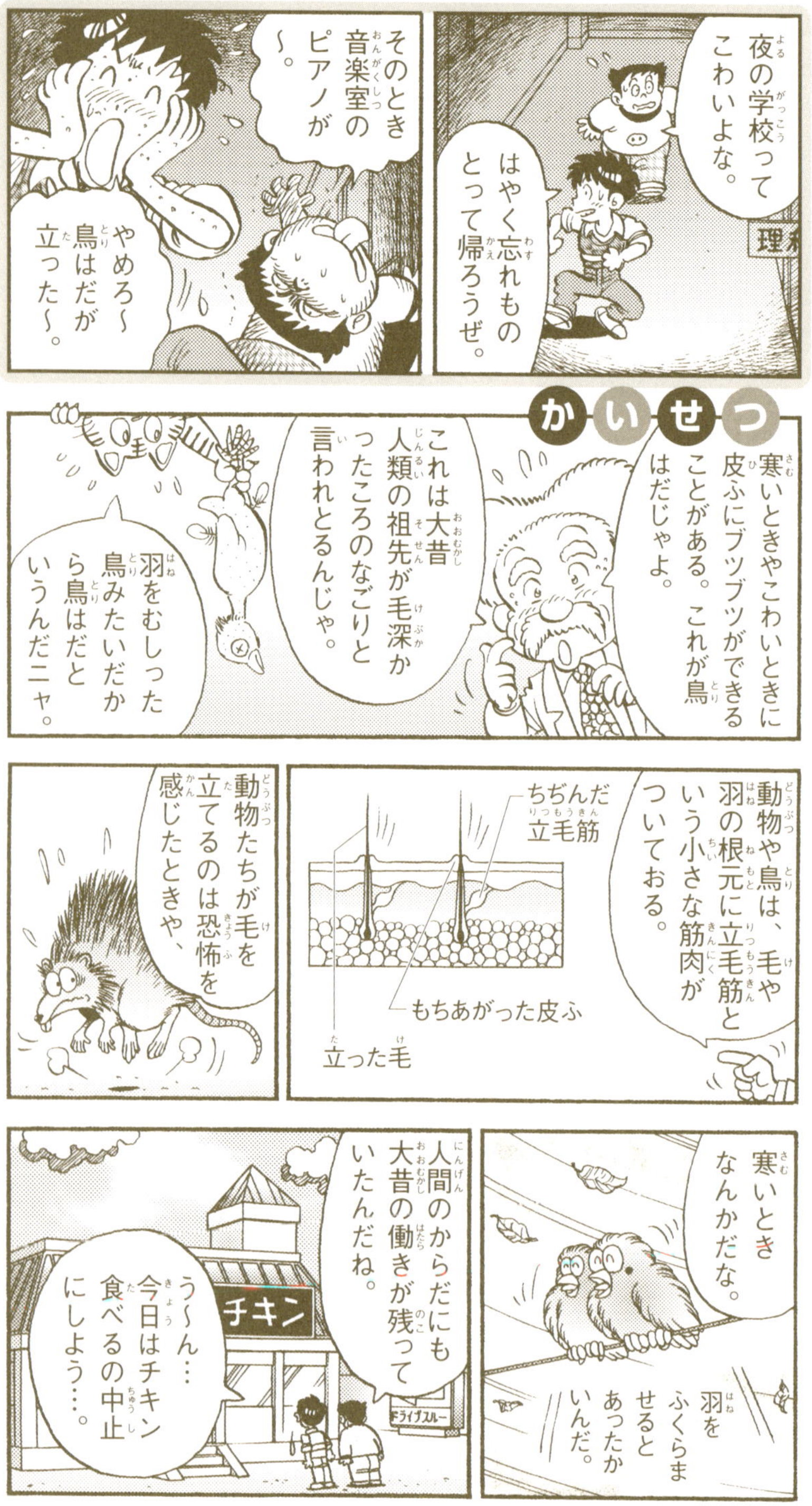
夜《よる》の学校《がっこう》ってこわいよな。
はやく忘《わす》れものとって帰《かえ》ろうぜ。
そのとき音楽室《おんがくしつ》のピアノが～。
やめろ～鳥《とり》はだが立《た》った～。
かいせつ
寒《さむ》いときやこわいときに皮《ひ》ふにブツブツができることがある。これが鳥《とり》はだじゃよ。
これは大昔《おおむかし》人類《じんるい》の祖先《そせん》が毛深《けぶか》かったころのなごりと言《い》われとるんじゃ。
羽《はね》をむしった鳥《とり》みたいだから鳥《とり》はだというんだニャ。
動物《どうぶつ》や鳥《とり》は、毛《け》や羽《はね》の根元《ねもと》に立毛筋《りつもうきん》という小《ちい》さな筋肉《きんにく》がついておる。
ちぢんだ立毛筋《りつもうきん》
もちあがった皮ふ
立《た》った毛《け》
動物《どうぶつ》たちが毛《け》を立《た》てるのは恐怖《きょうふ》を感《かん》じたときや、
寒《さむ》いときなんかだな。
羽《はね》をふくらませるとあったかいんだ。
人間《にんげん》のからだにも大昔《おおむかし》の働《はたら》きが残《のこ》っていたんだね。
チキン
う～ん…今日《きょう》はチキン食《た》べるの中止《ちゅうし》にしよう…。

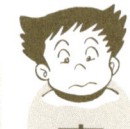

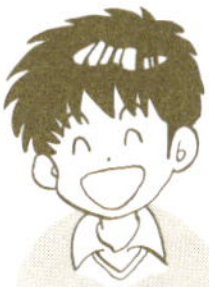

シミ、ソバカス、ホクロはなぜできるの？

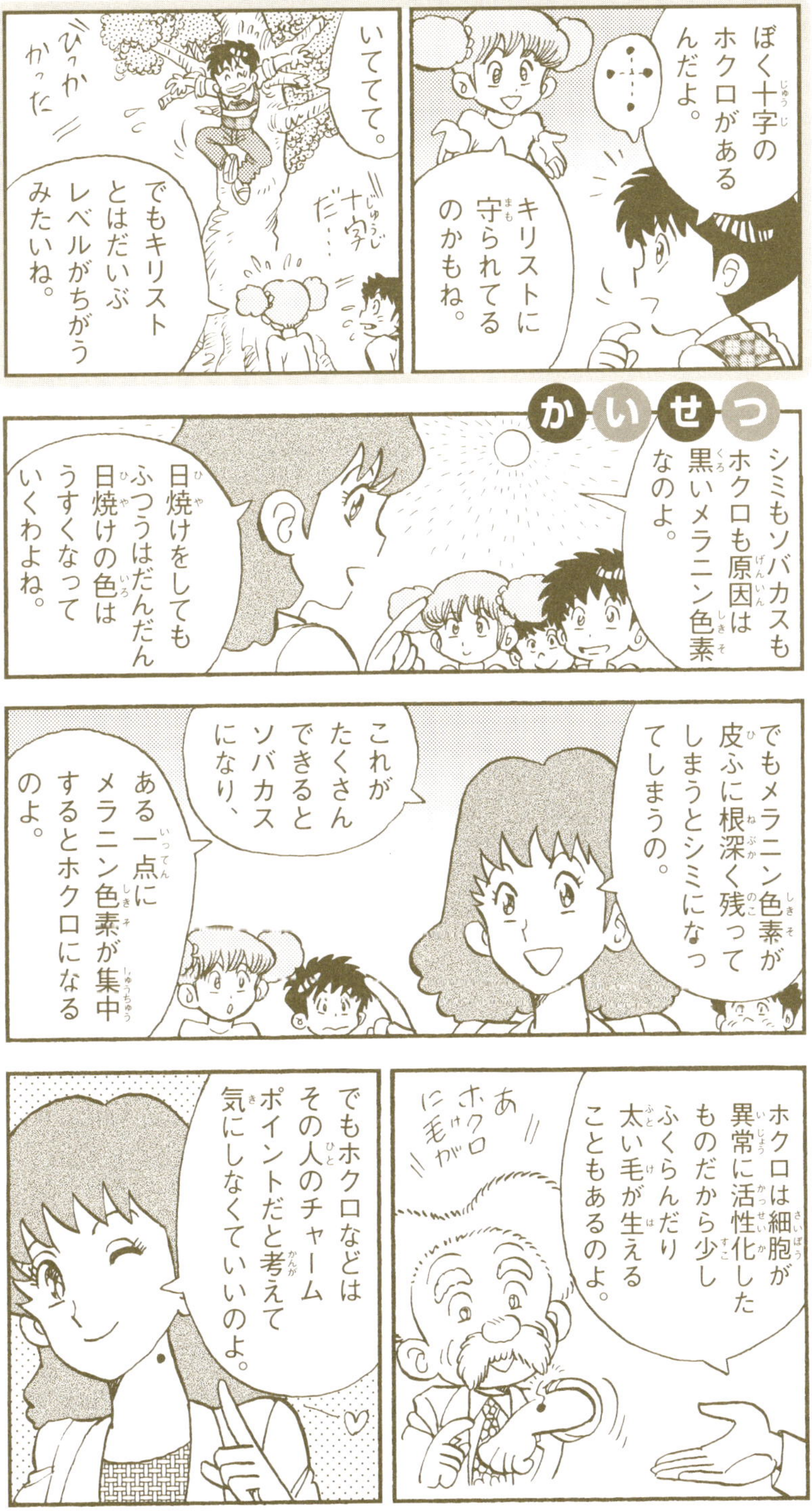
ぼく十字《じゅうじ》のホクロがあるんだよ。
キリストに守《まも》られてるのかもね。
いててて。
ひっかかった
十字《じゅうじ》だ・・・
でもキリストとはだいぶレベルがちがうみたいね。
かいせつ
シミもソバカスもホクロも原因《げんいん》は黒《くろ》いメラニン色素《しきそ》なのよ。
日焼《ひや》けをしてもふつうはだんだん日焼《ひや》けの色《いろ》はうすくなっていくわよね。
でもメラニン色素《しきそ》が皮《ひ》ふに根深《ねぶか》く残《のこ》ってしまうとシミになってしまうの。
これがたくさんできるとソバカスになり、
ある一点《いってん》にメラニン色素《しきそ》が集中《しゅうちゅう》するとホクロになるのよ。
ホクロは細胞《さいぼう》が異常《いじょう》に活性化《かっせいか》したものだから少《すこ》しふくらんだり太《ふと》い毛《け》が生《は》えることもあるのよ。
あホクロに毛《け》が
でもホクロなどはその人《ひと》のチャームポイントだと考《かんが》えて気《き》にしなくていいのよ。

まめちしき▼太陽《たいよう》に当《あ》たると、骨《ほね》をじょうぶにするビタミンD《ディー》が形成《けいせい》されますが、浴《あ》びすぎると皮膚《ひふ》をいためます。

暑《あつ》いときや運動《うんどう》したとき、あせが出《で》るのはなぜ?

まめちしき▼緊張《きんちょう》したときに出《で》るあせを精神的発汗《せいしんてきはっかん》といい、手《て》のひら、足《あし》の裏《うら》、わきの下《した》からだけ出《で》てきます。

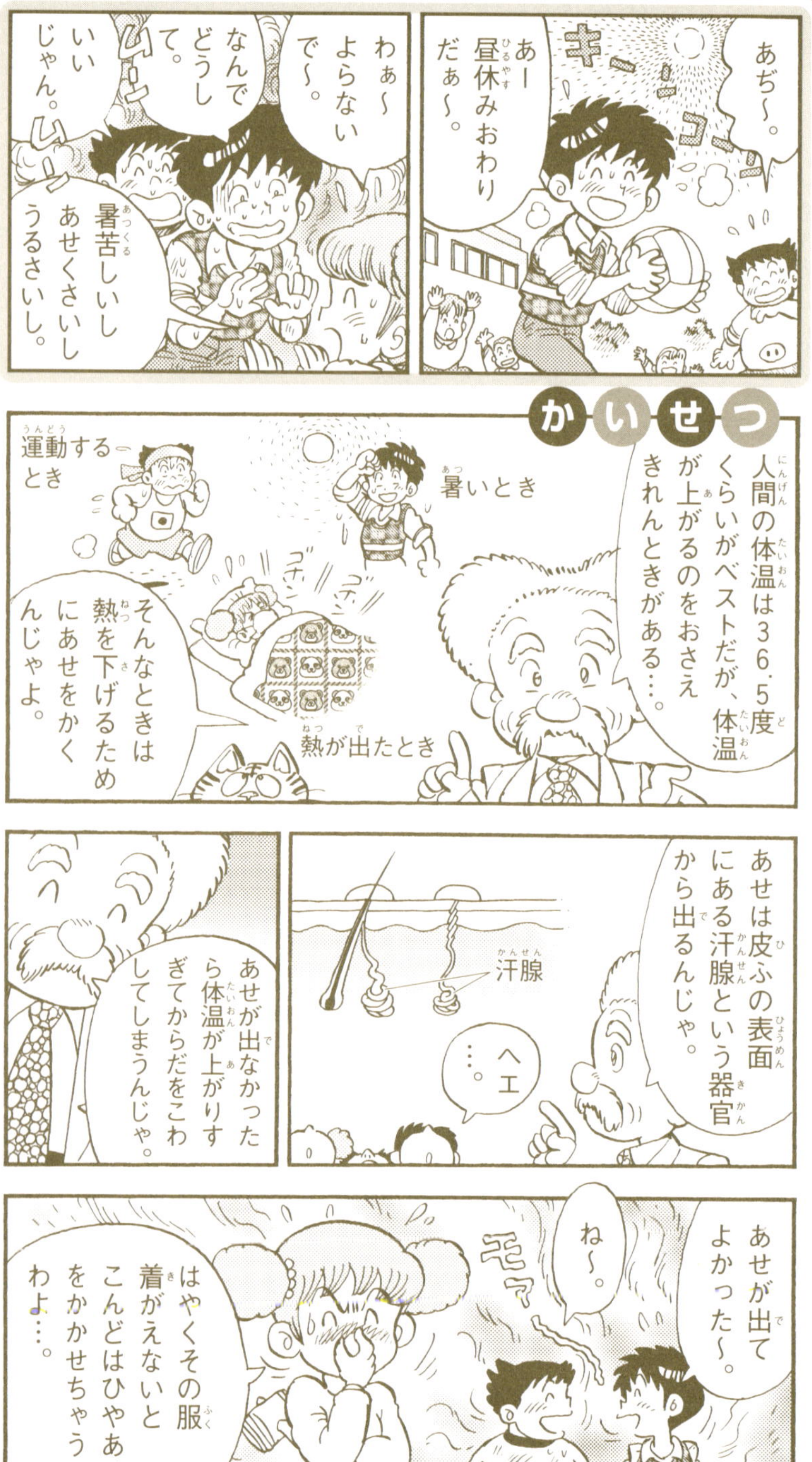

キーン
コーン
あち〜。
あー昼休《ひるやす》みおわりだぁ〜。
わぁ〜よらないで〜。
なんでどうして。
いいじゃん。
暑苦《あつくる》しいしあせくさいしうるさいし。
かいせつ
人間《にんげん》の体温《たいおん》は36.5度《ど》くらいがベストだが、体温《たいおん》が上《あ》がるのをおさえきれんときがある…。
暑《あつ》いとき
運動《うんどう》するとき
熱《ねつ》が出《で》たとき
そんなときは熱《ねつ》を下《さ》げるためにあせをかくんじゃよ。
あせは皮《ひ》ふの表面《ひょうめん》にある汗腺《かんせん》という器官《きかん》から出《で》るんじゃ。
汗腺《かんせん》
へエ…。
あせが出《で》なかったら体温《たいおん》が上《あ》がりすぎてからだをこわしてしまうんじゃ。
あせが出《で》てよかった〜。
ね〜。
はやくその服《ふく》着《き》がえないとこんどはひやあせをかかせちゃうわよ…。

あかやふけは、なぜ出《で》るの？

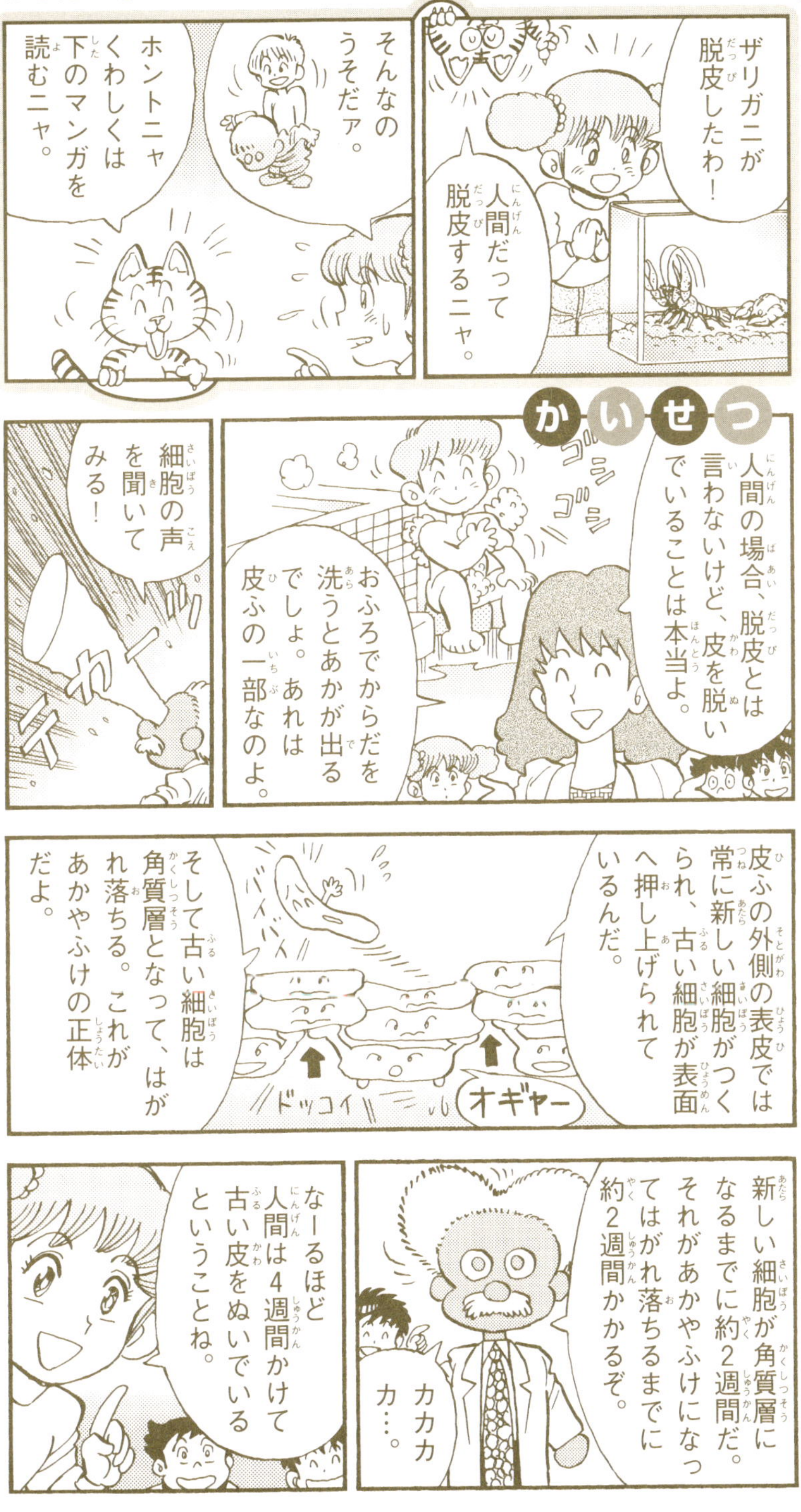
ザリガニが脱皮《だっぴ》したわ！

人間《にんげん》だって脱皮《だっぴ》するニャ。

そんなのうそだァ。

ホントニャくわしくは下《した》のマンガを読《よ》むニャ。

かいせつ
人間《にんげん》の場合《ばあい》、脱皮《だっぴ》とは言《い》わないけど、皮《かわ》を脱《ぬ》いでいることは本当《ほんとう》よ。

ゴシゴシ
おふろでからだを洗《あら》うとあかが出《で》るでしょ。あれは皮《ひ》ふの一部《いちぶ》なのよ。

細胞《さいぼう》の声《こえ》を聞《き》いてみる！

皮《ひ》ふの外側《そとがわ》の表皮《ひょうひ》では常《つね》に新《あたら》しい細胞《さいぼう》がつくられ、古《ふる》い細胞《さいぼう》が表面《ひょうめん》へ押《お》し上《あ》げられているんだ。

オギャー
ドッコイ
そして古《ふる》い細胞《さいぼう》は角質層《かくしつそう》となって、はがれ落《お》ちる。これがあかやふけの正体《しょうたい》だよ。

新《あたら》しい細胞《さいぼう》が角質層《かくしつそう》になるまでに約《やく》2週間《しゅうかん》だ。それがあかやふけになってはがれ落《お》ちるまでに約《やく》2週間《しゅうかん》かかるぞ。

カカカ…。

なーるほど人間《にんげん》は4週間《しゅうかん》かけて古《ふる》い皮《かわ》をぬいでいるということね。

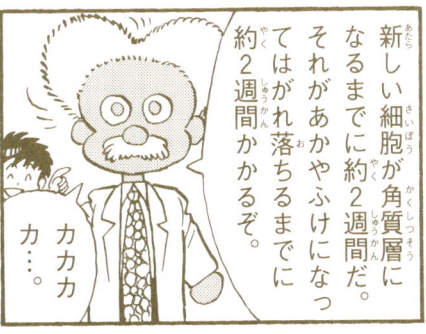

まめちしき▼皮《ひ》ふは、有害物質《ゆうがいぶっしつ》がからだの中《なか》に入《はい》りこむのを防《ふせ》ぐカバーのような役割《やくわり》をはたしています。

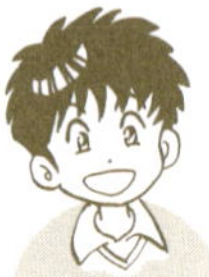

じんましんは、なぜ出《で》るの？

まめちしき▼アレルギーは遺伝性《いでんせい》で、両親《りょうしん》がアレルギー体質《たいしつ》だと、子《こ》どももかかりやすくなります。

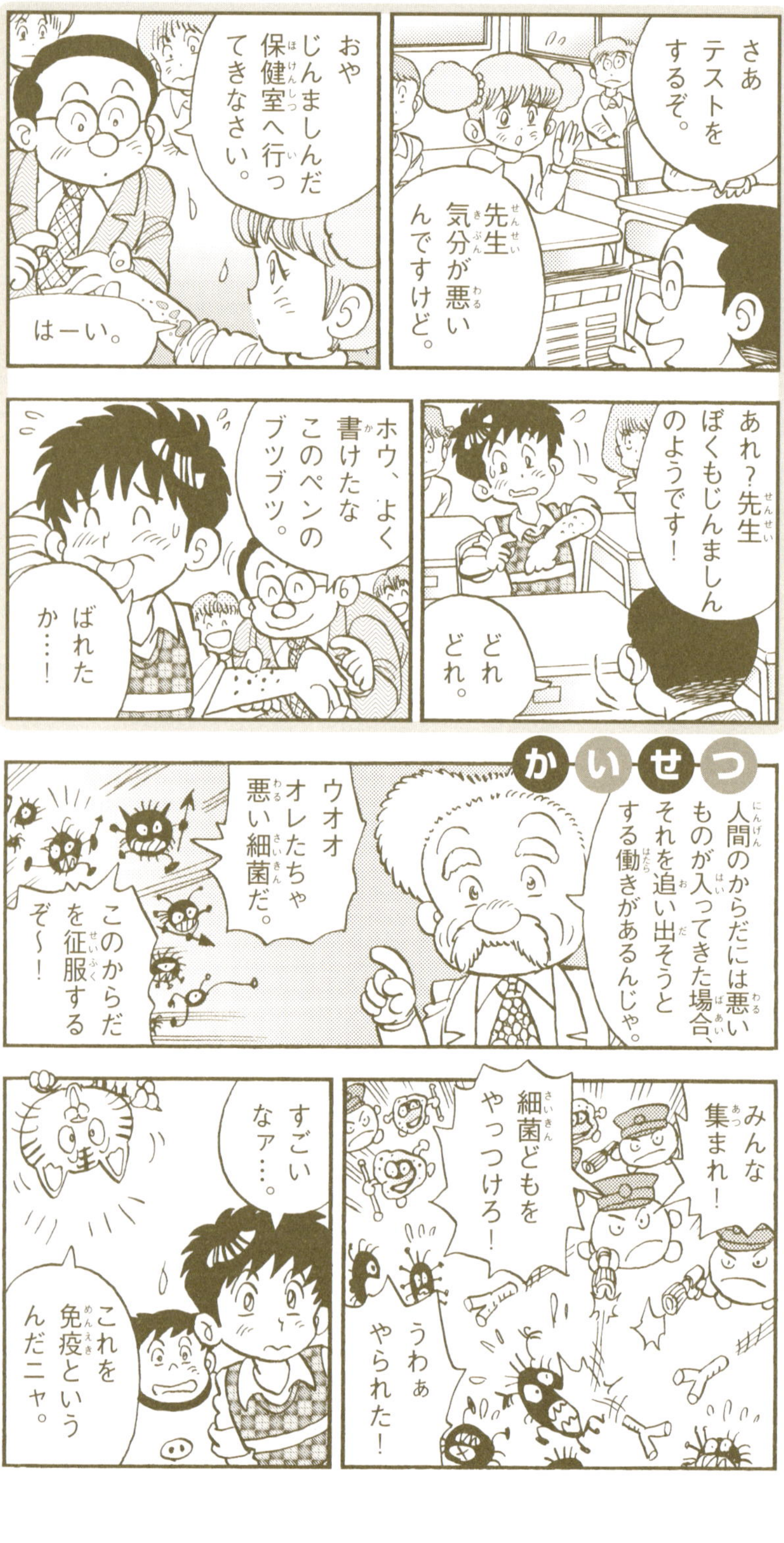

さあ テストをするぞ。

先生《せんせい》気分《きぶん》が悪《わる》いんですけど。

おや じんましんだ 保健室《ほけんしつ》へ行《い》ってきなさい。

はーい。

あれ？先生《せんせい》ぼくもじんましんのようです！

どれどれ。

ホウ、よく書《か》けたなこのペンのブツブツ。

ばれたか…！

かいせつ
人間《にんげん》のからだには悪《わる》いものが入《はい》ってきた場合《ばあい》、それを追《お》い出《だ》そうとする働《はたら》きがあるんじゃ。

ウオオ オレたちゃ悪《わる》い細菌《さいきん》だ。

このからだを征服《せいふく》するぞ〜！

みんな集《あつ》まれ！

細菌《さいきん》どもをやっつけろ！

うわぁやられた！

すごいなァ…。

これを免疫《めんえき》というんだニャ。

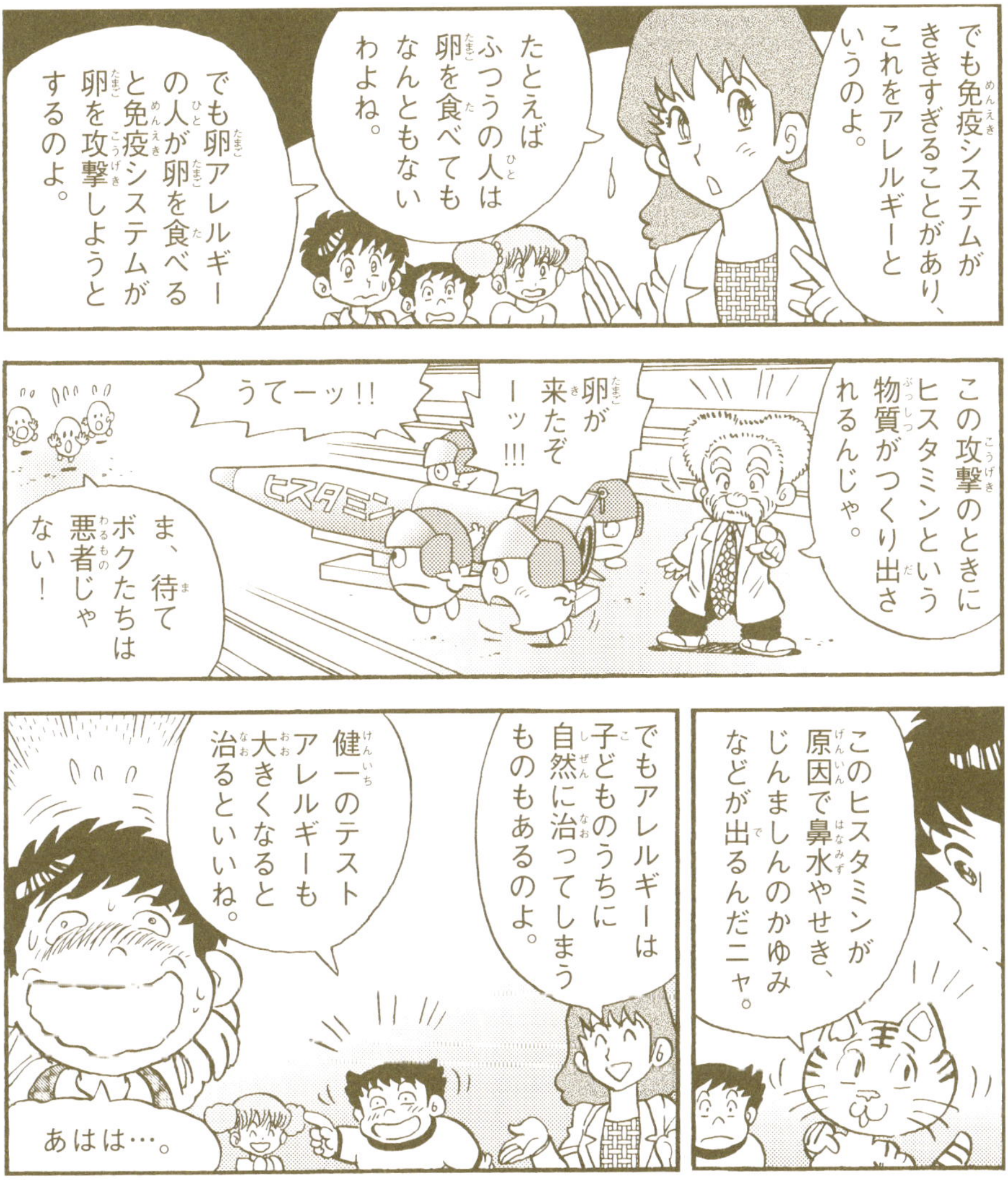
でも免疫《めんえき》システムがききすぎることがあり、これをアレルギーというのよ。
たとえばふつうの人《ひと》は卵《たまご》を食《た》べてもなんともないわよね。
でも卵《たまご》アレルギーの人《ひと》が卵《たまご》を食《た》べると免疫《めんえき》システムが卵《たまご》を攻撃《こうげき》しようとするのよ。
この攻撃《こうげき》のときにヒスタミンという物質《ぶっしつ》がつくり出《だ》されるんじゃ。
卵《たまご》が来《き》たぞーッ!!!
うてーッ!!
ヒスタミン
ま、待《ま》てボクたちは悪者《わるもの》じゃない!
このヒスタミンが原因《げんいん》で鼻水《はなみず》やせき、じんましんのかゆみなどが出《で》るんだニャ。
でもアレルギーは子《こ》どものうちに自然《しぜん》に治《なお》ってしまうものもあるのよ。
健一《けんいち》のテストアレルギーも大《おお》きくなると治《なお》るといいね。
あはは…。

ステップアップ

はしかに二度《にど》かからない理由《りゆう》

一度《いちど》はしかにかかると、体内《たいない》のB《ビー》細胞《さいぼう》という細胞《さいぼう》が、はしかのウイルスをやっつけるための力《ちから》を備《そな》えるようになります。この作用《さよう》はとても強《つよ》く、一生続《いっしょうつづ》きます。

そのため次《つぎ》にはしかのウイルスが入ってきても、B細胞《ビーさいぼう》がおぼえていて、すぐに殺《ころ》してしまいます。そのため、二度《にど》と発病《はつびょう》しないのです。

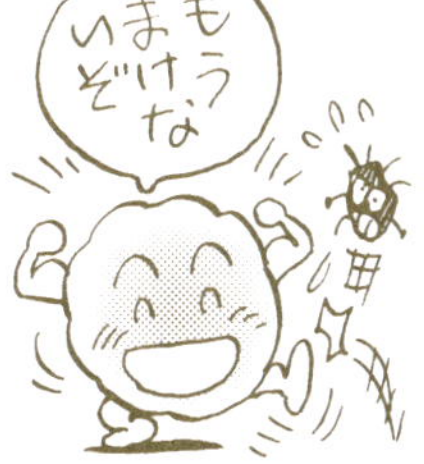
もうまけないぞ

まめちしき▼子《こ》どもがおとなより食物《しょくもつ》アレルギーをおこしやすいのは、消化器官《しょうかきかん》が未発達《みはったつ》だからです。

まめちしき▼耳《みみ》あかにはかわいているタイプとしめっているタイプがあり、日本人《にほんじん》の多《おお》くはかわいているタイプです。

鼻《はな》くそ、目《め》やに、耳《みみ》あかは、なぜ出《で》るの？

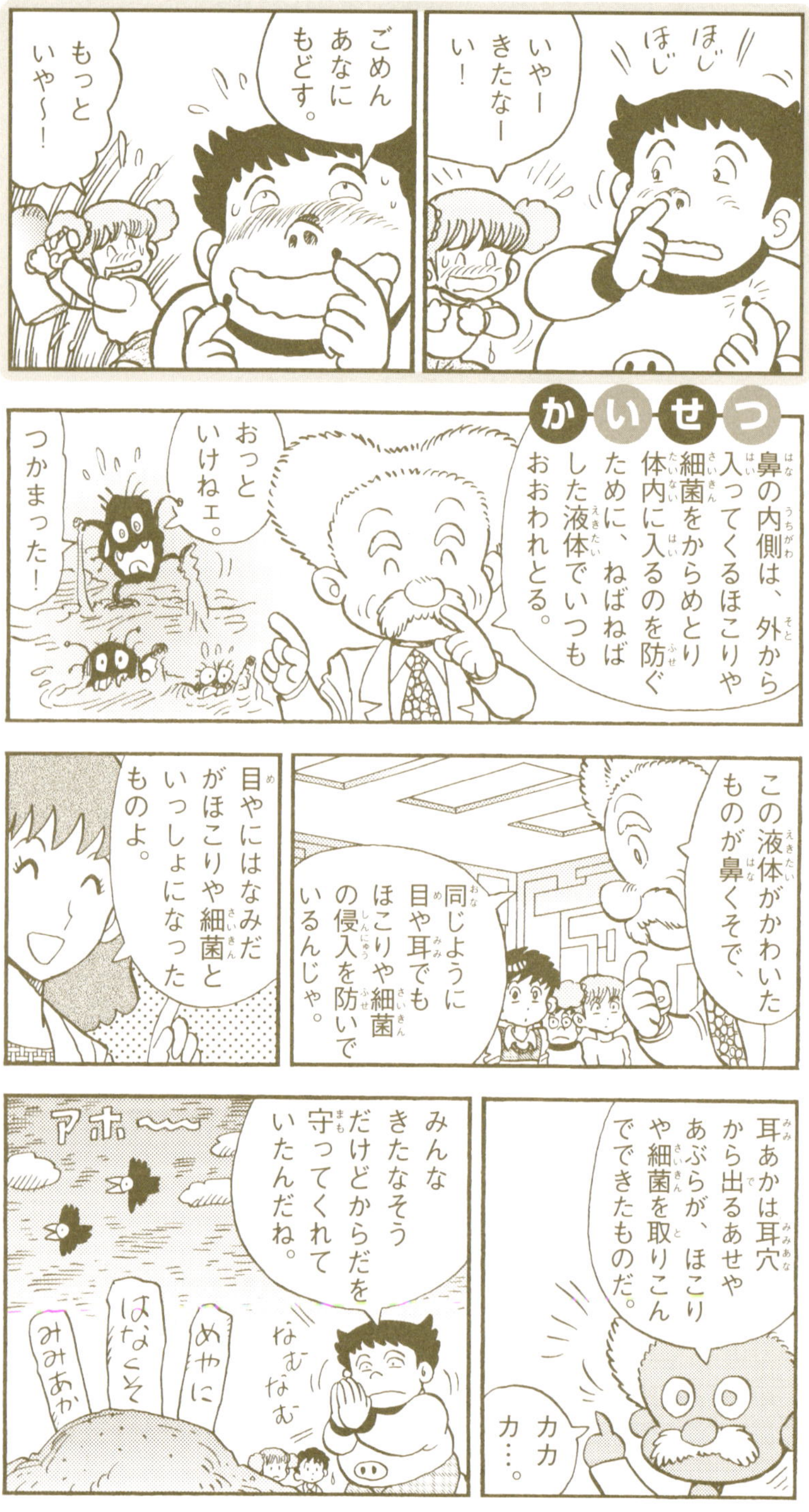
ほじ ほじ
いやーきたなーい！
ごめんあなにもどす。
もっといやー～！
かいせつ
鼻《はな》の内側《うちがわ》は、外《そと》から入《はい》ってくるほこりや細菌《さいきん》をからめとり体内《たいない》に入《はい》るのを防《ふせ》ぐために、ねばねばした液体《えきたい》でいつもおおわれとる。
おっといけねェ。
つかまった！
この液体《えきたい》がかわいたものが鼻《はな》くそで、
同《おな》じように目《め》や耳《みみ》でもほこりや細菌《さいきん》の侵入《しんにゅう》を防《ふせ》いでいるんじゃ。
目《め》やにはなみだがほこりや細菌《さいきん》といっしょになったものよ。
耳《みみ》あかは耳穴《みみあな》から出《で》るあせやあぶらが、ほこりや細菌《さいきん》を取《と》りこんでできたものだ。
カカカ…。
みんなきたなそうだけどからだを守《まも》ってくれていたんだね。
なむなむ
アホ～～
めやに
はなくそ
みみあか

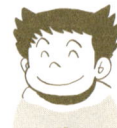

カにさされると、なぜかゆくなるの?

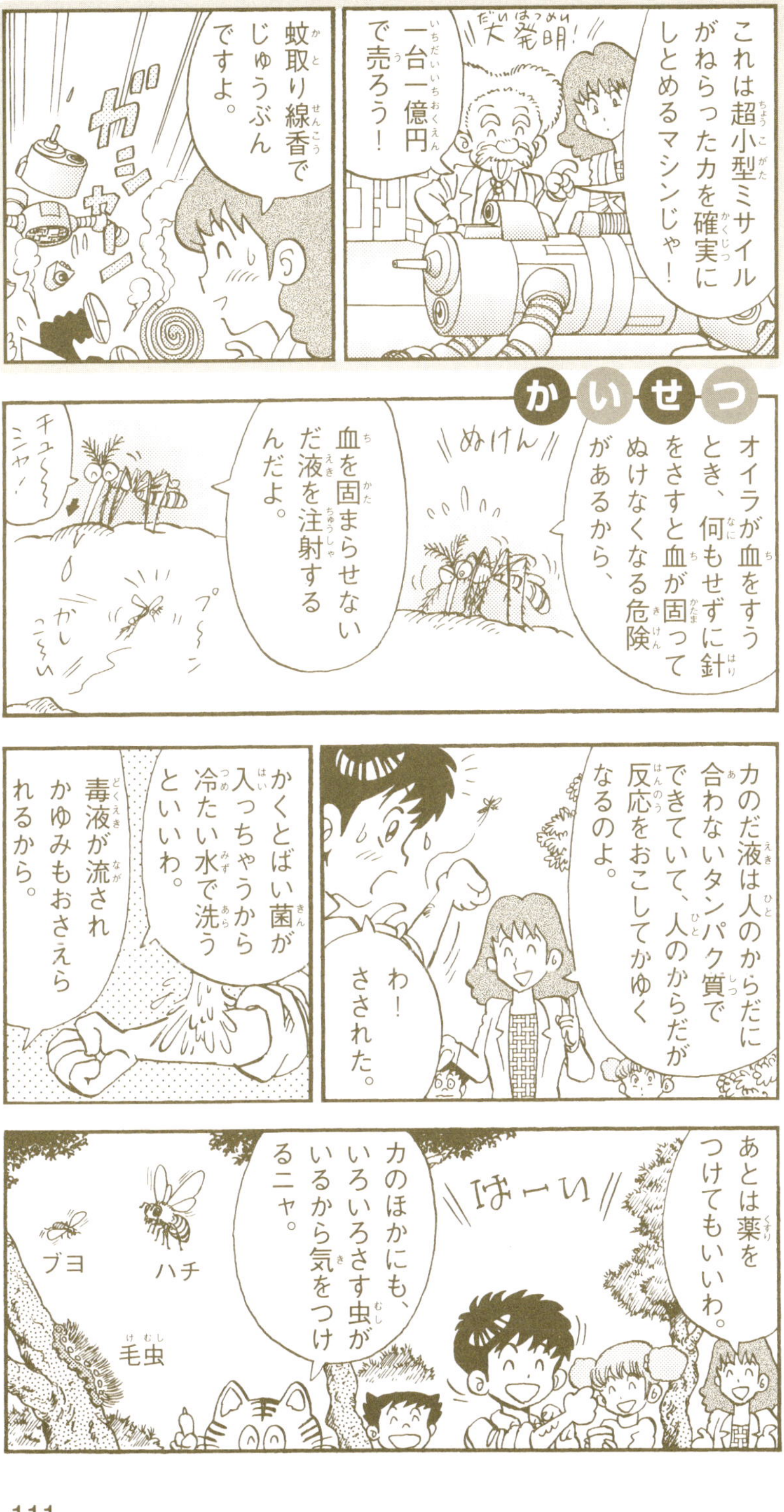
これは超小型《ちょうこがた》ミサイルがねらったカを確実《かくじつ》にしとめるマシンじゃ!
大発明《だいはつめい》!
一台一億円《いちだいいちおくえん》で売《う》ろう!
ガシャーン
蚊取《かと》り線香《せんこう》でじゅうぶんですよ。
かいせつ
オイラが血《ち》をすうとき、何《なに》もせずに針《はり》をさすと血《ち》が固《かた》ってぬけなくなる危険《きけん》があるから、
ぬけん
血《ち》を固《かた》まらせないだ液《えき》を注射《ちゅうしゃ》するんだよ。
チュ〜〜シャ!
プ〜ン
かしこ〜い
カのだ液《えき》は人《ひと》のからだに合《あ》わないタンパク質《しつ》でできていて、人《ひと》のからだが反応《はんのう》をおこしてかゆくなるのよ。
わ! さされた。
かくとばい菌《きん》が入《はい》っちゃうから冷《つめ》たい水《みず》で洗《あら》うといいわ。
毒液《どくえき》が流《なが》され かゆみもおさえられるから。
あとは薬《くすり》をつけてもいいわ。
は〜い
カのほかにも、いろいろさす虫《むし》がいるから気《き》をつけるニャ。
ハチ
ブヨ
毛虫《けむし》

まめちしき▼血《ち》を吸《す》うのはメスのカだけで、産卵《さんらん》のためです。カは一回《いっかい》に空腹時《くうふくじ》の体重《たいじゅう》と同《おな》じ、約《やく》５ｍｇの血《ち》を吸《す》います。

薬《くすり》は、なぜきくの？

まめちしき▼二《に》か所以上《しょいじょう》の病院《びょういん》の薬《くすり》をいっしょに飲《の》むときは、必《かなら》ずお医者《いしゃ》さんに相談《そうだん》しましょう。

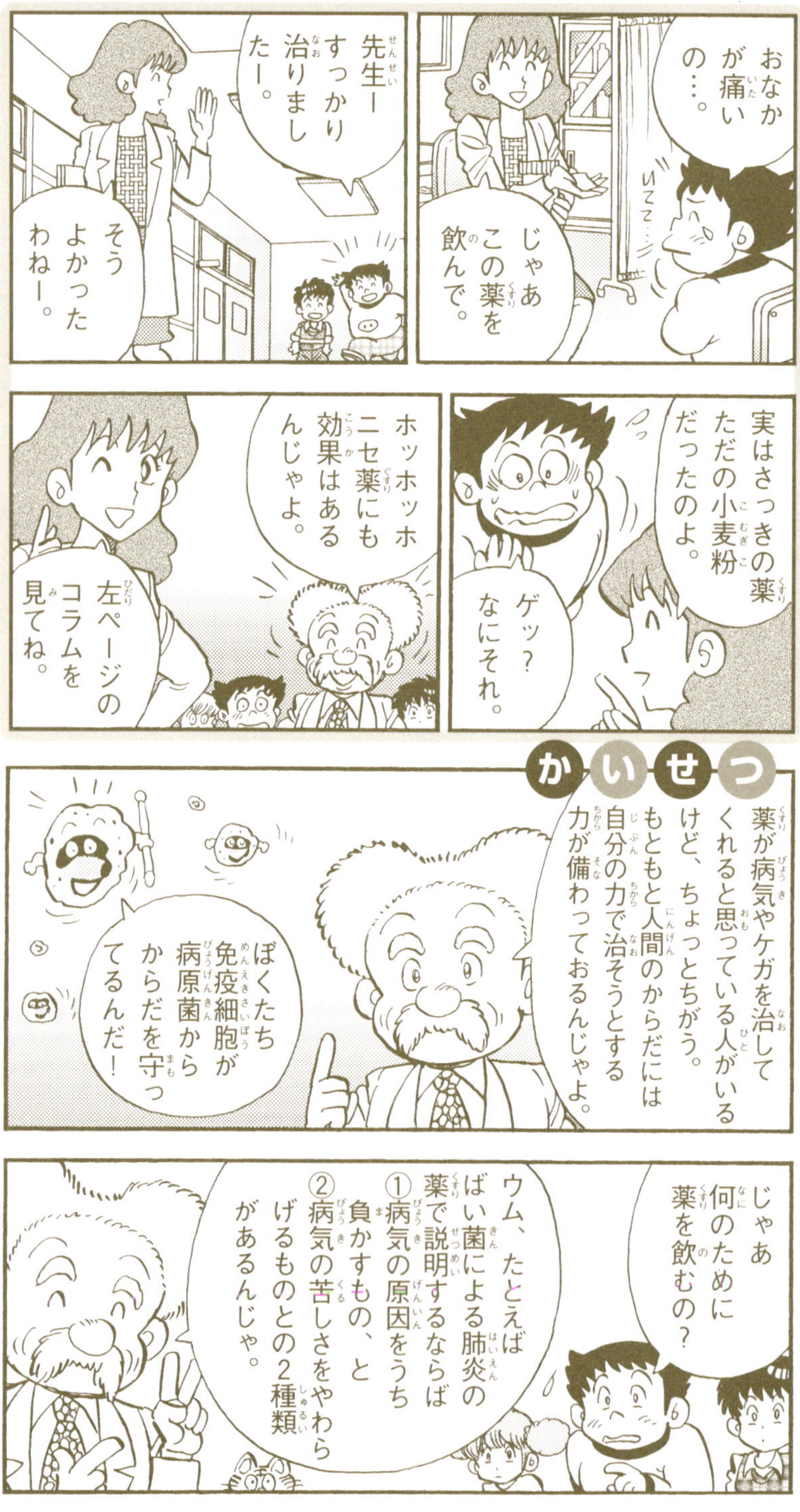

おなかが痛《いた》いの…。

いてて…

じゃあこの薬《くすり》を飲《の》んで。

先生《せんせい》ーすっかり治《なお》りましたー。

そうよかったわねー。

実はさっきの薬《くすり》ただの小麦粉《こむぎこ》だったのよ。

ゲッ？なにそれ。

ホッホッホニセ薬《くすり》にも効果《こうか》はあるんじゃよ。

左《ひだり》ページのコラムを見《み》てね。

かいせつ
薬《くすり》が病気《びょうき》やケガを治《なお》してくれると思《おも》っている人《ひと》がいるけど、ちょっとちがう。もともと人間《にんげん》のからだには自分《じぶん》の力《ちから》で治《なお》そうとする力《ちから》が備《そな》わっておるんじゃよ。

ぼくたち免疫細胞《めんえきさいぼう》が病原菌《びょうげんきん》からからだを守《まも》ってるんだ！

じゃあ何《なに》のために薬《くすり》を飲《の》むの？

ウム、たとえばばい菌《きん》による肺炎《はいえん》の薬《くすり》で説明《せつめい》するならば①病気《びょうき》の原因《げんいん》をうち負《ま》かすもの、と②病気《びょうき》の苦《くる》しさをやわらげるものとの2種類《しゅるい》があるんじゃ。

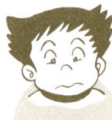

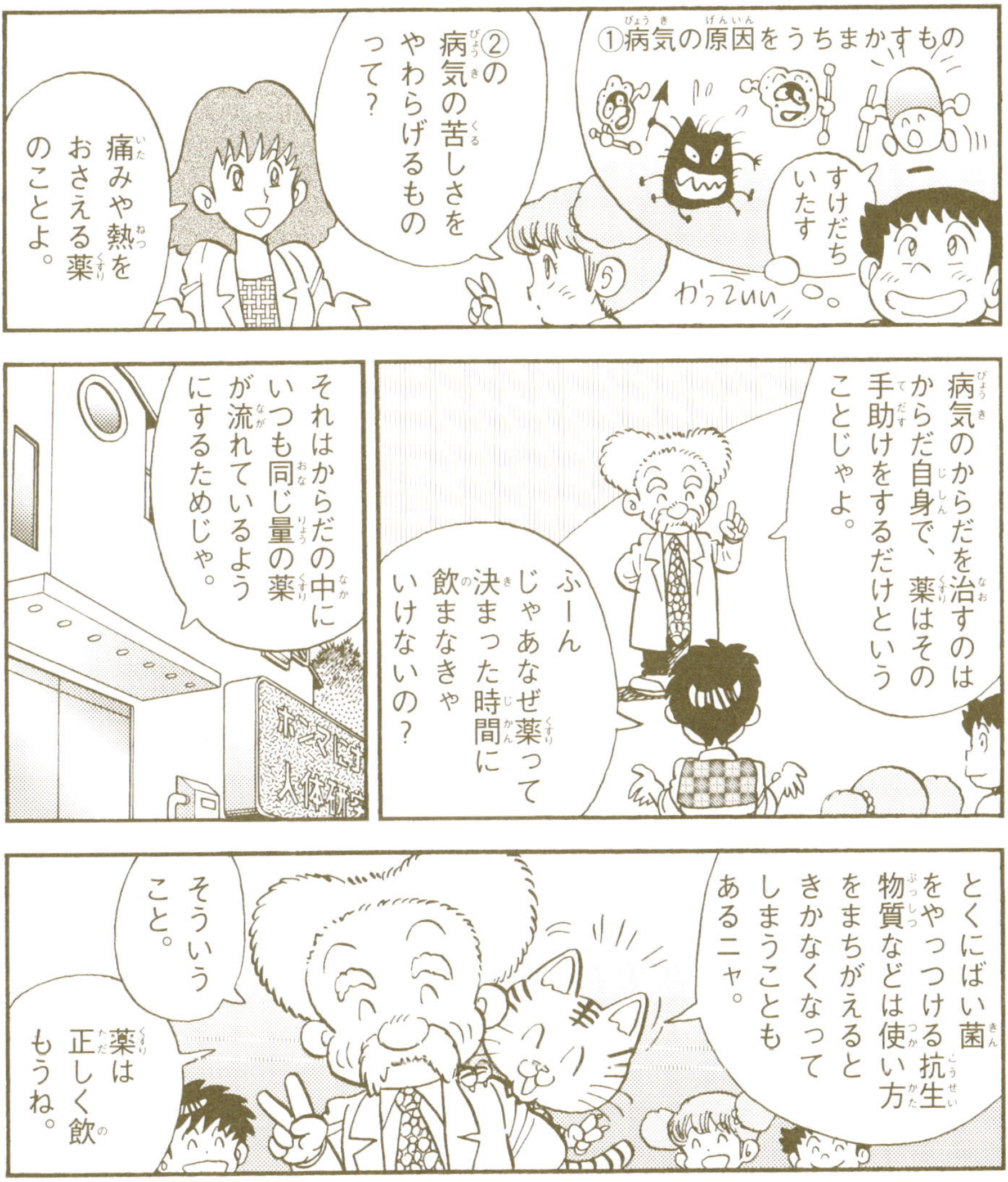

①病気《びょうき》の原因《げんいん》をうちまかすもの
すけだちいたす
②の病気《びょうき》の苦《くる》しさをやわらげるものって？
痛《いた》みや熱《ねつ》をおさえる薬《くすり》のことよ。

病気《びょうき》のからだを治《なお》すのはからだ自身《じしん》で、薬《くすり》はその手助《てだす》けをするだけということじゃよ。

ふーん じゃあなぜ薬《くすり》って決《き》まった時間《じかん》に飲《の》まなきゃいけないの？

それはからだの中《なか》にいつも同《おな》じ量《りょう》の薬《くすり》が流《なが》れているようにするためじゃ。

とくにばい菌《きん》をやっつける抗生《こうせい》物質《ぶっしつ》などは使《つか》い方《かた》をまちがえるときかなくなってしまうこともあるニャ。

そういうこと。

薬《くすり》は正《ただ》しく飲《の》もうね。

ステップアップ

ニセ薬《ぐすり》でもきくの!?

お医者《いしゃ》さんが「薬《くすり》ですよ」と言《い》って小麦粉《こむぎこ》をわたすと、本当《ほんとう》にきいてしまうことがある。これをプラシーボ効果《こうか》という。重大《じゅうだい》な病気《びょうき》はむりだが、軽《かる》い病気《びょうき》は、「薬《くすり》」をあたえられた安心感《あんしんかん》からか、これで治《なお》ってしまった例《れい》もある。

「病《やまい》は気《き》から」ということわざがあるように、気持《も》ちの持《も》ちようで、病気《びょうき》はよくも悪《わる》くもなるということだね。

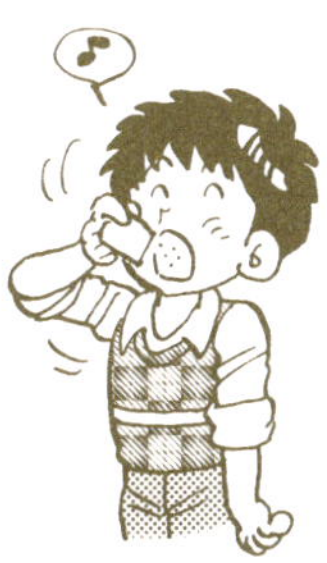

まめちしき▼病気《びょうき》になってから薬《くすり》を飲《の》むより、バランスのよい食事《しょくじ》をとって、病気《びょうき》にならないようにしましょう。

扁桃腺《へんとうせん》って、なあに？

まめちしき▼扁桃腺《へんとうせん》は、病気《びょうき》のときには赤《あか》くはれたり、白《しろ》いコケのようなものがつくことがあります。

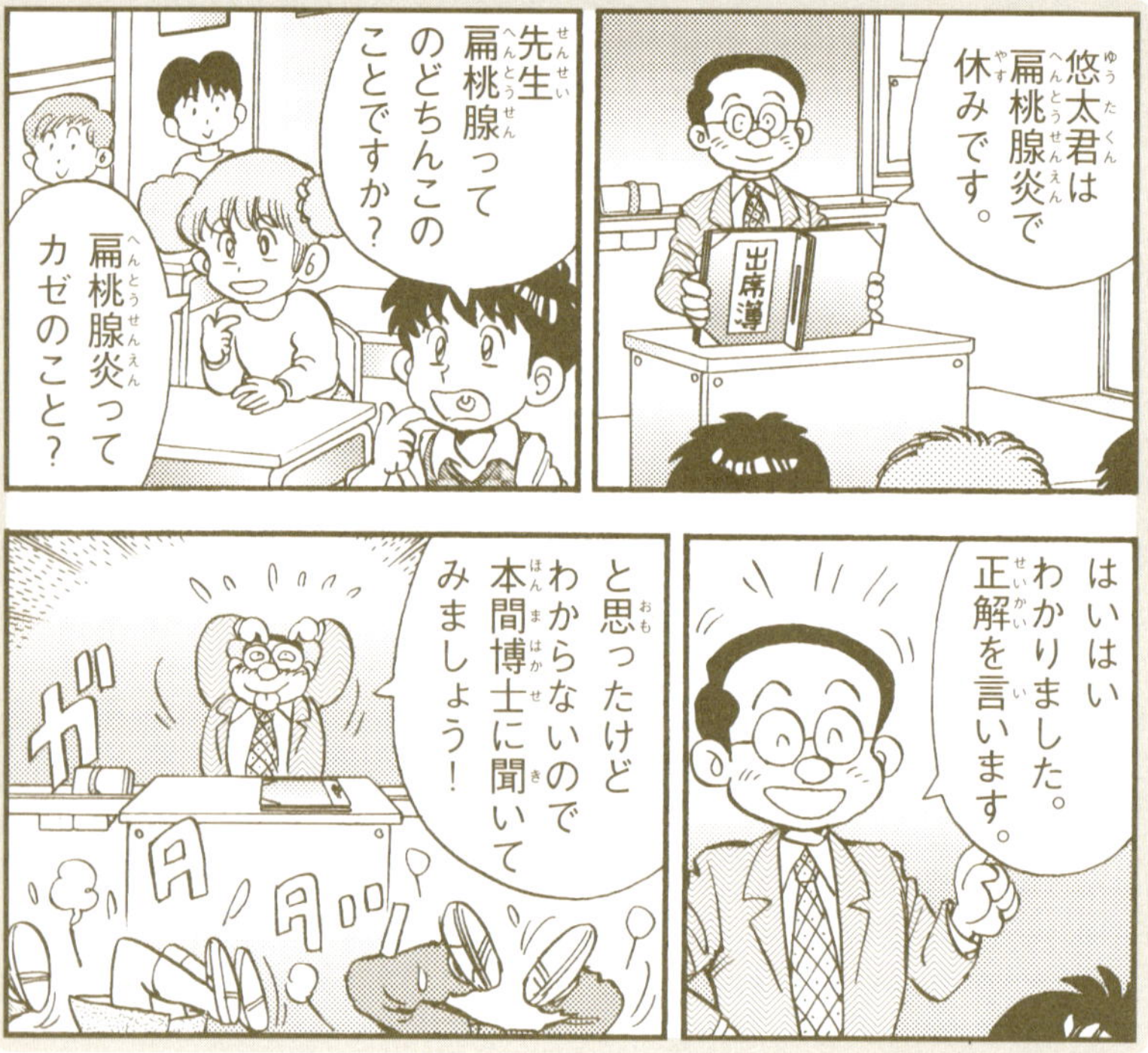
悠太君《ゆうたくん》は扁桃腺炎《へんとうせんえん》で休《やす》みです。
先生《せんせい》扁桃腺《へんとうせん》ってのどちんこのことですか？
扁桃腺炎《へんとうせんえん》ってカゼのこと？
はいはい　わかりました。正解《せいかい》を言《い》います。
と思《おも》ったけど　わからないので　本間博士《ほんまはかせ》に聞《き》いてみましょう！

しりょう

口《くち》の中《なか》のようす

のどのおくに、足《た》れ下《さ》がっているのがのどちんこ。その両側《りょうがわ》でピンク色《いろ》にふくらんでいるのが扁桃腺《へんとうせん》です。もともと人間《にんげん》の口《くち》はお母《かあ》さんのおなかにいるころはふたつに分《わか》れていて、だんだんくっついてくるのですが、そのときちょっとはみ出《だ》してできるのが、のどちんこです。

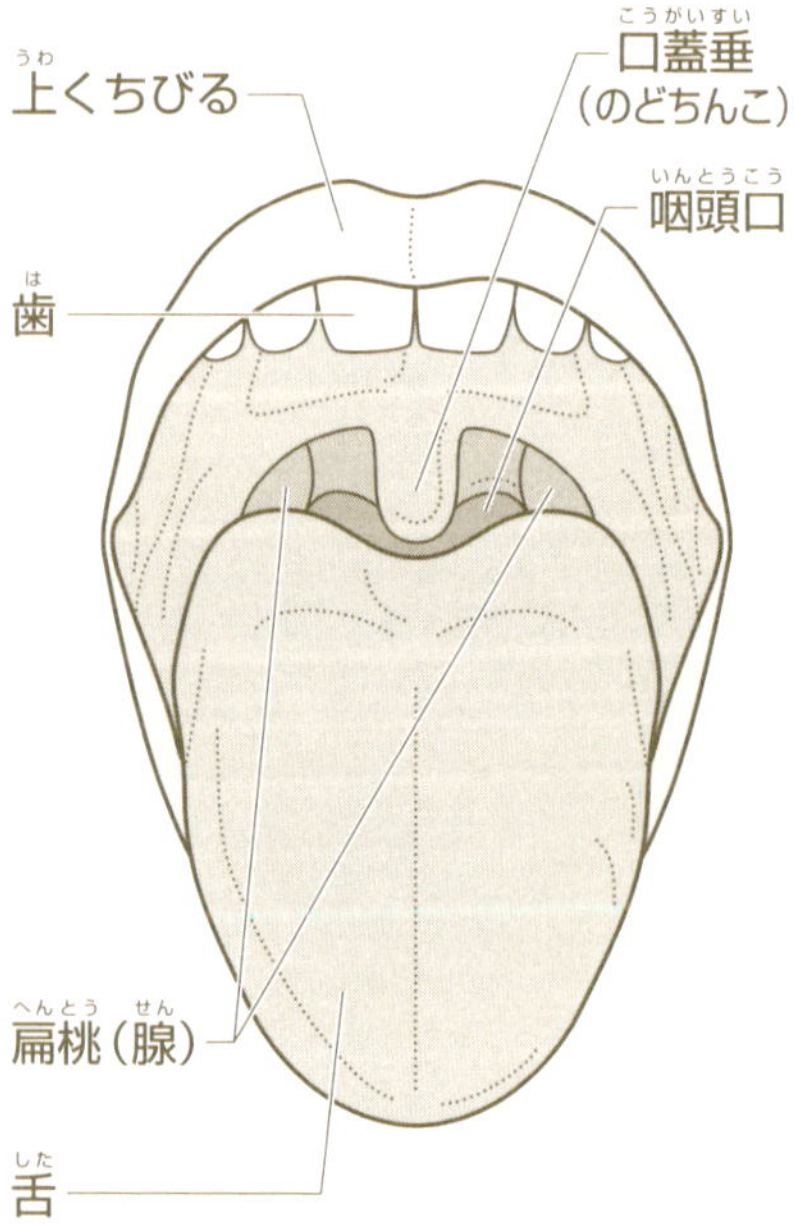
上《うわ》くちびる
口蓋垂《こうがいすい》
（のどちんこ）
咽頭口《いんとうこう》
歯《は》
扁桃《へんとう》（腺《せん》）
舌《した》

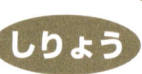

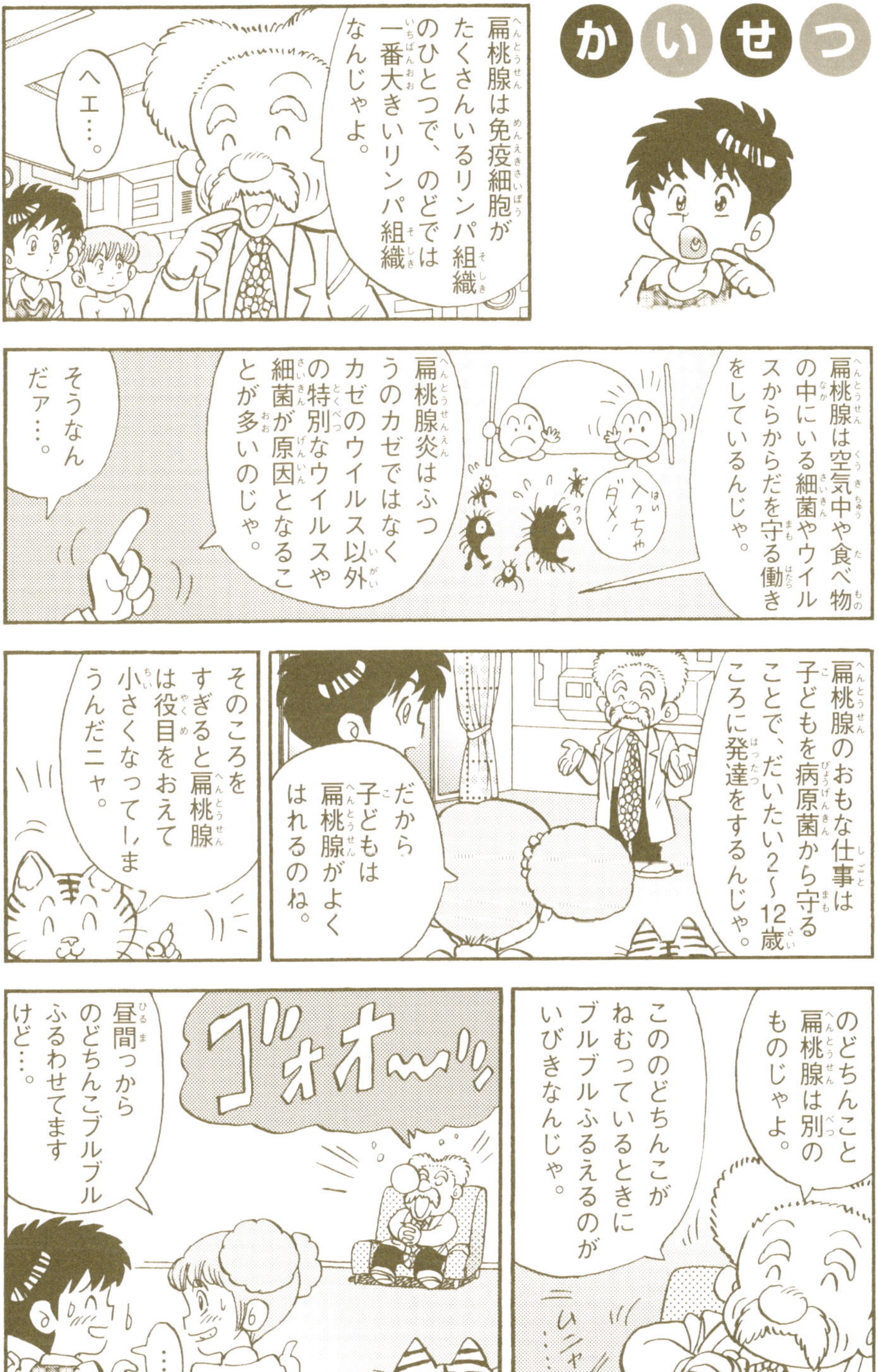
かいせつ
扁桃腺《へんとうせん》は免疫細胞《めんえきさいぼう》がたくさんいるリンパ組織《そしき》のひとつで、のどでは一番大《いちばんおお》きいリンパ組織《そしき》なんじゃよ。

ヘエ…。

扁桃腺《へんとうせん》は空気中《くうきちゅう》や食《た》べ物《もの》の中《なか》にいる細菌《さいきん》やウイルスからからだを守《まも》る働《はたら》きをしているんじゃ。

入っちゃダメ!

扁桃腺炎《へんとうせんえん》はふつうのカゼではなくカゼのウイルス以外《いがい》の特別《とくべつ》なウイルスや細菌《さいきん》が原因《げんいん》となることが多《おお》いのじゃ。

そうなんだァ…。

扁桃腺《へんとうせん》のおもな仕事《しごと》は子《こ》どもを病原菌《びょうげんきん》から守《まも》ることで、だいたい2～12歳《さい》ころに発達《はったつ》をするんじゃ。

だから子《こ》どもは扁桃腺《へんとうせん》がよくはれるのね。

そのころをすぎると扁桃腺《へんとうせん》は役目《やくめ》をおえて小《ち》さくなってしまうんだニャ。

のどちんこと扁桃腺《へんとうせん》は別《べつ》のものじゃよ。

こののどちんこがねむっているときにブルブルふるえるのがいびきなんじゃ。

ムニャ…

ゴォオ～ッ!!

昼間《ひるま》っからのどちんこブルブルふるわせてますけど…。

…。

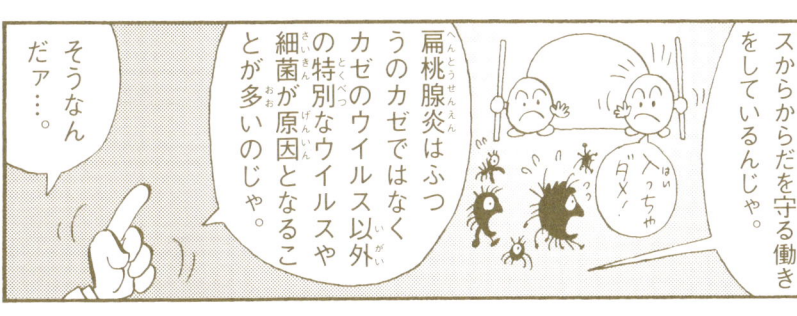

まめちしき▼口蓋垂《こうがいすい》（のどちんこ）はふつうはひとつですが、なかにはふたつある人《ひと》もいます。

カゼをひくと、なぜ熱《ねつ》が出《で》てねむくなるの？

まめちしき▼夏《なつ》カゼの多《おお》くは、夏《なつ》の暑《あつ》さや湿気《しっけ》に強《つよ》いウイルスが原因《げんいん》で発病《はつびょう》します。

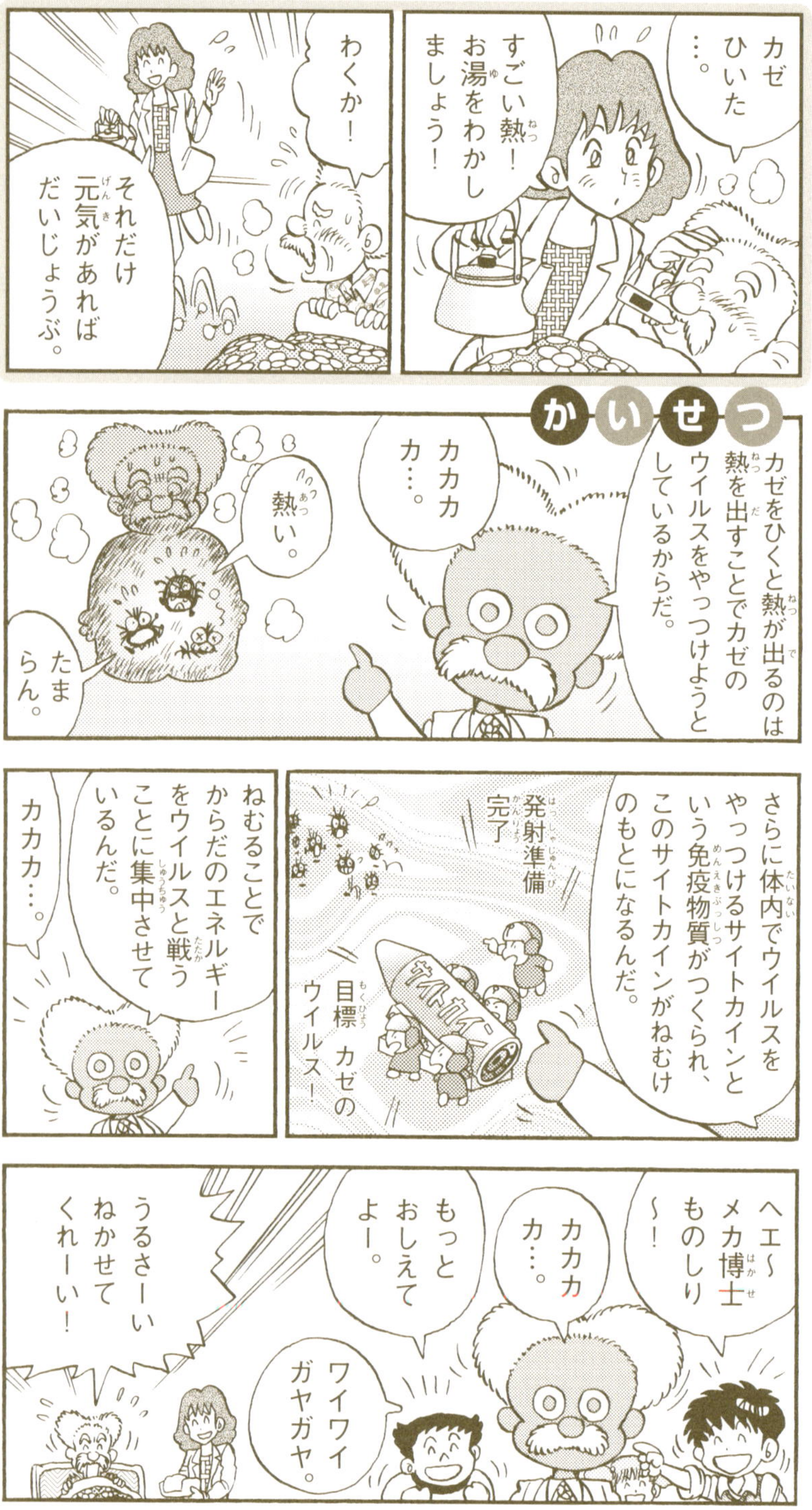
カゼひいた…。

すごい熱《ねつ》！お湯《ゆ》をわかしましょう！

わくか！

それだけ元気《げんき》があればだいじょうぶ。

かいせつ
カゼをひくと熱《ねつ》が出《で》るのは熱《ねつ》を出《だ》すことでカゼのウイルスをやっつけようとしているからだ。

カカカカ…。

熱《あつ》い。

たまらん。

さらに体内《たいない》でウイルスをやっつけるサイトカインという免疫物質《めんえきぶっしつ》がつくられ、このサイトカインがねむけのもとになるんだ。

発射準備《はっしゃじゅんび》完了《かんりょう》
目標《もくひょう》 カゼのウイルス！

ねむることでからだのエネルギーをウイルスと戦《たたか》うことに集中《しゅうちゅう》させているんだ。

カカカカ…。

ヘエ〜メカ博士《はかせ》ものしり〜！

カカカ…。

もっとおしえてよー。

ワイワイガヤガヤ。

うるさーいねかせてくれーい！

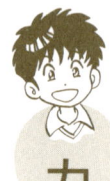

はい、こちら ホンマにすごい 人体研究所《じんたいけんきゅうじょ》!! 5

「からだを守《まも》るしくみ」についての質問《しつもん》コーナー

? 体温《たいおん》が下《さ》がると、人間《にんげん》はどうなるの?

雪山《ゆきやま》でそうなんした人《ひと》を見《み》ればわかるように、体温《たいおん》が下《さ》がると死《し》んでしまう。体温《たいおん》が20℃以下《いか》になると、心臓《しんぞう》が止《と》まってしまうおそれがあるぞ。

? なぜ、いろいろな色《いろ》のはだの人《ひと》がいるの?

人間《にんげん》は、人《ひと》によってメラニン色素《しきそ》の量《りょう》がちがう。同《おな》じ国《くに》の人《ひと》でも、個人《こじん》によってはだの色《いろ》はびみょうにちがうし、日光《にっこう》をたくさん浴《あ》びれば、濃《こ》くなりやすいんじゃ。

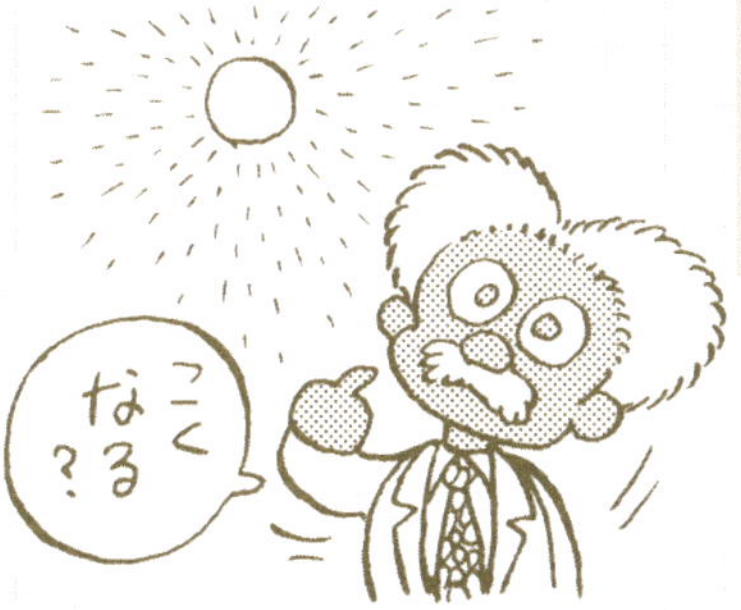

? おふろに入《はい》ると、なぜ指先《ゆびさき》がしわしわになるの?

皮《ひ》ふの表面《ひょうめん》は、角質層《かくしつそう》というじょうぶな層《そう》でおおわれているが、この角質層《かくしつそう》が水分《すいぶん》を吸《す》うので、しわしわになるんじゃ。

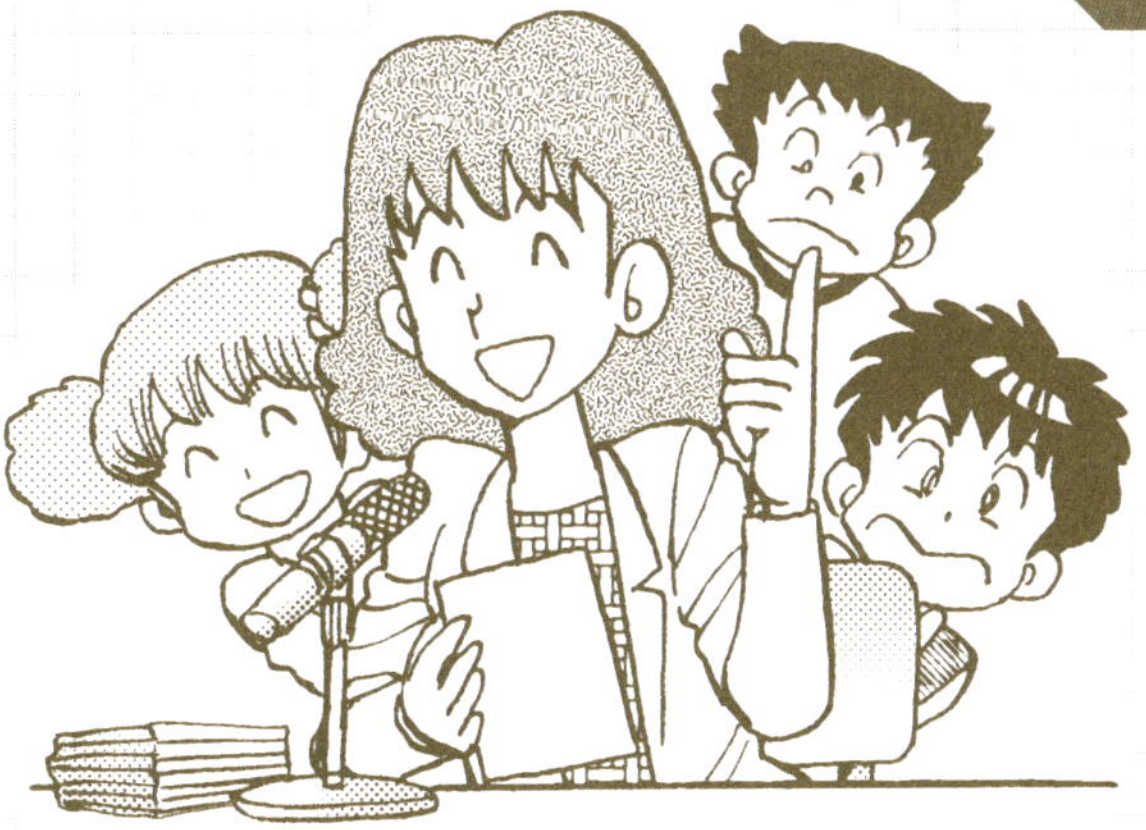

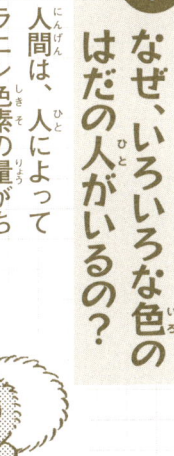

まめちしき▼からだで一番《いちばん》びんかんなのは、舌《した》と鼻《はな》です。次《つぎ》に、口《くち》びる、指先《ゆびさき》、おでこが感《かん》じやすいところです。

はい、こちら ホンマにすごい人体研究所《じんたいけんきゅうじょ》!! 5

「からだを守《まも》るしくみ」についての質問《しつもん》コーナー

まめちしき▼薬局《やっきょく》で買《か》った薬《くすり》より病院《びょういん》の薬《くすり》がきくのは、それぞれの患者《かんじゃ》のぐあいに合《あ》わせているからです。

？ 人間《にんげん》には、何本《なんぼん》くらい毛《け》が生《は》えているの？

全身《ぜんしん》に約《やく》50万本《まんぼん》くらいじゃ。そのうち約《やく》10万本《まんぼん》が、かみの毛《け》じゃ。

？ つむじが左巻《ひだりまき》の人《ひと》は、へそ曲《ま》がりなの？

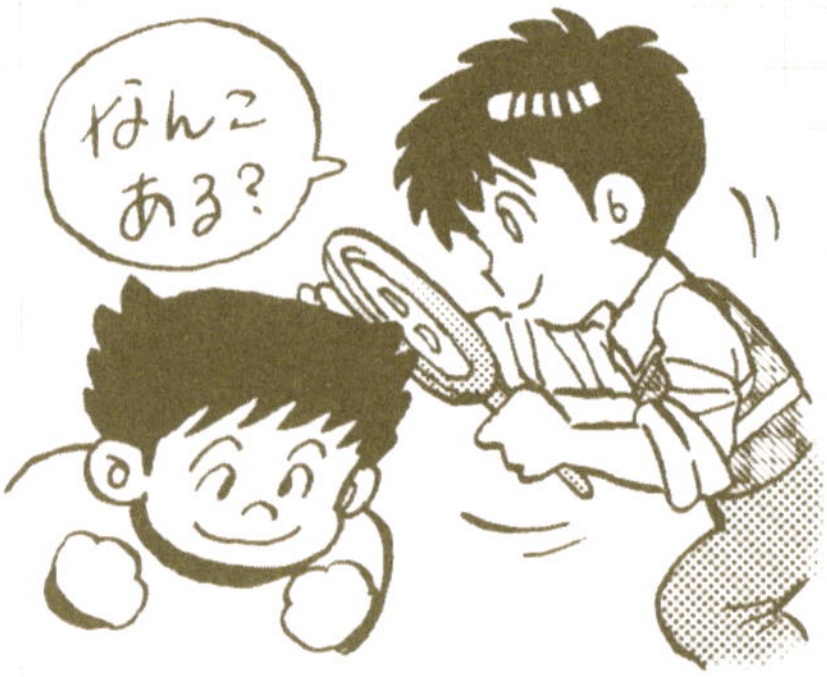

これはねじをゆるめるとき、左《ひだり》へ回《まわ》すことから言《い》われるようになったらしい。つむじの方向《ほうこう》と性格《せいかく》は、関係《かんけい》ないぞ。なお、日本人《にほんじん》の場合《ばあい》、90％以上《いじょう》の人《ひと》が1個《こ》。でも、たまに2個《こ》や3個《こ》の人《ひと》もいる。

？ カサカサはだとスベスベはだは、どうちがうの？

カサカサはだの人《ひと》は、はだに水分《すいぶん》が少《すく》ないんじゃ。カサカサはだの人《ひと》は、ふろから出《で》たあと、ローションなどをぬるとよいぞ。

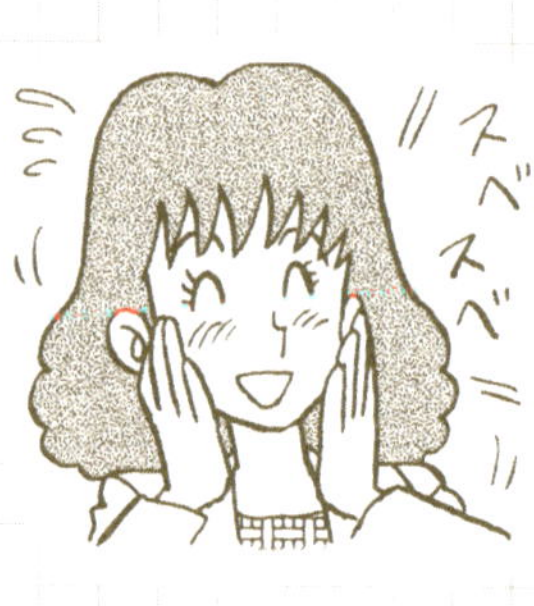

？ なぜ毛深《けぶか》い人《ひと》と毛《け》のうすい人《ひと》がいるの？

毛《け》が生《は》えているのは、大昔《おおむかし》のなごりじゃな。人《ひと》によって毛深《けぶか》かったり、うすかったりするが、これはその人《ひと》の体質《たいしつ》じゃ。

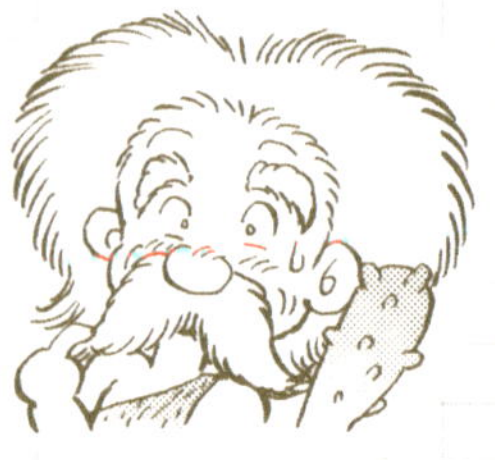

性別《せいべつ》と成長《せいちょう》のひみつ

よく使《つか》う表現《ひょうげん》▼目《め》を皿《さら》にする◇目《め》を大《おお》きく見開《みひら》いて、いっしょうけんめいに物《もの》をさがし求《もと》める。

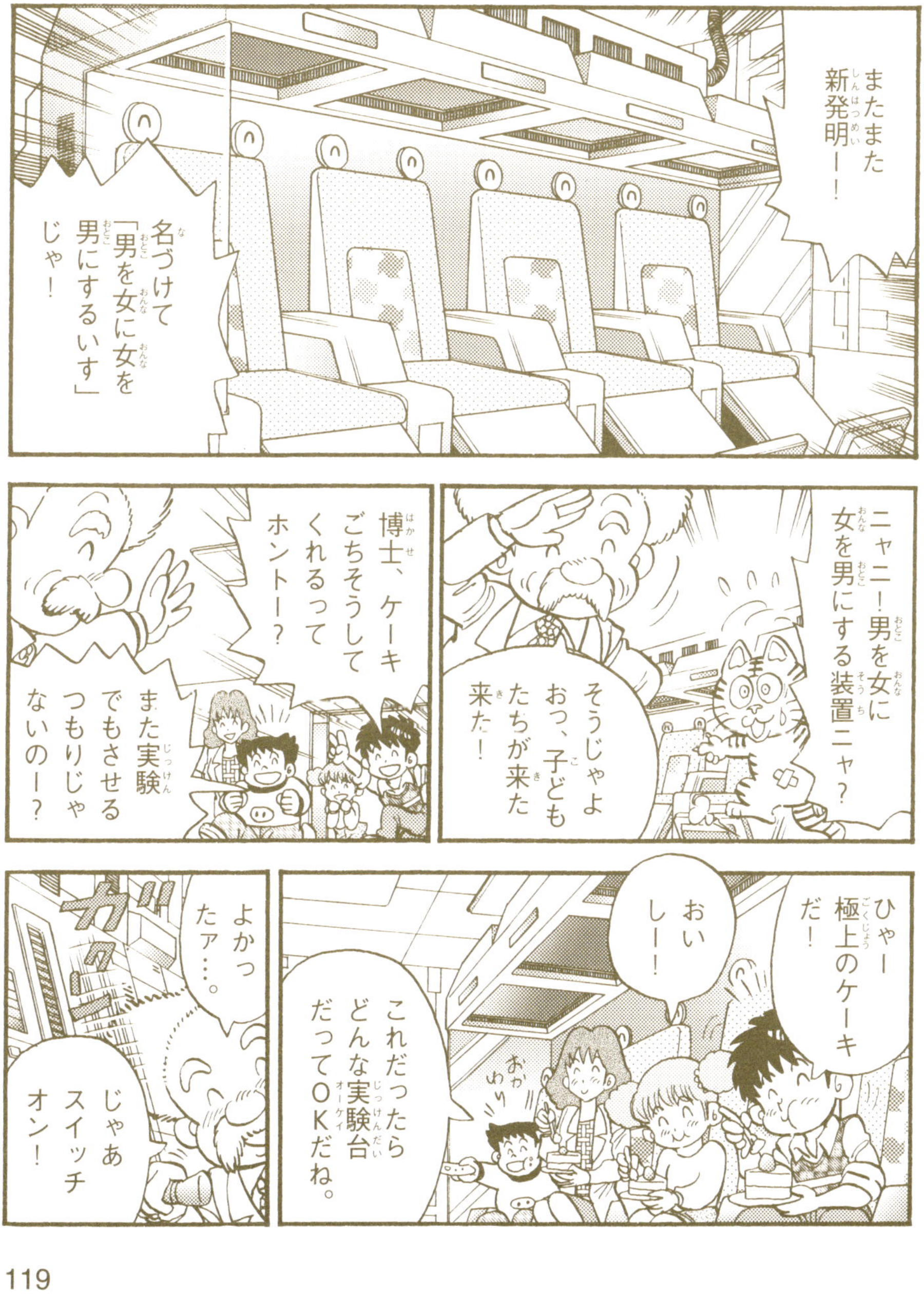

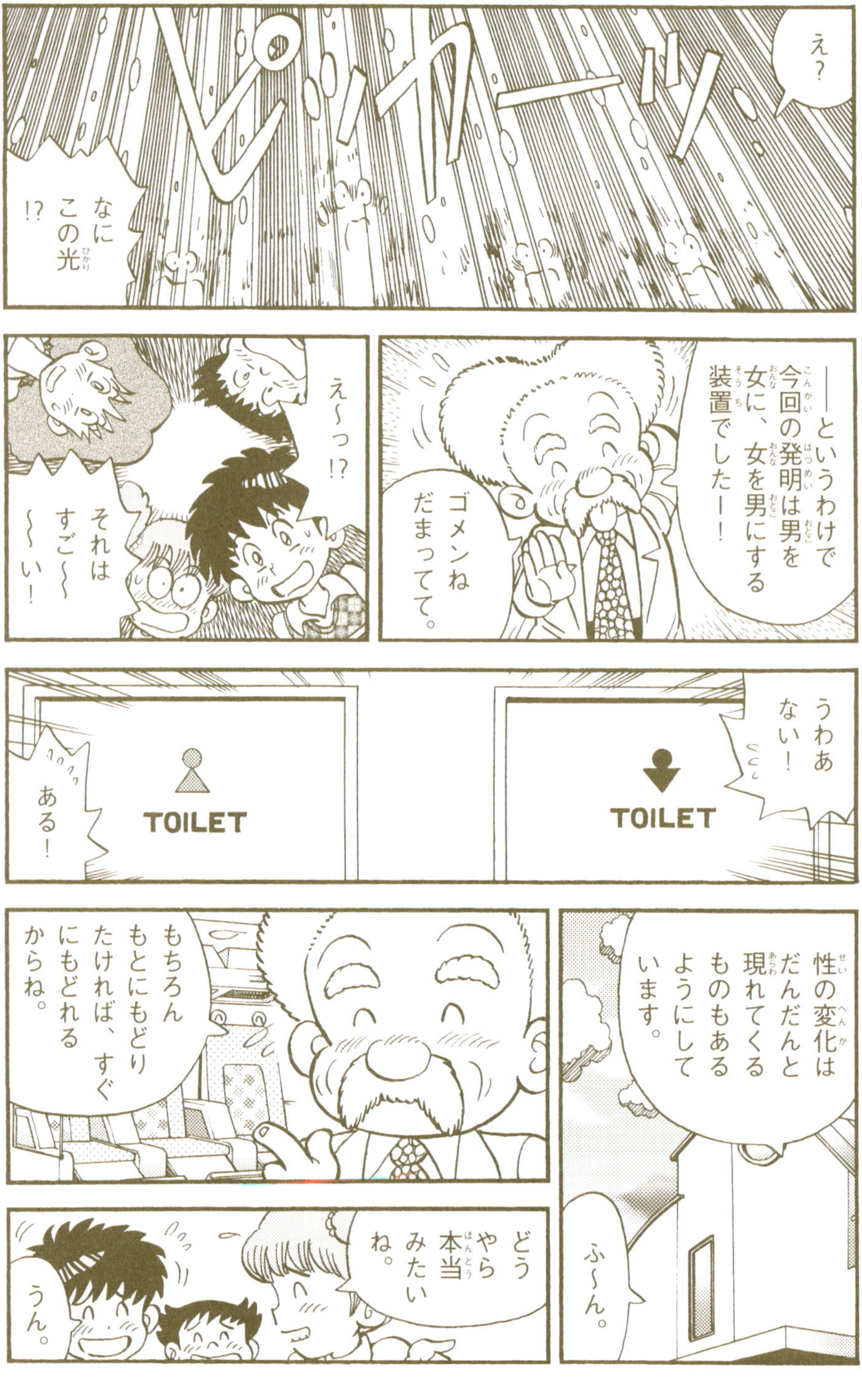
ピッカーーッ
え？
なにこの光《ひかり》!?
――というわけで今回《こんかい》の発明《はつめい》は男を女《おんな》に、女《おんな》を男《おとこ》にする装置《そうち》でしたー！
ゴメンねだまってて。
え～っ!?
それはすご～～い！
うわあない！
ある！
TOILET
TOILET
性《せい》の変化《へんか》はだんだんと現《あらわ》れてくるものもあるようにしています。
ふ～ん。
もちろんもとにもどりたければ、すぐにもどれるからね。
どうやら本当《ほんとう》みたいね。
うん。

よく使《つか》う表現《ひょうげん》▼うでが鳴《な》る◇自分《じぶん》の実力《じつりょく》を見《み》せようとして、じっとしていられないようす。

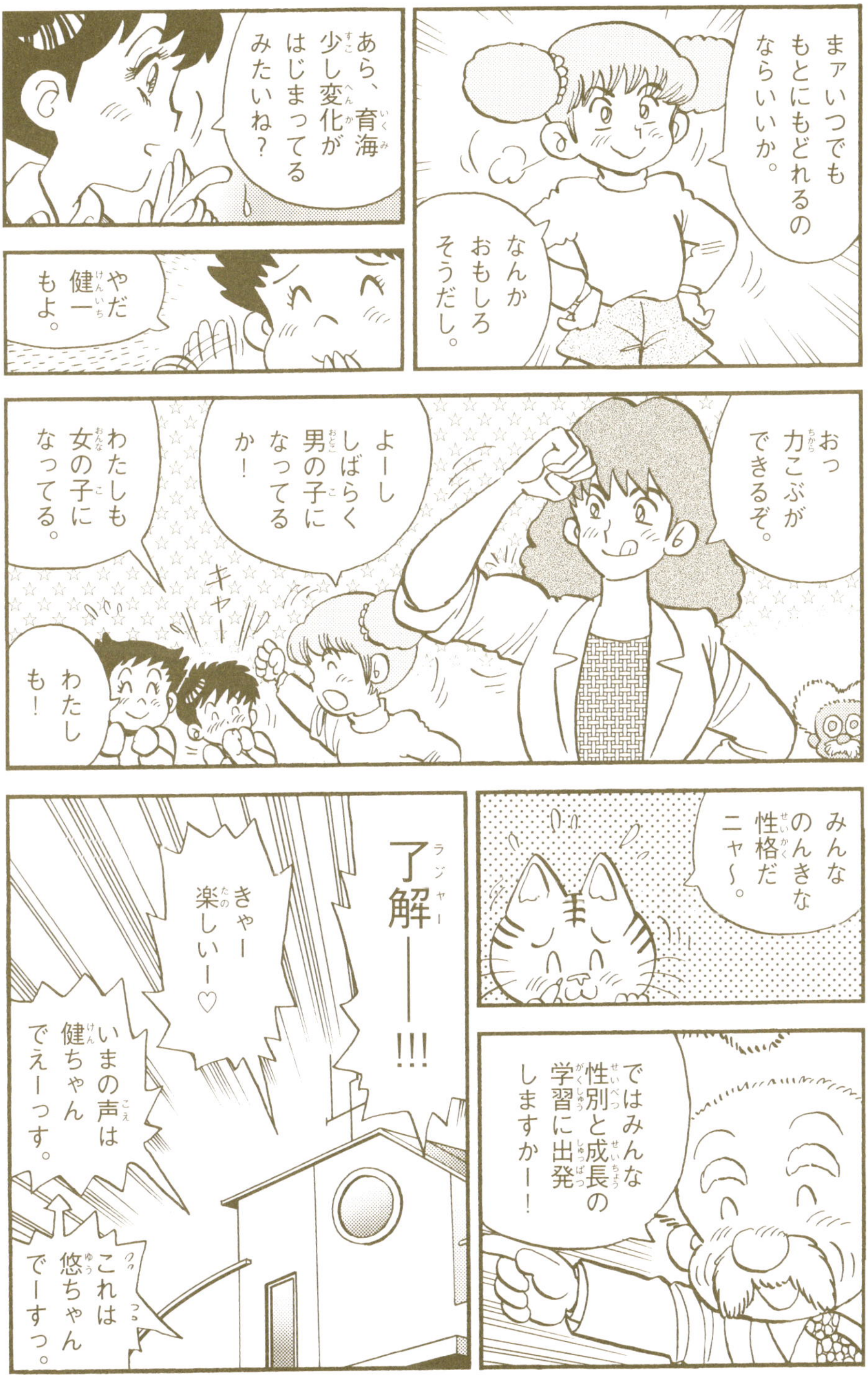
まァいつでも
もとにもどれるの
ならいいか。
なんか
おもしろ
そうだし。
あら、育海《いくみ》
少《すこ》し変化《へんか》が
はじまってる
みたいね？
やだ
健一《けんいち》
もよ。
おっ
力《ちから》こぶが
できるぞ。
よーし
しばらく
男《おとこ》の子《こ》に
なってる
か！
わたしも
女《おんな》の子《こ》に
なってる。
キャー
わたし
も！
みんな
のんきな
性格《せいかく》だ
ニャ〜。
ではみんな
性別《せいべつ》と成長《せいちょう》の
学習《がくしゅう》に出発《しゅっぱつ》
しますかー！
了解《ラジャー》ーー!!!
きゃー
楽《たの》しいー♡
いまの声《こえ》は
健《けん》ちゃん
でえーっす。
これは
悠《ゆう》ちゃん
でーすっ。

よく使《つか》う表現《ひょうげん》▼足《あし》をぼうにする◇長《なが》い時間《じかん》、歩《ある》きまわったりして、足《あし》がとてもつかれてしまうこと。

女《おんな》の子《こ》は、なぜ胸《むね》がふくらむの？

まめちしき▼10〜13歳《さい》になると性《せい》ホルモンの働《はたら》きで、男《おとこ》の子《こ》はがっしりと、女《おんな》の子《こ》はまるみをおびてきます。

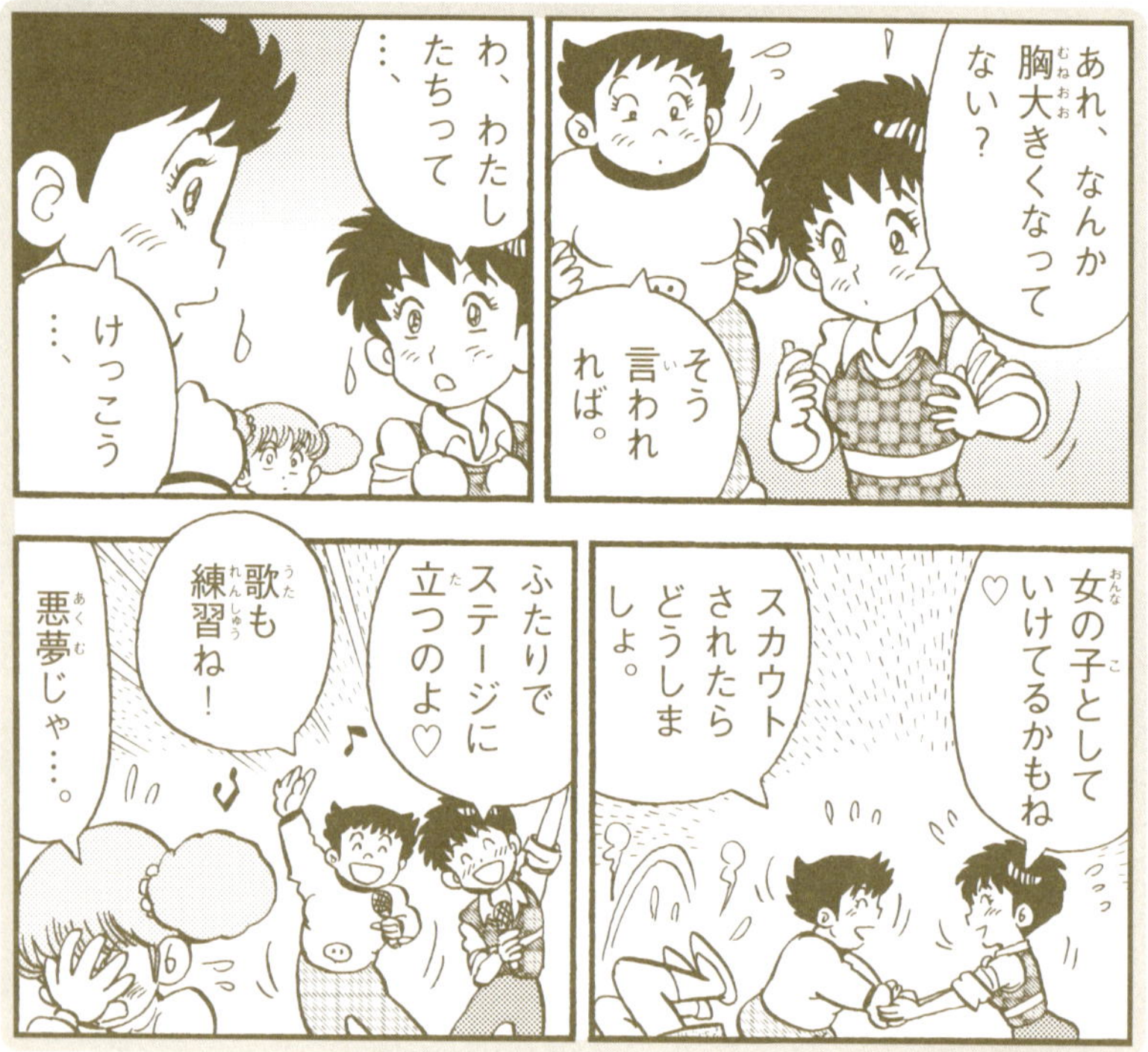
あれ、なんか胸《むね》大《おお》きくなってない？
そう言《い》われれば。
わ、わたしたちって…、
けっこう…、
女《おんな》の子《こ》としていけてるかもね♡
スカウトされたらどうしましょ。
ふたりでステージに立《た》つのよ♡
歌《うた》も練習《れんしゅう》ね！
悪夢《あくむ》じゃ…。

しりょう

女性《じょせい》の生殖器《せいしょくき》のしくみ

女性《じょせい》の生殖器《せいしょくき》は下腹部《かふくぶ》の体内《たいない》にあります。左《さ》右《ゆう》の卵巣《らんそう》に卵《らん》のもとになる卵細胞《らんさいぼう》がつまっていて、およそ28日《にち》の周期《しゅうき》でひとつの卵《らん》が成熟《せいじゅく》し、腹腔内《ふくこうない》（おなかの中）に放出《ほうしゅつ》され、卵管《らんかん》に取《と》りこまれます。受精《じゅせい》した卵《らん》は、子宮《しきゅう》で胎児《たいじ》として成長《せいちょう》します。

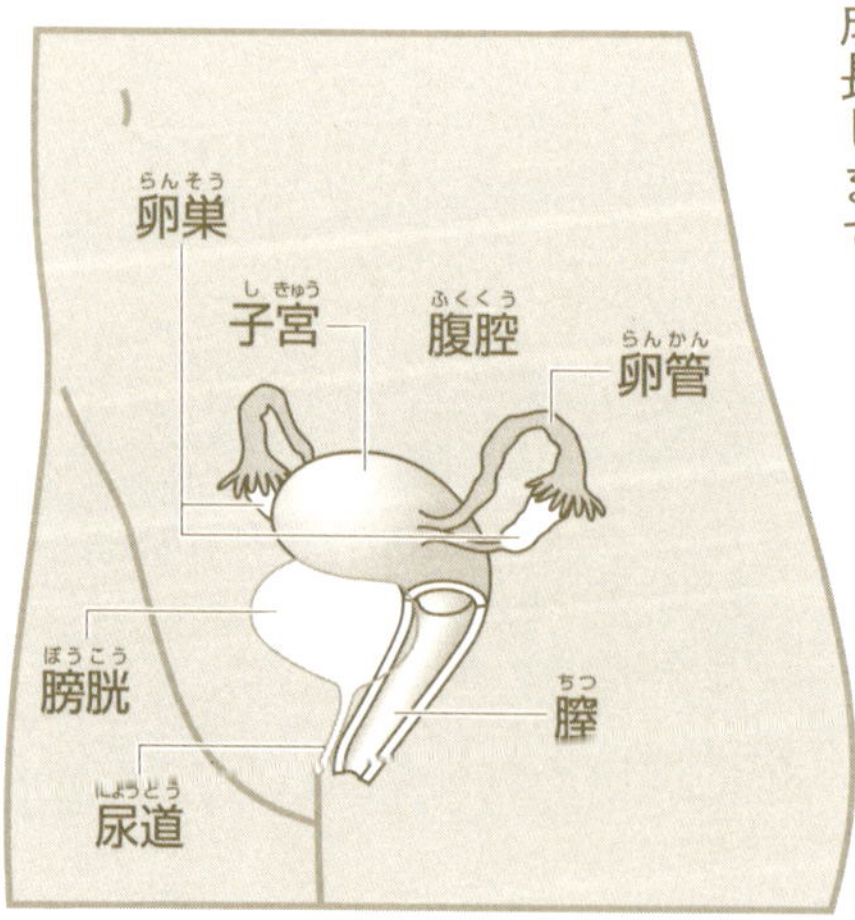
卵巣《らんそう》
子宮《しきゅう》
腹腔《ふくくう》
卵管《らんかん》
膀胱《ぼうこう》
膣《ちつ》
尿道《にょうどう》

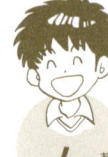

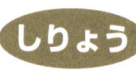

まめちしき▼からだつきに変化《へんか》が出《で》てくる、10～15歳《さい》くらいを思春期《ししゅんき》といいます。

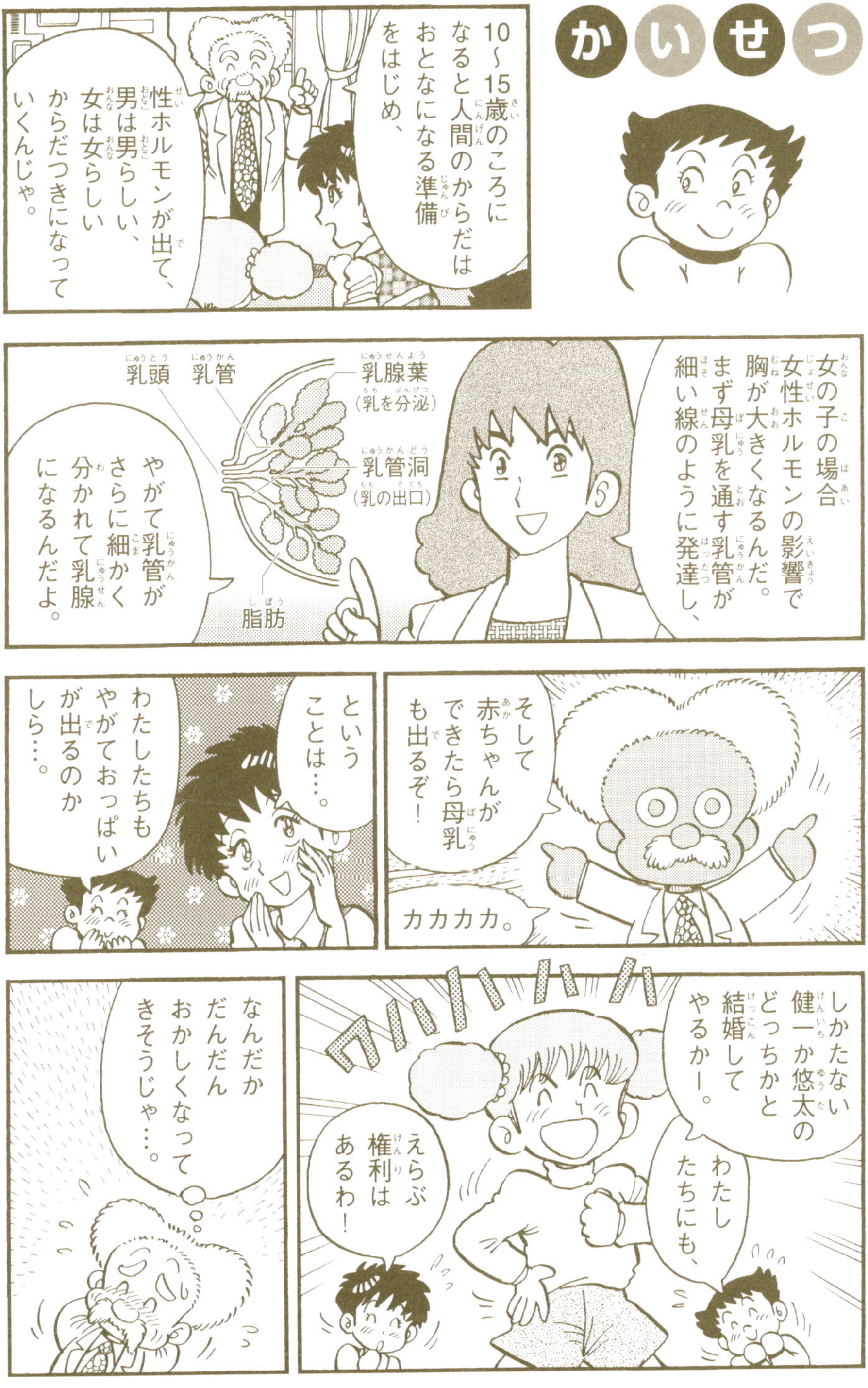
かいせつ
10～15歳《さい》のころになると人間《にんげん》のからだはおとなになる準備《じゅんび》をはじめ、
性《せい》ホルモンが出《で》て、男《おとこ》は男《おとこ》らしい、女《おんな》は女《おんな》らしいからだつきになっていくんじゃ。
女《おんな》の子《こ》の場合《ばあい》女性《じょせい》ホルモンの影響《えいきょう》で胸《むね》が大《おお》きくなるんだ。まず母乳《ぼにゅう》を通《とお》す乳管《にゅうかん》が細《ほそ》い線《せん》のように発達《はったつ》し、
乳腺葉《にゅうせんよう》（乳《ちち》を分泌《ぶんぴつ》）
乳管洞《にゅうかんどう》（乳《ちち》の出口《でぐち》）
乳頭《にゅうとう》
乳管《にゅうかん》
脂肪《しぼう》
やがて乳管《にゅうかん》がさらに細《こま》かく分《わ》かれて乳腺《にゅうせん》になるんだよ。
そして赤《あか》ちゃんができたら母乳《ぼにゅう》も出《で》るぞ！
カカカカ。
ということは…。
わたしたちもやがておっぱいが出《で》るのかしら…。
しかたない健一《けんいち》か悠太《ゆうた》のどっちかと結婚《けっこん》してやるかー。
ワハハハハ
わたしたちにも、
えらぶ権利《けんり》はあるわ！
なんだかだんだんおかしくなってきそうじゃ…。

男《おとこ》の子《こ》は、なぜ声変《こえが》わりをするの?

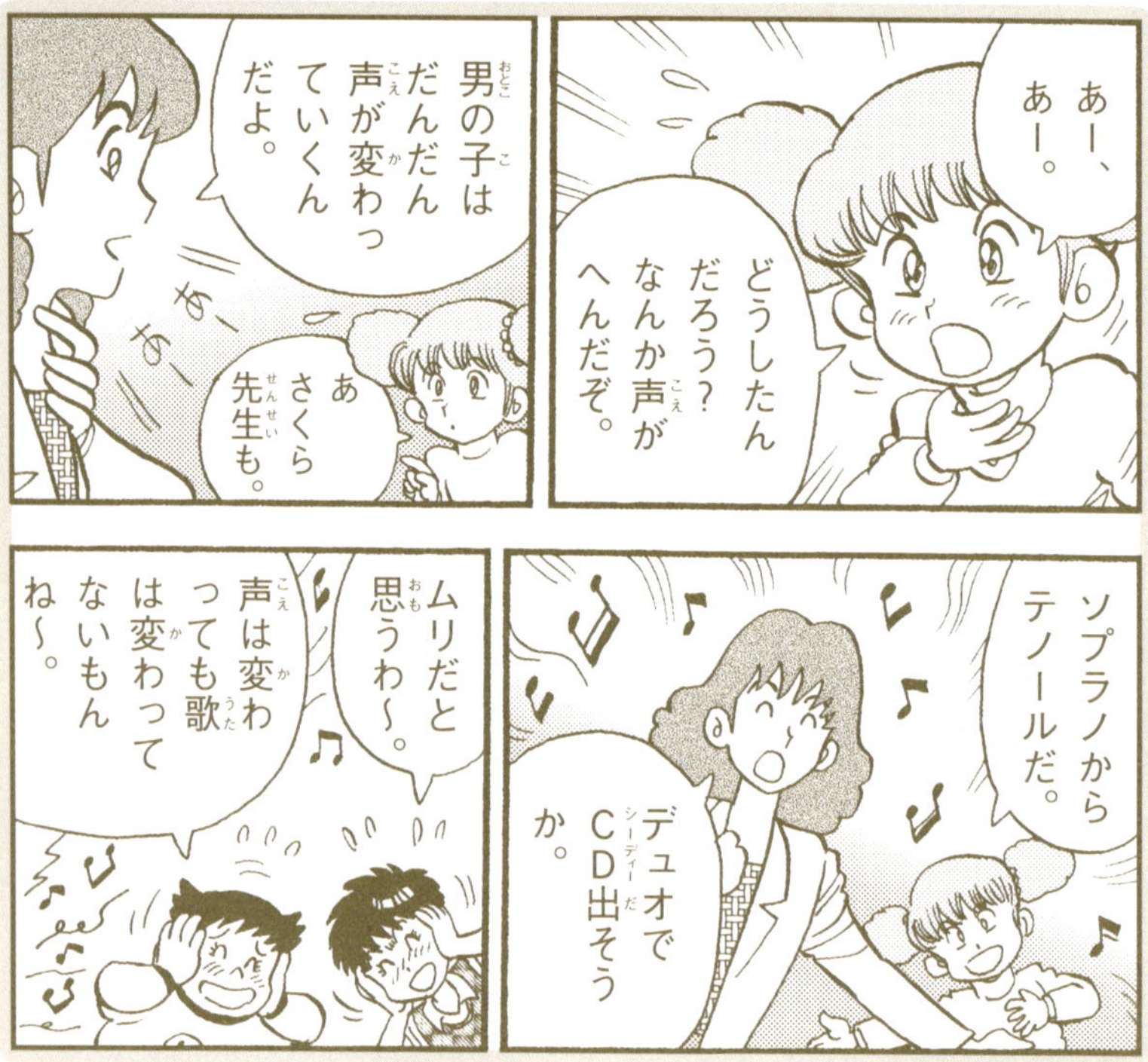
あー、あー。
どうしたんだろう? なんか声《こえ》がへんだぞ。
男《おとこ》の子《こ》はだんだん声《こえ》が変《か》わっていくんだよ。
あ さくら先生《せんせい》も。
ソプラノからテノールだ。
デュオでCD《シーディー》出《だ》そうか。
ムリだと思《おも》うわ〜。
声《こえ》は変《か》わっても歌《うた》は変《か》わってないもんね〜。

しりょう

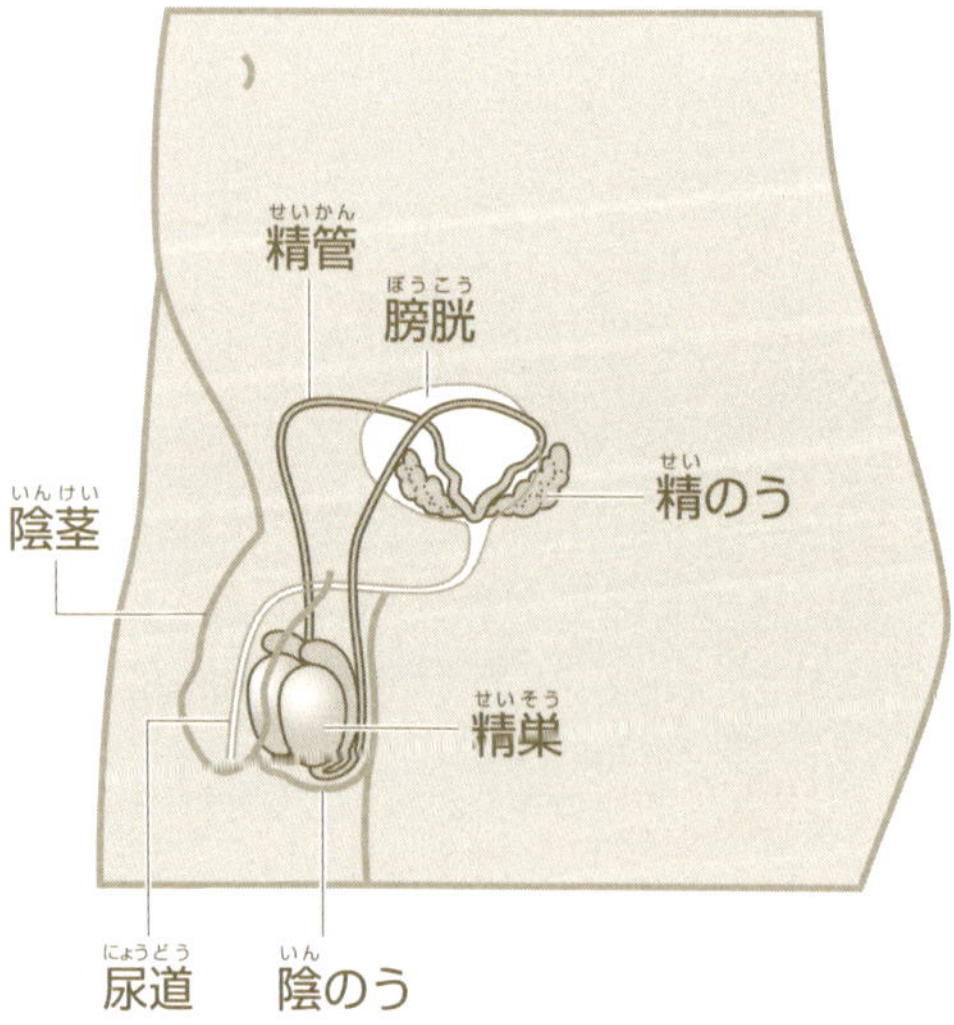
精管《せいかん》
膀胱《ぼうこう》
精《せい》のう
陰茎《いんけい》
精巣《せいそう》
尿道《にょうどう》
陰《いん》のう

男性《だんせい》の生殖器《せいしょくき》のしくみ

男性《だんせい》の生殖器《せいしょくき》では、13歳《さい》くらいになると、精巣《せいそう》と呼《よ》ばれるところで精子《せいし》がつくられ始《はじ》め、男性《だんせい》ホルモンの分泌《ぶんぴつ》が始《はじ》まります。その影響《えいきょう》で声《こえ》変《が》わりがおこります。

まめちしき▼精子《せいし》は約《やく》0.05mmのおたまじゃくし型《がた》の細胞《さいぼう》で、先端《せんたん》の丸《まる》い部分《ぶぶん》に遺伝子《いでんし》が入《はい》っています。

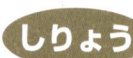

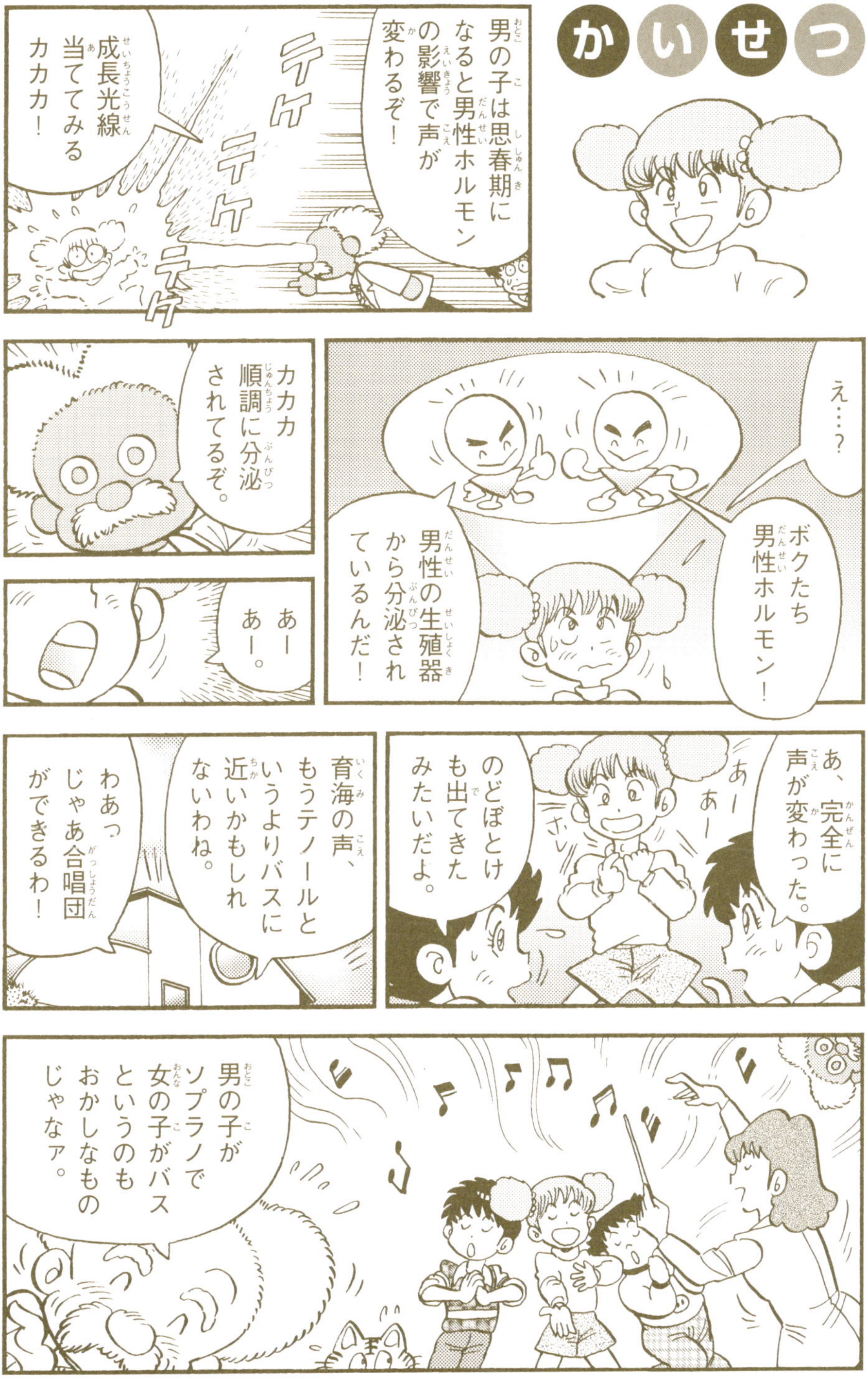
かいせつ
男《おとこ》の子《こ》は思春期《ししゅんき》になると男性《だんせい》ホルモンの影響《えいきょう》で声《こえ》が変《か》わるぞ！
成長光線《せいちょうこうせん》当《あ》ててみるカカカ！
テケ
テケ
テケ
え…？
ボクたち男性《だんせい》ホルモン！
男性《だんせい》の生殖器《せいしょくき》から分泌《ぶんぴつ》されているんだ！
カカカ順調《じゅんちょう》に分泌《ぶんぴつ》されてるぞ。
あーあー。
あ、完全《かんぜん》に声《こえ》が変《か》わった。
あーあー
のどぼとけも出《で》てきたみたいだよ。
育海《いくみ》の声《こえ》、もうテノールというよりバスに近《ちか》いかもしれないわね。
わあっじゃあ合唱団《がっしょうだん》ができるわ！
男《おとこ》の子《こ》がソプラノで女《おんな》の子《こ》がバスというのもおかしなものじゃなァ。

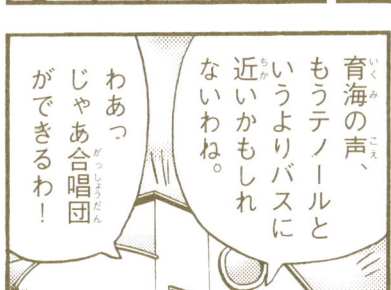

まめちしき▼精子《せいし》の寿命《じゅみょう》は二日《ふつか》くらいですが、マイナス200度《ど》以下《いか》で冷凍保存《れいとうほぞん》すると何年《なんねん》ももちます。

親子《おやこ》は、なぜ似《に》ているの？

まめちしき▼遺伝子《いでんし》のＤＮＡ《ディーエヌエー》判定《はんてい》をすると、親子《おやこ》は似《に》た配列《はいれつ》になるので、親子《おやこ》かどうかを調《しら》べるのに役立《やくだ》ちます。

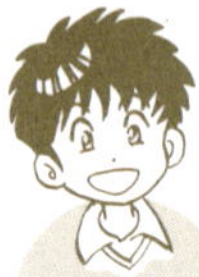

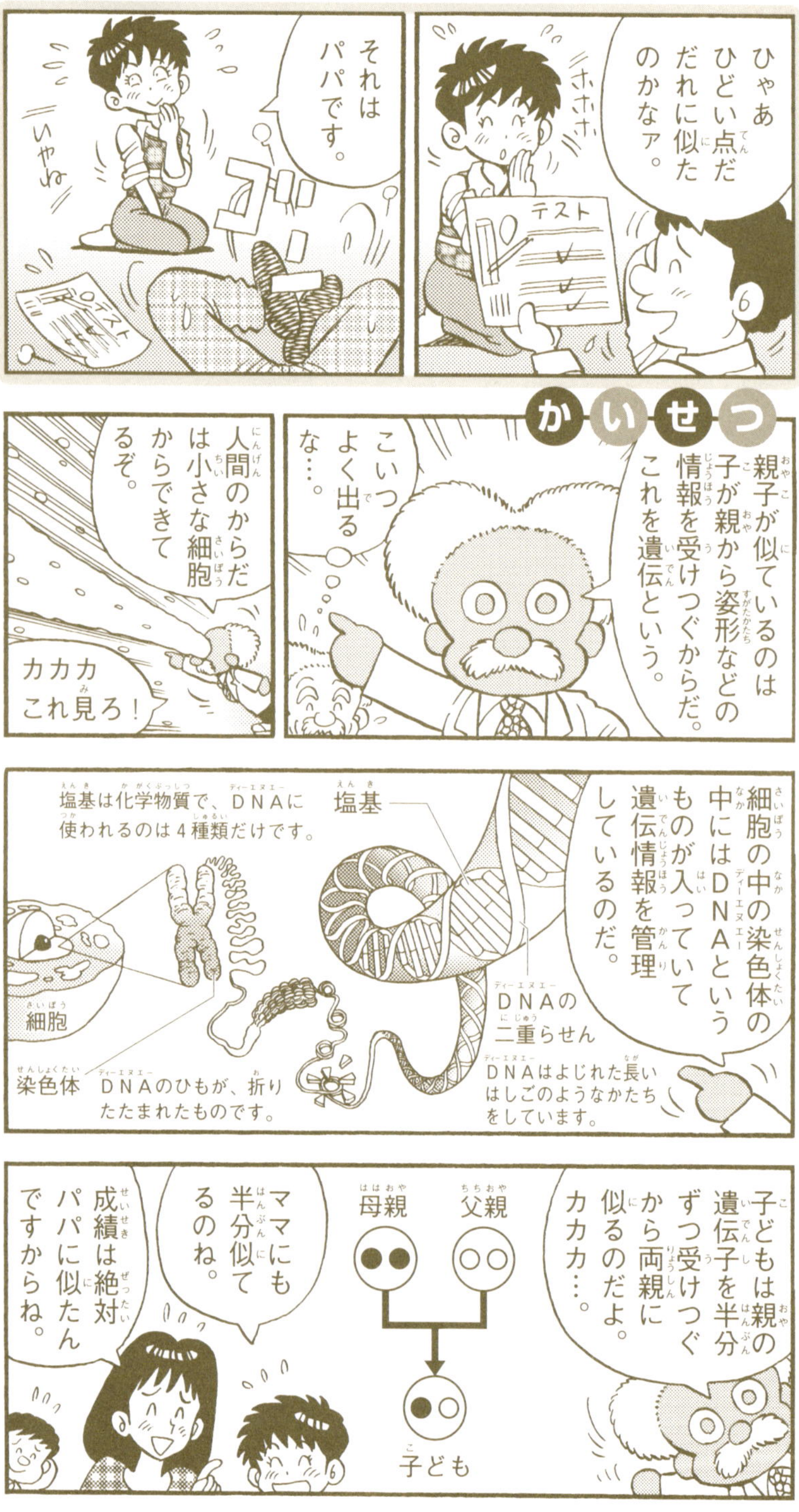
ひゃあ ひどい点《てん》だ だれに似《に》たのかなァ。
ホホホ
テスト
それはパパです。
ゴロン
いやね
かいせつ
親子《おやこ》が似《に》ているのは子《こ》が親《おや》から姿形《すがたかたち》などの情報《じょうほう》を受《う》けつぐからだ。これを遺伝《いでん》という。
こいつよく出《で》るな…。
人間《にんげん》のからだは小《ちい》さな細胞《さいぼう》からできてるぞ。
カカカ これ見《み》ろ！
細胞《さいぼう》の中《なか》の染色体《せんしょくたい》の中《なか》にはＤＮＡ《ディーエヌエー》というものが入《はい》っていて遺伝情報《いでんじょうほう》を管理《かんり》しているのだ。
塩基《えんき》は化学物質《かがくぶっしつ》で、ＤＮＡ《ディーエヌエー》に使《つか》われるのは４種類《しゅるい》だけです。
塩基《えんき》
ＤＮＡ《ディーエヌエー》の二重《にじゅう》らせん
細胞《さいぼう》
染色体《せんしょくたい》 ＤＮＡ《ディーエヌエー》のひもが、折《お》りたたまれたものです。
ＤＮＡ《ディーエヌエー》はよじれた長《なが》いはしごのようなかたちをしています。
子《こ》どもは親《おや》の遺伝子《いでんし》を半分《はんぶん》ずつ受《う》けつぐから両親《りょうしん》に似《に》るのだよ。カカカ…。
母親《ははおや》
父親《ちちおや》
子《こ》ども
ママにも半分《はんぶん》似《に》てるのね。
成績《せいせき》は絶対《ぜったい》パパに似《に》たんですからね。

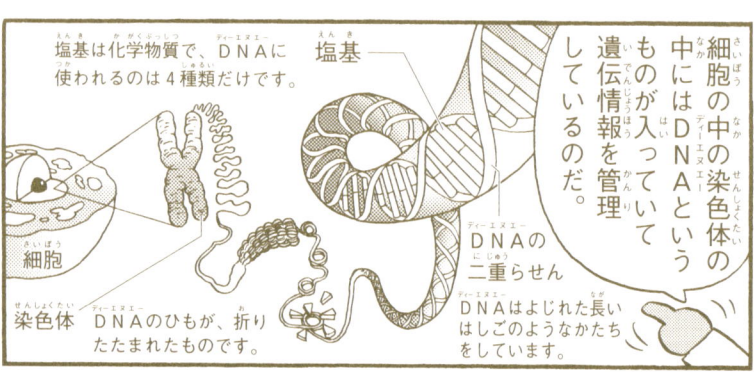

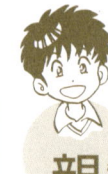

ふたごは、なぜ生《う》まれるの？

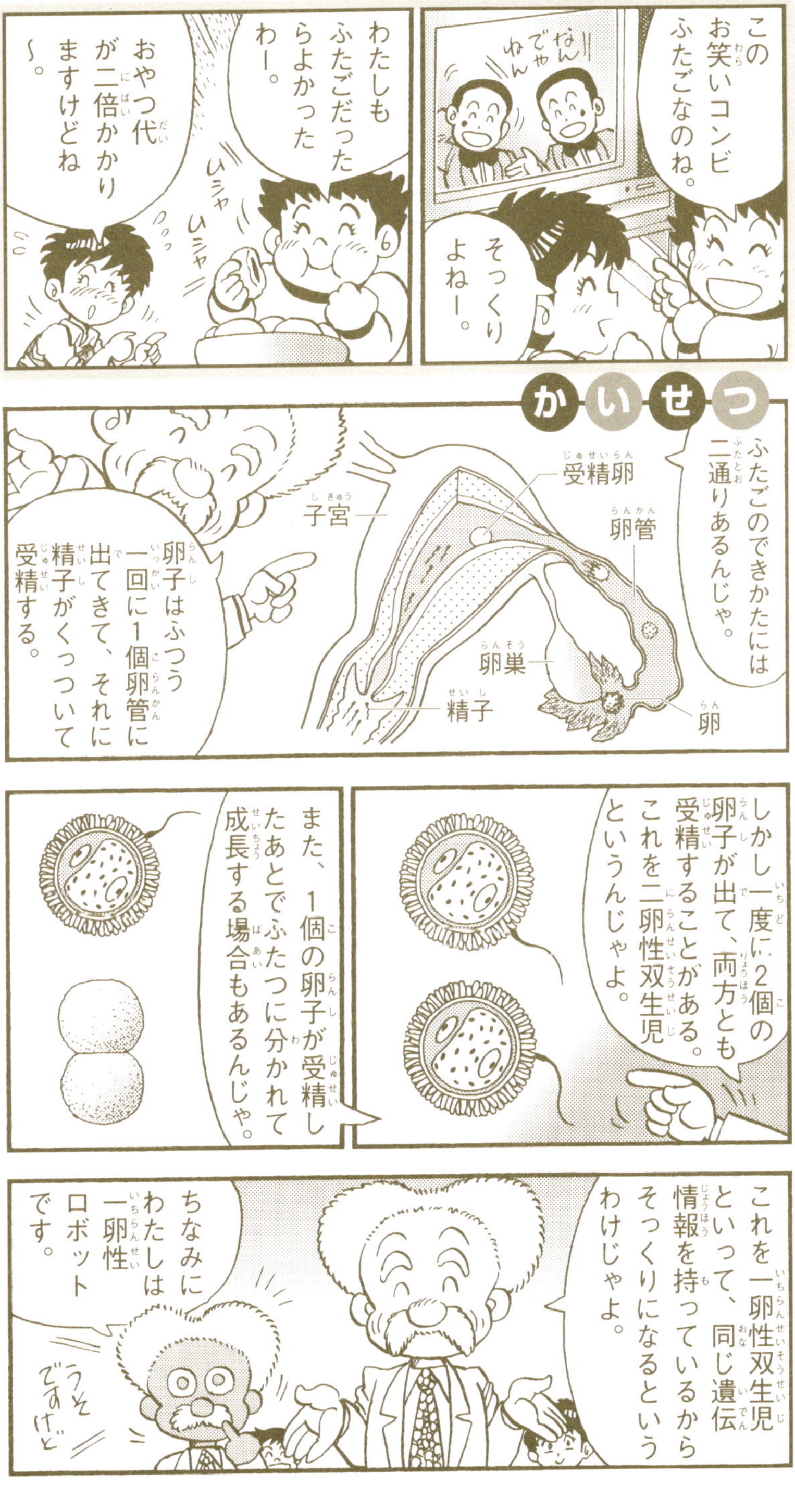
このお笑《わら》いコンビふたごなのね。
なんでやねん
そっくりよねー。
わたしもふたごだったらよかったわー。
おやつ代《だい》が二倍《にばい》かかりますけどね～。
かいせつ
ふたごのできかたには二通《ふたとお》りあるんじゃ。
受精卵《じゅせいらん》
卵管《らんかん》
子宮《しきゅう》
卵巣《らんそう》
精子《せいし》
卵《らん》
卵子《らんし》はふつう一回《いっかい》に1個卵管《こらんかん》に出《で》てきて、それに精子《せいし》がくっついて受精《じゅせい》する。
しかし一度《いちど》に2個《こ》の卵子《らんし》が出《で》て、両方《りょうほう》とも受精《じゅせい》することがある。これを二卵性双生児《にらんせいそうせいじ》というんじゃよ。
また、1個《こ》の卵子《らんし》が受精《じゅせい》したあとでふたつに分《わ》かれて成長《せいちょう》する場合《ばあい》もあるんじゃ。
これを一卵性双生児《いちらんせいそうせいじ》といって、同《おな》じ遺伝《いでん》情報《じょうほう》を持《も》っているからそっくりになるというわけじゃよ。
ちなみにわたしは一卵性《いちらんせい》ロボットです。
うそですけど

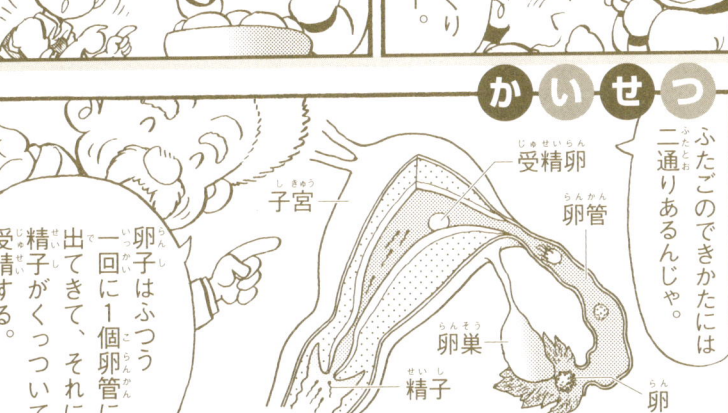

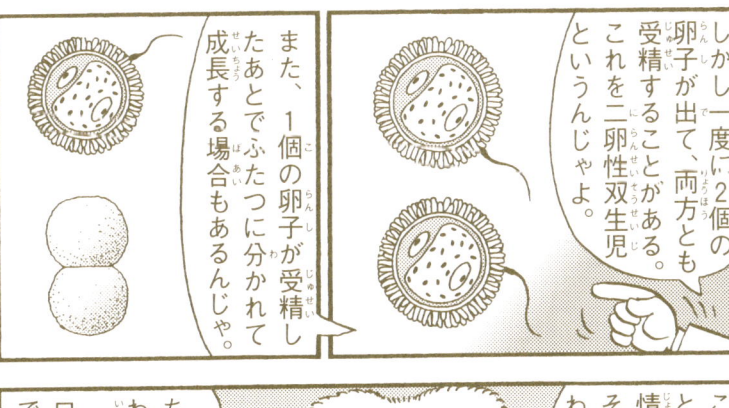

まめちしき▼五《いつ》つ子《ご》や六《むっ》つ子《ご》が生《う》まれることも、まれにあります。

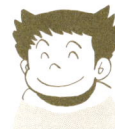

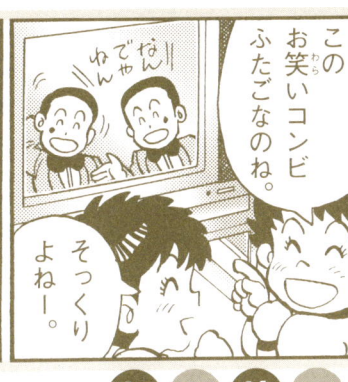

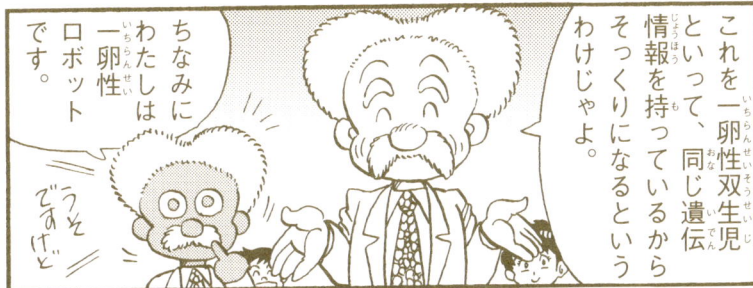

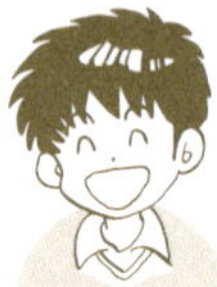

まめちしき▼女性《じょせい》は生《う》まれつき体内《たいない》に卵細胞《らんさいぼう》を持《も》っています。11歳《さい》ころに卵細胞《らんさいぼう》が成長《せいちょう》するころ生理《せいり》が始《はじ》まります。

女《おんな》の子《こ》には、なぜ生理《せいり》がくるの?

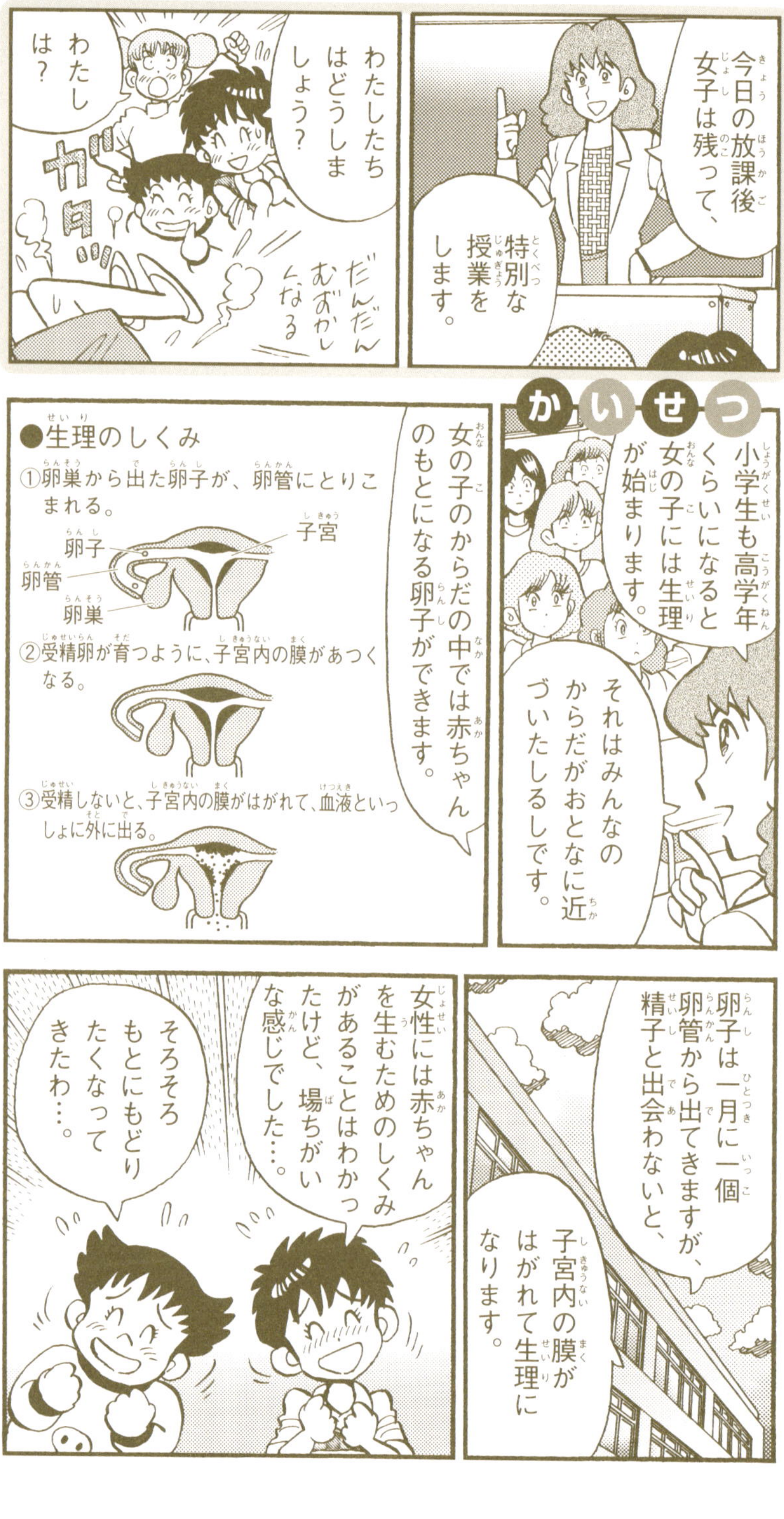
今日《きょう》の放課後《ほうかご》女子《じょし》は残《のこ》って、
特別《とくべつ》な授業《じゅぎょう》をします。
わたしたちはどうしましょう?
わたしは?
ガタッ
だんだんむずかしくなる
かいせつ
小学生《しょうがくせい》も高学年《こうがくねん》くらいになると女《おんな》の子《こ》には生理《せいり》が始《はじ》まります。
それはみんなのからだがおとなに近《ちか》づいたしるしです。
女《おんな》の子《こ》のからだの中《なか》では赤《あか》ちゃんのもとになる卵子《らんし》ができます。
●生理《せいり》のしくみ
①卵巣《らんそう》から出《で》た卵子《らんし》が、卵管《らんかん》にとりこまれる。
卵子《らんし》
子宮《しきゅう》
卵管《らんかん》
卵巣《らんそう》
②受精卵《じゅせいらん》が育《そだ》つように、子宮内《しきゅうない》の膜《まく》があつくなる。
③受精《じゅせい》しないと、子宮内《しきゅうない》の膜《まく》がはがれて、血液《けつえき》といっしょに外《そと》に出《で》る。
卵子《らんし》は一月《ひとつき》に一個《いっこ》卵管《らんかん》から出《で》てきますが、精子《せいし》と出会《であ》わないと、
子宮内《しきゅうない》の膜《まく》がはがれて生理《せいり》になります。
女性《じょせい》には赤《あか》ちゃんを生《う》むためのしくみがあることはわかったけど、場《ば》ちがいな感《かん》じでした…。
そろそろもとにもどりたくなってきたわ…。

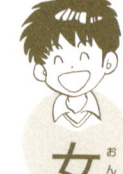

なぜ、男《おとこ》の人《ひと》にはひげが生《は》えているの？

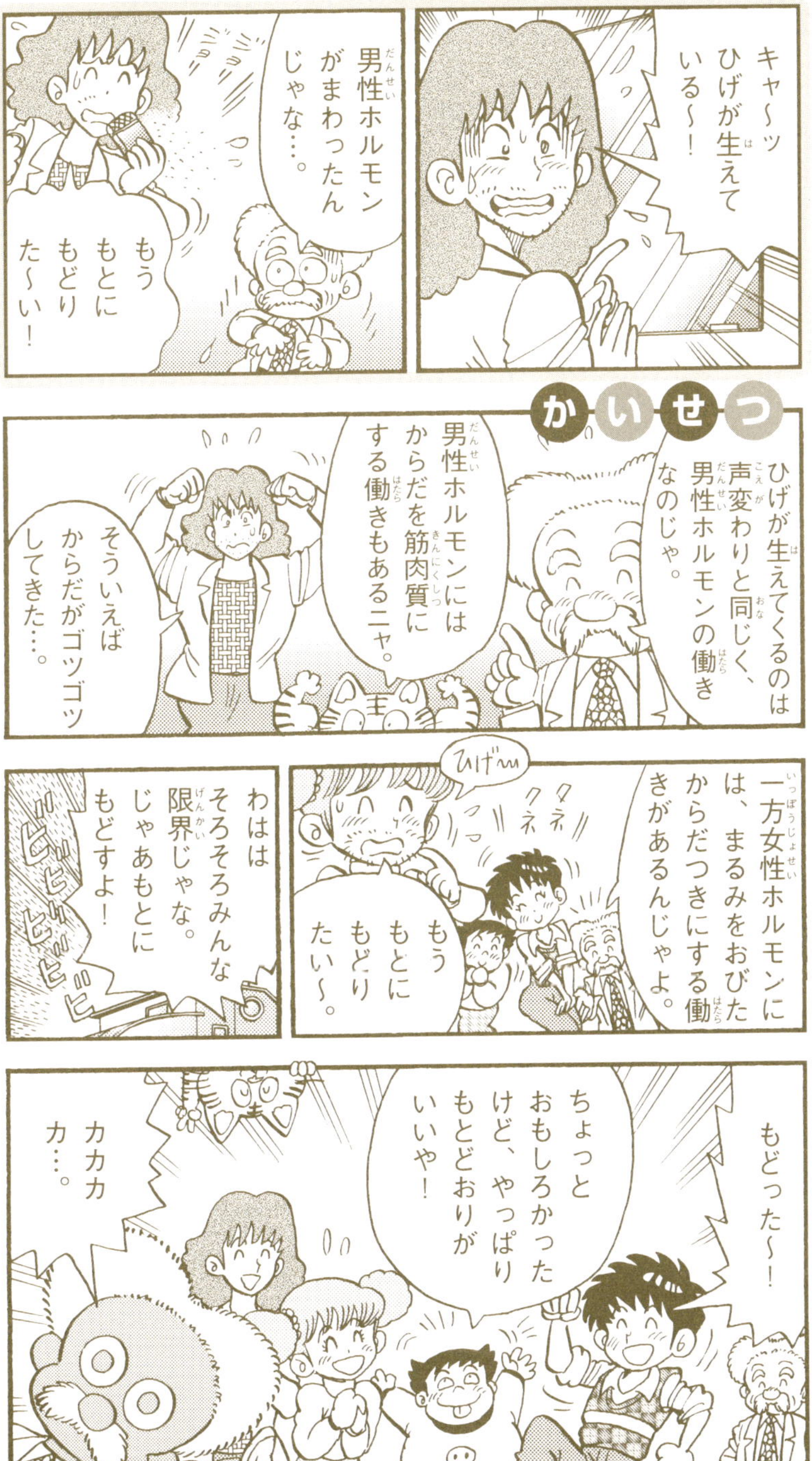
キャ〜ッ ひげが生《は》えている〜！
男性《だんせい》ホルモンがまわったんじゃな…。
もうもとにもどりた〜い！
かいせつ
ひげが生《は》えてくるのは声変《こえが》わりと同《おな》じく、男性《だんせい》ホルモンの働《はたら》きなのじゃ。
男性《だんせい》ホルモンにはからだを筋肉質《きんにくしつ》にする働《はたら》きもあるニャ。
そういえばからだがゴツゴツしてきた…。
一方女性《いっぽうじょせい》ホルモンには、まるみをおびたからだつきにする働《はたら》きがあるんじゃよ。
ひげ〜
クネクネ
もうもとにもどりたい〜。
わははそろそろみんな限界《げんかい》じゃな。じゃあもとにもどすよ！
ビビビビビ
もどった〜！
ちょっとおもしろかったけど、やっぱりもとどおりがいいや！
カカカカ…。

まめちしき▼ひげは約《やく》3万本《まんぼん》あり、午前中《ごぜんちゅう》がよくのびます。つめと同《おな》じ成分《せいぶん》で、かたさは銅線《どうせん》と同《おな》じくらいです。

まめちしき▼遺伝子《いでんし》をそうさして、親《おや》と同《おな》じ子《こ》をつくる技術《ぎじゅつ》も研究《けんきゅう》されています。これをクローン技術《ぎじゅつ》といいます。

はい、こちら ホンマにすごい 人体研究所《じんたいけんきゅうじょ》!! 6

「性別《せいべつ》と成長《せいちょう》」についての質問《しつもん》コーナー

？ なぜ男《おとこ》と女《おんな》がいるの？

生物《せいぶつ》が遠《とお》い昔《むかし》、今《いま》の細菌《さいきん》のような原始生命《げんしせいめい》だったころ、オスもメスもなかった。しかし、細胞分裂《さいぼうぶんれつ》で増《ふ》えても、突然変異《とつぜんへんい》をのぞけば、親《おや》と同《おな》じものにしかならない。そこで、よりよい進化《しんか》をするため、オスとメスができた。人間《にんげん》に男《おとこ》と女《おんな》がいるのは、進化《しんか》の歴史《れきし》のせいじゃろう。

？ なぜ、おへそがあるの？

赤《あか》ちゃんはおなかの中《なか》でおかあさんとへそのおでつながって、酸素《さんそ》や栄養分《えいようぶん》をもらっている。このへそのおを切《き》ったあとがへそになるわけじゃ。

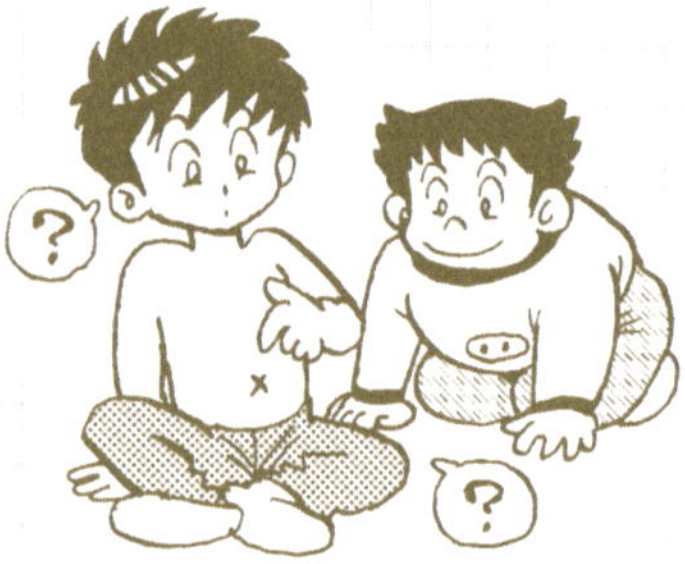

？ なぜ年《とし》をとると、しわができるの？

皮《ひ》ふの中《なか》には弾力《だんりょく》をたもつための、弾性《だんせい》せんいというものがふくまれておる。ところが年《とし》をとると、筋肉《きんにく》や脂肪《しぼう》がへり、皮《ひ》ふのはりが少《すく》なくなると同時《どうじ》に、弾性《だんせい》せんいも固《かた》くなっていく。そのため皮《ひ》ふがたるんだ状態《じょうたい》で固《かた》くなる。これがしわじゃ。

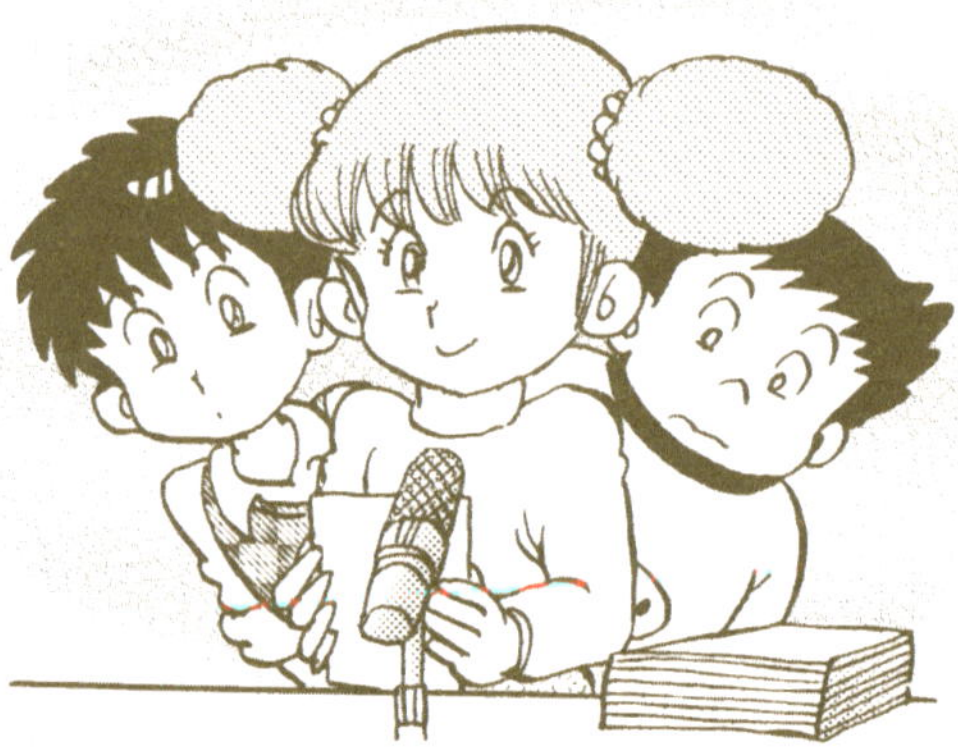

「性別《せいべつ》と成長《せいちょう》」についての質問《しつもん》コーナー

？赤《あか》ちゃんは、どうしてできるの？

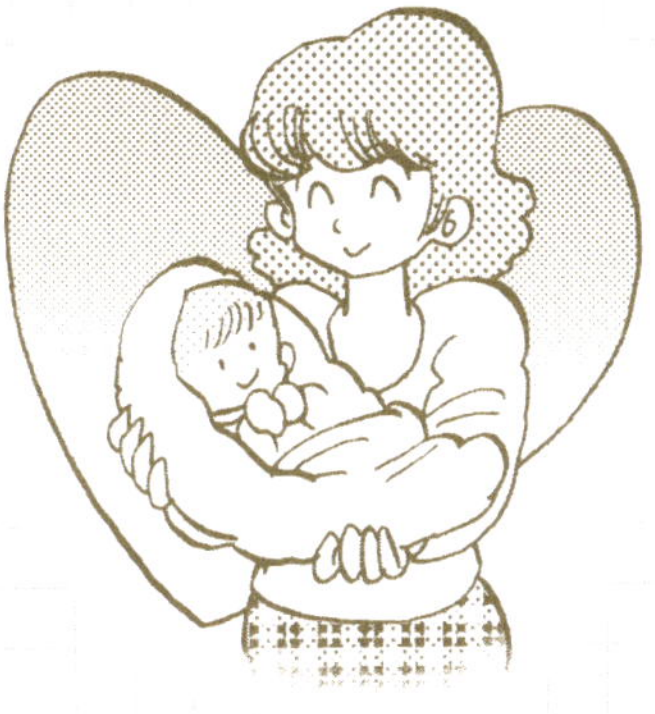

男《おとこ》の人《ひと》の男性器《だんせいき》の中《なか》でできる精子《せいし》と女《おんな》の人《ひと》の女性器《じょせいき》の中《なか》でできる卵子《らんし》が出会《であ》うと、精子《せいし》と卵子《らんし》がいっしょになる。これを受精卵《じゅせいらん》という。この受精卵《じゅせいらん》が女《おんな》の人《ひと》のおなかの中《なか》で成長《せいちょう》し、やがて赤《あか》ちゃんになるんじゃ。

？生理痛《せいりつう》って、なあに？

女《おんな》の子《こ》は5〜6年生《ねんせい》くらいになると月経《げっけい》（生理《せいり》）が始《はじ》まる。そのとき子宮《しきゅう》の周辺《しゅうへん》の血行《けっこう》が悪《わる》くなると、頭痛《ずつう》やイライラ、めまいなどがおきやすい。また、子宮《しきゅう》が収縮《しゅうしゅく》するときに痛《いた》みがあり、これを生理痛《せいりつう》という。下半身《かはんしん》の血《ち》の流《なが》れをよくするような運動《うんどう》を、ふだんからしておくと軽《かる》くなるようじゃ。

？ひげは、なぜ生《は》えるの？

動物《どうぶつ》の場合《ばあい》、ひげでまわりのようすをさぐることが多《おお》いが、人間《にんげん》の場合《ばあい》はそのような働《はたら》きはない。ひげは男性《だんせい》ホルモンの働《はたら》きで生《は》えるんじゃ。

？おちんちんが大《おお》きくなるのは、どうして？

おちんちんの中《なか》は、海綿体《かいめんたい》というスポンジのようなものでできておる。刺激《しげき》を受《う》けると、海綿体《かいめんたい》に血《ち》が流《なが》れこんで、大《おお》きくなるのじゃ。

？なぜ年《とし》をとると、しらがやハゲになるの？

年《とし》をとると毛《け》の根元《ねもと》の毛根《もうこん》のはたらきがにぶり、黒《くろ》い色《いろ》をつけるメラニン色素《しきそ》がへって、しらがふえる。もっと毛根《もうこん》が弱《よわ》るとぬけてしまうんじゃ。

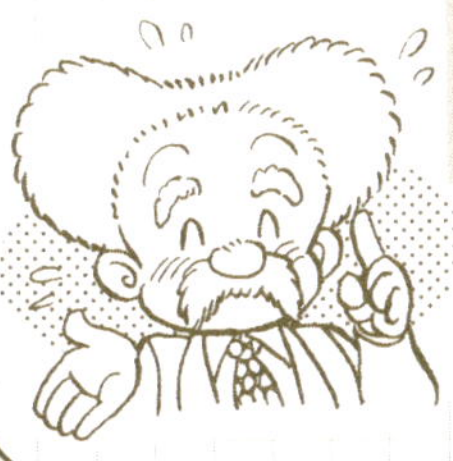

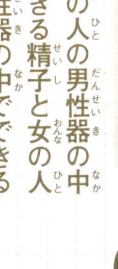

まめちしき▼男《おとこ》の方《ほう》が声帯《せいたい》が長《なが》いので、振動数《しんどうすう》が少《すく》なく、太《ふと》くて低《ひく》い声《こえ》になります。

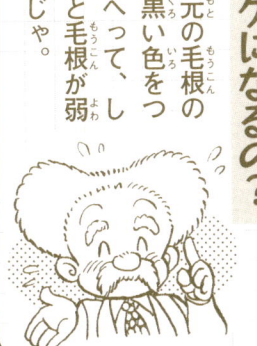

エピローグ

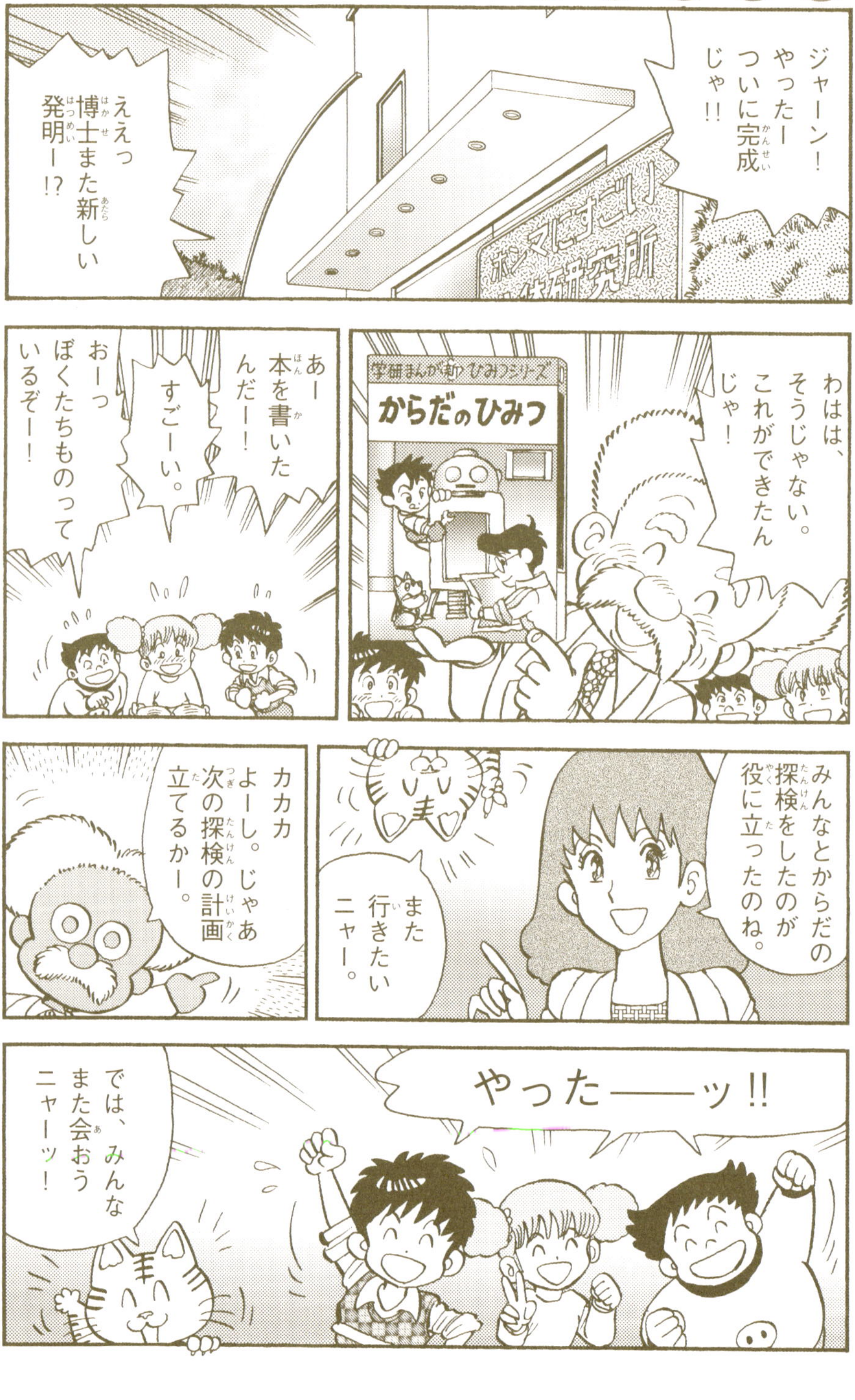

ジャーン！やったーついに完成《かんせい》じゃ!!
えぇっ博士《はかせ》また新《あたら》しい発明《はつめい》ー!?
わはは、そうじゃない。これができたんじゃ！
学研まんが新ひみつシリーズ
からだのひみつ
あー本《ほん》を書《か》いたんだーー！
すごーい。
おーっぼくたちものっているぞーー！
みんなとからだの探検《たんけん》をしたのが役《やく》に立《た》ったのね。
また行《い》きたいニャー。
カカカよーし。じゃあ次《つぎ》の探検《たんけん》の計画《けいかく》立《た》てるかー。
やったーーッ!!
では、みんなまた会《あ》おうニャーッ！

学研まんが新ひみつシリーズ「からだのひみつ」

▼監修
吉田義幸（吉田こどもクリニック院長）
▼まんが
井上大助
▼資料イラスト
駒村美穂子
▼シナリオ・構成
広沢大之助（広沢編集事務所）
▼写真協力
横浜市立大学医学部　澤田元教授
藤田保健衛生大学病院
東芝メディカルシステムズ株式会社
オリンパス株式会社
オアシス
▼テーマ協力
茅ヶ崎市立東海岸小学校
▼表紙
筒井海砂
▼装丁
新西聰明
▼デザイン
ケイポイント
▼DTP
小間啓介（弁天オフィス）
▼企画編集
矢代　稔

●監修
吉田義幸

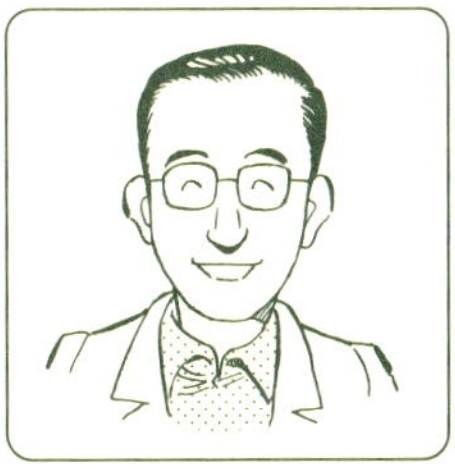

一九五四年生まれ。一九七九年、横浜市立大学医学部卒業。横浜市立大学医学部小児科講師などをへて、一九九七年に横浜市栄区で吉田こどもクリニックを開業。現在に至る。

●まんが
井上大助

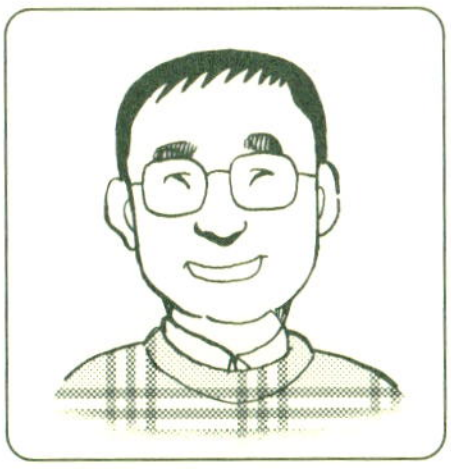

福岡県出身。手塚治虫さんのアシスタントをへたのち独立。現在に至る。作品に「超弩級空母『大和』（学研）」「破三国志（学研）」「日本の歴史（集英社）」「世界の歴史（集英社）」「機動戦士ガンダムF91（講談社）」「学校の怪談（講談社）」等多数。

つぎのからだの表現《ひょうげん》は
どんな意味《いみ》か、わかるかな?

からだのおもしろ表現《ひょうげん》クイズ

問題《もんだい》1

顔《かお》が広《ひろ》い。

①ひたいが広《ひろ》くて、頭《あたま》がよさそうなこと。
②知《し》り合《あ》いがたくさんいること。
③顔《かお》のおけしょうが、濃《こ》すぎること。

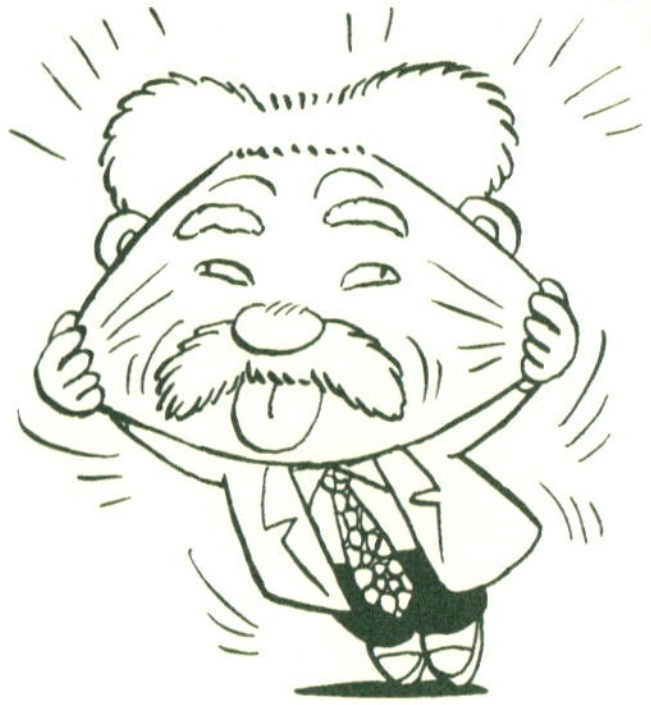

問題《もんだい》2

首《くび》を長《なが》くする。

①自分《じぶん》を実力以上《じつりょくいじょう》に高《たか》く見《み》せかけること。
②ものごとが待《ま》ち遠《どお》しいようす。
③えりの短《みじか》い服《ふく》を着《き》て、首《くび》を長《なが》くスマートに見《み》せること。

問題《もんだい》3

目《め》が高《たか》い。

①よいものを見《み》きわめる能力《のうりょく》があること。
②品物《しなもの》のねだんがあまりに高《たか》く、びっくりすること。
③将来《しょうらい》のことを言《い》い当《あ》てる力《ちから》があること。

問題《もんだい》4

まゆにつばをつける。

①だまされないように用心《ようじん》すること。
②おけしょうをすること。
③お金《かね》がもうかるように、おまじないをすること。

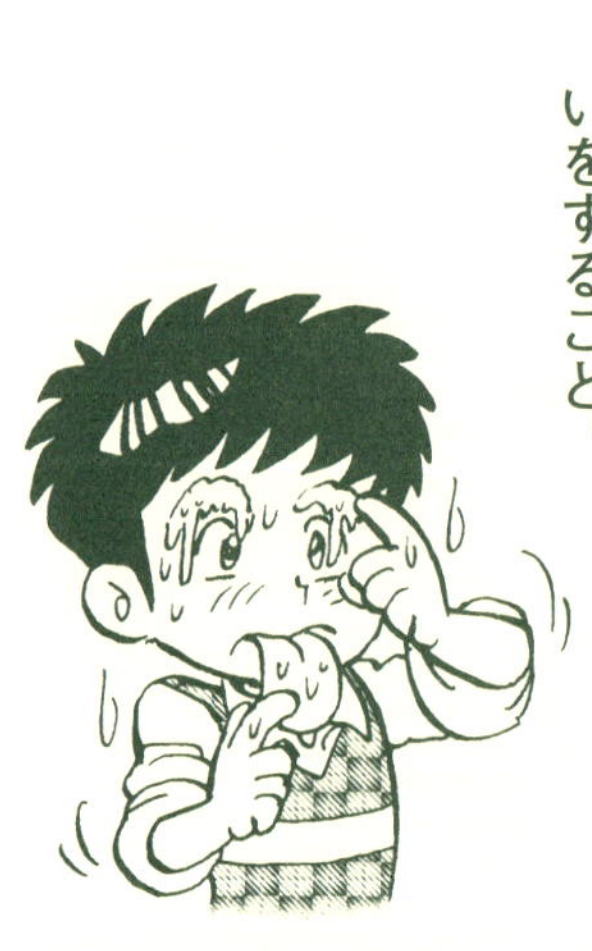

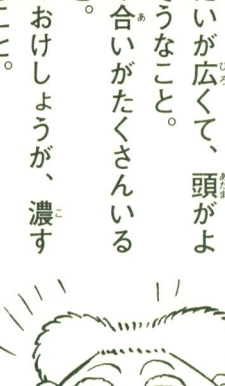

問題《もんだい》5

鼻《はな》を明《あ》かす。

①むずかしい問題《もんだい》をとくこと。
②鼻《はな》をかんで、すっきりすること。
③人《ひと》をだしぬいて、あっと言《い》わせること。